IMP4CT

By Stella Smith

IMP4CT

Stella Smith

ISBN : 978-1-7645976-1-6

Dépôt légal : 2026

Imprimé par Amazon KDP

www.theoutbackgirlwithafloatie.com

SOMMAIRE

Ce livre s'inspire de mon histoire vraie. Les événements décrits sont retravaillés et transformés à des fins narratives. Les personnages et situations présentés peuvent être inspirés de plusieurs personnes ou événements réels, mêlés et transformés.

Les noms et certains détails ont été modifiés pour protéger la vie privée des personnes concernées. Toute ressemblance avec des personnes existantes ou ayant existé ne saurait être interprétée comme une identification directe.

Mon but n'est pas de blesser, mais de guérir — moi, et toutes les femmes qui se reconnaîtront dans ces pages.

Ce récit reflète avant tout une expérience subjective, une perception personnelle des événements, et non une vérité absolue ou factuelle.

Certains comportements décrits dans ce récit — notamment des actes de surveillance — sont des erreurs que je condamne aujourd'hui. Je les raconte non pour les justifier, mais pour montrer jusqu'où la dépendance affective peut nous emmener loin de nous-mêmes.

Voici ma *road story*, géographique et identitaire.

Je ne suis ni experte en neurosciences, ni psychologue, ni chercheuse. Je partage simplement ce que j'ai compris, ressenti et observé. Je m'exprime parfois maladroitement, souvent intensément, toujours honnêtement. Les concepts que j'évoque sont ceux qui m'ont aidée à mettre des mots sur ce que je vivais. Ils ne prétendent pas être des vérités absolues, mais des outils, des images, des points d'appui.

Je suis un *work in progress*,*[1] comme tout le monde — et ce livre aussi.

---

[1] Work in progress : Expression anglaise qui veut dire « en construction permanente ». Soit l'état naturel de tout être humain, mais aussi de ce livre. On avance, on ajuste, on apprend.

La seconde avant l'Impact

L'instant d'avant, tout semblait normal.

Le soleil jouait avec les reflets de l'océan, le sable chaud se faufilait sous mes orteils. Des grains fins, comme de la poudre d'or, qui transformaient chaque pas en rêve éveillé. Debout sur les rochers rouges. Pieds nus. Face à l'océan Indien. La lumière dorée embrasait les rochers alors que le soleil plongeait vers la ligne d'horizon. Le genre de rouge incandescent qui te calcine les rétines. Le rouge du feu. Le rouge du sang. Le rouge de la passion. Et juste devant, l'eau turquoise à perte de vue.

Le feu de l'Outback rencontrait le bleu glacé de l'océan. Le contraste me coupait le souffle. La terre me retenait. L'eau m'appelait. Deux forces contraires qui se disputaient mon corps. D'un côté : la chaleur, la stabilité, le réconfort. De l'autre : la houle imprévisible, la force brute des courants, le chaos des vagues.

Tout était si parfait, je me noyais dans l'illusion que rien ne pouvait m'arriver. Rien ne pourrait jamais égaler ce moment d'euphorie totale. Le bonheur me donnait le vertige.

As-tu déjà eu l'impression d'être exactement là où tu devais être, mais avec une inquiétude sourde qui refusait de disparaître ?

Mes clés de voiture brillaient sur le rocher, comme si elles me suppliaient de partir... Mais je ne partirais pas. Je savourais cet instant, cramponnée à ce mirage, persuadée qu'en ne bougeant pas, rien ne pourrait s'effondrer.

Était-ce ça, le bonheur ? Je resserrai mes doigts de peur qu'il ne s'évapore. Et si tout ça s'arrêtait demain ? Non. Ne pense pas à ça. Reste optimiste, tu l'as toujours été ! Je fermai les yeux. Le vent me berçait. Mon corps se relâchait enfin. J'avais des papillons dans le ventre et le cœur plein... Rien ne pouvait salir ce moment...

Brrrzzzz. Bip bip.

Ah si ! Le bonheur venait de se mettre en pause pour une notification à la con. C'est dingue ! On ne peut jamais être tranquille ! Je ne voulais même pas regarder. Et hop ! Mode avion activé ! Pour moi aussi d'ailleurs, laissez-moi dans ma bulle ! Reprenons. Ah oui... Ce sentiment que tout était parfaitement aligné. Laissez-moi savourer ça. Après tout, je l'avais mérité, ce bonheur. J'avais travaillé dur pour être là. Pour rien au monde je n'aurais troqué un seul détail de ma vie à cet instant précis.

La beauté du moment se tendit, comme une corde prête à rompre.

Un souffle glacé traversa l'air. Puis, le grondement déchira l'horizon. Le silence éclata comme du verre, me faisant sursauter. Le sol vibra sous mes pieds nus. Une onde sourde remonta le long de mes jambes comme si la terre elle-même tentait de me prévenir.

Un géant endormi se réveillait.

Les mouettes se turent. L'écume se figea. Comment pouvait-il faire si froid maintenant alors qu'il faisait quarante degrés il y a deux minutes ? Tout ce qui était en mouvement se mit au ralenti. Comme si la terre entière avait enclenché son frein d'urgence. La mer elle-même retenait sa respiration. Le monde s'immobilisa. Des frissons glissèrent sur mon corps tendu face à cette scène surréaliste.

La mer se retira. Lentement d'abord. Puis trop vite. Le sable apparut, nu, craquelé, comme une blessure ouverte. Les coquillages frétillaient, abandonnés, comme des secrets éventrés. Le silence s'épaissit. L'air se chargea d'une odeur d'algues séchées et de mort.

Un signe annonciateur que je connaissais trop bien : *il arrivait.*

Le rouge des rochers disparut peu à peu derrière un marron terne. Le turquoise devint gris. Le doré devint cendre. Mon corps le reconnut avant même que mon cerveau ne le comprenne. Cette fois, je n'y échapperai pas.

Au loin, un monstre d'eau se dressa. Debout. Immense. Furieux. Plusieurs dizaines de mètres de hauteur. Le tsunami fonçait droit sur moi. J'allais être engloutie.

Dans un élan de conscience soudaine, je me mis à la chercher. Mais mince... Où était-elle passée ? C'était impossible. Mais où était-elle ? Je me retournai frénétiquement. Ma bouée avait disparu. J'étais pourtant certaine de l'avoir emportée ! J'en suis sûre, elle était là il y a deux minutes... Je tâtai ma taille. Mon ventre. Mes hanches. Rien.

La seule chose qui aurait pu me sauver venait de se volatiliser. J'étais démunie. Le mur d'eau dressé face à moi, immobile un instant, comme s'il me regardait avant de frapper.

Les derniers espoirs s'envolèrent. Il fallait accepter ce qui était sur le point de se produire. S'y résigner. Est-ce que ce serait douloureux? Est-ce que ce serait rapide ? Si je m'en sortais, dans quel état serais-je? Quelle était la meilleure stratégie pour ne pas me noyer ? Je fermai les yeux. Tentant d'ignorer l'inévitable. Par automatisme, je fis ce que je faisais toujours pour étouffer ce que je ne voulais pas ressentir : j'allumai une dernière cigarette pour apaiser la panique. Le briquet tremblait dans ma main. Puis je bus une dernière gorgée de mon verre de vin. Le tanin tapissa mon palais, effaçant le goût salé de la mer et l'appréhension.

Alors c'est vraiment comme ça que ça va finir ? Me demandai-je.

C'est là que je l'aperçus. Ma bouée. Au loin. À environ deux cents mètres du rivage. Au milieu de l'océan. Flottant telle une vieille bouteille en plastique dont on aurait tenté de se débarrasser discrètement.

Mais qu'est-ce qu'elle fout là-bas ?

Elle allait se faire engloutir elle aussi dans peu de temps. Elle aurait été bien plus utile collée à moi ! Comment avais-je pu la laisser s'échapper à ce point ?

Le grondement s'amplifia. Les derniers rayons du soleil disparurent derrière la vague. Son souffle me gifla le visage.

Trois... Deux... Un... Noir complet.

Partie 1

Apprendre à flotter

On se connaît, toi et moi

Je suis assise sur un ponton en bois qui grince sous mon poids. L'aube se lève. Le ciel vire du noir au rose, puis à l'orange, comme une blessure qui cicatrise. On s'est donné rendez-vous tôt ce matin. L'air pique un peu, ton bonnet à pompon fait ce qu'il peut, et ton manteau ciré ne te rend pas justice, mais tu es là. Présente. Curieuse. Et gelée... Tiens, attrape ce café brûlant, ça va te réchauffer les mains le temps que j'aille récupérer nos bouées cabossées. Et pourtant, dans ce décor qui craque sous nos pieds, quelque chose en toi reconnaît déjà ce qui va suivre.

On se connaît. On se ressemble. On est des survivantes.

Si tu as ouvert ce livre, c'est que tu sais exactement de quoi je parle. Peut-être l'as-tu déjà senti, ce moment où tout s'effondre. Cet instant où le monde que tu t'étais représenté ne sera plus jamais le même. Ce futur que tu avais imaginé et qui vole en éclats en quelques secondes. Tu cherches quelque chose en toi... et tu ne le trouves plus. Ce vide dans ta poitrine. Ce quelque chose qui t'a toujours portée... et qui a disparu sans que tu t'en aperçoives. Parfois, même les naufragées expérimentées oublient comment nager. Et certaines erreurs ont la peau dure. Parce que je vais te raconter l'histoire de cette bouée. De ce tsunami. De tout ce qui s'est effondré. Et tu verras que ton histoire aussi se trouve peut-être cachée entre ces lignes.

Les effondrements de la vie te plongent dans un chaos intérieur si intense qu'on pourrait les décrire comme des catastrophes naturelles dévastatrices. Sais-tu pourquoi ils font autant de dégâts ? Car tu n'es plus sur ton propre socle. Ça te parle ?

La maman qui s'oublie pour ses enfants. La personne qui court après les réussites professionnelles en vain. L'histoire extraconjugale surprise. Le décès soudain. L'échec que tu redoutais tant. Le diagnostic médical qui te tombe dessus. Autant de situations qui créent ce moment où tout se dérobe sous tes pieds. Où le sol que tu croyais stable s'effondre. Où l'air devient irrespirable. Où tu réalises que tu as tout donné... sauf à toi-même.

Tu donnes tellement que tu abandonnes la personne la plus importante dans cette histoire : toi. Et tu ne sais comment faire face lorsque tout bascule.

Peut-être as-tu déjà traversé des tempêtes. Tu veux comprendre. Quelque chose en toi cherche du vrai. Tu as besoin d'entendre ce qu'on ne dit pas assez. Des vérités enfouies, des mots tabous, et ma préférée : des réalités qu'on évite.

Dans tous les cas, bienvenue. On s'apprête à faire un sacré voyage ensemble, autant qu'on fasse un peu connaissance.

Alors, dis-moi... qui es-tu vraiment ? Et ne me sors pas juste un prénom, un métier ou ton rôle dans ta famille, hein ? Je te parle à toi, là, qui as ce livre entre les mains.

Je dirais que tu es là parce que couler sans te battre, ça ne te ressemble pas. Toi, tu veux analyser. Tu veux arrêter de répéter les mêmes schémas. Tu es peut-être paumée, peut-être épuisée, peut-être en train de rire nerveusement. Mais tu es là, prête à regarder la vérité sans filtre. Tu n'as pas besoin qu'on te flatte. Tu as besoin d'un binôme. Bonne nouvelle : on va faire un duo de choc.

Tu sais, avec moi, tu peux devenir qui tu veux. Sois la diva que tu as toujours rêvé d'incarner, le pirate sarcastique, la rock star rebelle, le philosophe en claquettes... peu importe. Mais la condition pour pouvoir embarquer, c'est de savoir qui tu es. Personne d'autre que toi n'a le droit de te définir. Tout comme personne d'autre que toi ne va prendre soin de ce socle qui va te servir de navire de guerre pour cette grande traversée.

Voilà ta bouée ! Oui, on ne débute pas dans le glamour et l'élégance. Mais il faut bien commencer quelque part.

Tu n'arrives pas encore à trouver un moyen fun, rebelle et unique de te décrire ? Pas de problème ! Laisse-moi te raconter le soir où je suis devenue avocate tchèque, veuve d'un écrivain maudit, pour te montrer que tu peux devenir qui tu veux être, à partir du moment où tu décides enfin à choisir.

Avocate tchèque veuve d'un écrivain maudit

Tu n'as jamais été invitée à une soirée qui promettait un éventail infini d'ennui ? Dans une ville étrangère, entourée d'inconnus que tu ne reverras jamais ? Moi si. Et ce soir-là, j'ai décidé de faire un truc un peu fou. Changer d'identité.

La soirée était d'un ennui stratosphérique. Le genre d'événement où les gens parlent avec passion de leurs rénovations de salle de bain et de la différence entre les confitures maison et les gelées à l'ancienne. Une ambiance si soporifique qu'un cadavre aurait demandé un café serré à l'italienne.

Je n'avais rien à dire. Et surtout, je n'avais rien à perdre. Alors j'ai décidé de devenir quelqu'un d'autre. Je me suis inventé une vie. Avocate née en République tchèque. Veuve d'un écrivain maudit, mort dans l'indifférence générale après avoir écrit un roman de mille deux cents pages sur la solitude des cactus. Je portais le deuil avec une élégance tragique. J'avais un accent mystérieux (que je n'ai jamais su reproduire deux fois de suite). Et je parlais de mon combat pour les droits des traducteurs littéraires en Europe de l'Est.

Un homme m'a même demandé si j'avais lu *La mélancolie des algorithmes*, un ouvrage dont le titre seul te filerait une crise d'urticaire. J'ai évidemment prétendu l'avoir étudié en profondeur lors de mon mémoire de fin d'études à Prague.

Personne ne m'a démasquée. Plus les gens s'étonnaient de mon parcours absurde, plus j'en rajoutais. Et moi, j'ai découvert un truc : tant qu'aucun invité ne lance une petite enquête Google en douce, tu peux tranquillement être astronaute, chamane ou championne de curling en Alaska.

Tu peux te demander si ce n'est pas ainsi que naît une double personnalité... et franchement, vu le niveau de délire existentiel du livre que tu t'apprêtes à lire, ce serait légitime que tu te poses la question sur mon cas. Mais rassure-toi, ce n'était rien de sérieux, juste un défi passager.

Ce soir-là, j'incarnais donc cette grande femme tchèque. C'était si amusant de se foutre de tout : des attentes, des regards, des jugements... et surtout de ce que j'étais censée représenter. Pourquoi est-il si facile de se faire passer pour quelqu'un d'autre, alors que cela peut parfois s'avérer si complexe d'être simplement soi-même ?

Ce petit jeu m'a bien fait rire... mais il m'a aussi fait réfléchir. Qu'est-ce qui fait que je suis *moi* ? Mon métier ? Mon pays d'origine ? Mon histoire ? Ou bien... ce que je choisis de montrer, de vivre, de défendre ?

Cette expérience m'a soufflé un nouveau défi : et si, demain, je décidais simplement d'être la personne que j'ai toujours voulu être ? Moi. Sans états d'âme, sans excuses pour mes maladresses et en agitant fièrement mes défauts sous les feux des projecteurs. Fini les mises en avant des succès, l'escalade du « moi, je », le tableau de chasse des expériences de vie.

Qu'est-ce qui nous empêche de le faire dans la vraie vie ? Tu n'as pas besoin d'attendre d'être au pied du mur pour changer de peau. La preuve : parfois, une soirée ennuyeuse suffit.

Sauf que... c'est plus facile à dire qu'à faire. On arrive au monde déjà étiqueté : fille ou garçon, telle culture, telle famille, tel rôle. Avant même de savoir parler, on porte déjà des couches d'attentes, de projections, de traditions. On nous habille d'identités qui ne sont pas les nôtres, et on finit par croire que c'est ça, « être soi ».

Mais comment trouver son « moi » quand on commence la vie en portant les attentes des autres ?

Car ensuite, on en rajoute. On empile les rôles : celui qui rassure, celui qui plaît, celui qui ne fait pas de vagues. On apprend à survivre en jouant des personnages qui nous protègent plus qu'ils ne nous révèlent.

Ces costumes-là, on va les décortiquer ensemble dans les prochains chapitres — et tu vas voir, certains sont cousus tellement serrés qu'on ne se rendait même plus compte qu'on les portait.

Et toi, si tu pouvais recommencer, qui serais-tu vraiment ?

Pas la version que ta famille attend, ni celle que ton ex voulait, ni celle que ton patron exige, ni celle que tu joues pour éviter les vagues. Toi. La vraie. La brute. La vivante. Celle qui existe quand personne ne regarde. Parce qu'on ne se perd pas par hasard. On se perd dans les rôles qu'on endosse pour être aimée. Dans les identités qu'on invente pour être acceptée. Dans les compromis qu'on fait pour ne pas être abandonnée. Dans les silences qu'on avale pour ne pas déranger.

Et parfois, il suffit d'un choc : un tsunami, un effondrement, une vérité qui claque, pour réaliser qu'on a construit toute notre vie autour de ce que les autres attendaient, et jamais autour de ce dont on avait vraiment besoin.

Alors, avant de plonger dans mon histoire, j'aimerais que tu gardes ça en tête : nos attachements nous façonnent, nos attachements nous trahissent, nos attachements nous sauvent, et parfois, ils nous coulent. Mais ne t'inquiète pas. On va apprendre à nager ensemble.

La vie est un long fleuve tranquille

La vie est un long fleuve tranquille... Mais bien sûr. Pas dans mon monde. Pas dans le tien non plus, j'en suis convaincue.

Alors, avant de partir pour cette expédition, étudions un peu notre itinéraire. Notre fleuve, à nous, est vaste. Et plutôt agité. Avec des courants contradictoires, des branches sur le chemin, des orages qui grondent au loin. Bref, on ne va pas s'ennuyer, c'est la vie après tout. On ne va pas juste descendre la rivière, on va la cartographier ensemble. Chaque méandre, chaque remous, chaque tronc qui bloque le passage... c'est une partie de toi qu'on va explorer.

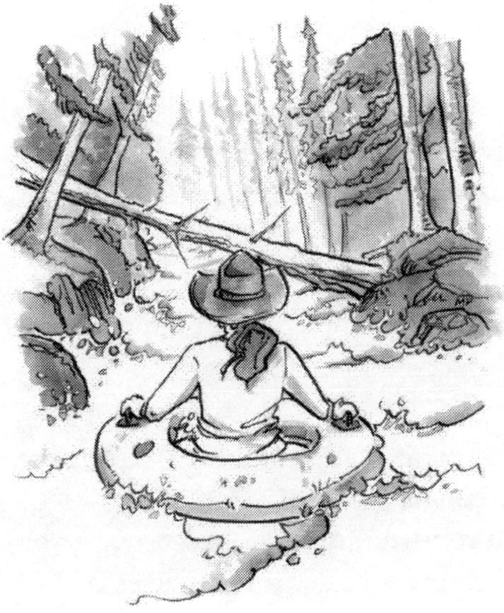

Avant de se mettre à l'eau, on va faire l'inventaire de ce qui fait que tu es toi. À ta naissance, tu n'es qu'un amas de cellules formant un petit corps qui ne demande qu'à se développer. Puis le monde extérieur te façonne. On va reproduire ce schéma avec ta bouée.

La voilà, à côté, sur le ponton de départ. Juste devant les starting-blocks. Oui, elle n'est pas toute neuve... on voit qu'elle a vécu. Tant mieux, ça lui donne du charme. Un petit côté vintage.

Alors, vas-y, attrape cette bonne bouée jaune canari. Pose-la sur l'eau... Non, attends. Ne largue pas les amarres tout de suite ! On n'a pas encore fait l'inventaire. Tu vois ? Elle flotte encore ! Même si elle ressemble un peu à un canard en plastique malmené par un labrador en colère.

Oui, elle est un peu dégonflée, on va lui redonner forme. Je crois que là, il y a des épines coincées dessus ! Fais gaffe, ne t'assois pas là ! Mais elles sont où, tes poignées ? Bah... et tes guirlandes lumineuses pour éclairer ton chemin ? Oh non, mais tu t'es vraiment laissée aller ces derniers mois ! Bon, prends ta lampe torche, pour le moment ça ira. Suis-moi. On a un long chemin à faire.

Parce que derrière cette scène un peu cocasse, il y a une vraie question : qu'est-ce qui te maintient à la surface quand tout lâche ? Qui es-tu quand personne ne te regarde ? Qu'est-ce qui reste de toi quand tout le reste part en cacahuète ? (Ça, c'est la mini-tempête.) Qu'est-ce qui remonte à la surface quand un tsunami te démolit la gueule ? (Ah, là on parle.)

Nous allons décortiquer cet équipement de base avant notre grande traversée. Comprendre ce que c'est. D'où vient ta bouée. De quoi elle se compose. C'est ta base, ta matière première, ton noyau central. Nous allons voir comment elle se construit. Et surtout... comment on la perd sans même s'en rendre compte. Et à chaque étape, tu verras que ta bouée tient bon. Peu importe les obstacles que tu dois franchir.

Et avant que je te raconte comment j'ai perdu la mienne sur cette plage... il faut d'abord que tu comprennes ce qui fait ton socle. Ton identité. Ce que personne ne peut te voler.

En explorant ta bouée, on va révéler les forces cachées que tu portes depuis toujours, les cicatrices qui racontent ton histoire, et les outils que tu ne savais même pas posséder. C'est ici que le vrai travail commence : comprendre que ta bouée est la première étape pour naviguer dans les eaux les plus tumultueuses de la vie.

Le grand loto de la vie

La vie distribue ses bouées comme des tickets de loterie. Et nous, les joueurs malgré nous, faisons ce que nous pouvons avec ce qui nous tombe entre les mains. Certains flottent, d'autres s'enfoncent, et beaucoup d'autres pataugent... Il y a ceux qui ont le pack ultime à la naissance : un bagage génétique avantageux, un environnement stable, de l'amour inconditionnel, et même un distributeur de pop-corn émotionnel. Tandis que d'autres se voient confier un vieux boudin de piscine qui sent encore la crème solaire de 2008.

C'est ce que j'appelle le grand loto de la vie. Il y a des gagnantes, et un milliard d'autres qui essaient. Mais le succès ne se mesure pas à la victoire. La victoire, là maintenant, c'est d'avoir au moins un bout de caoutchouc, même cabossé, et d'être prête à partir sur cette rivière avec moi.

La répartition des bouées à la naissance est l'une des injustices les plus silencieuses de notre époque. Et pourtant, elle façonne tout. Si seulement on pouvait aller en grande surface et choisir les gènes qui nous conviennent... les essayer, les comparer, et puis les rapporter pour un échange. Mais non. Dès la naissance, ta bouée te colle à la peau, et c'est pour la vie.

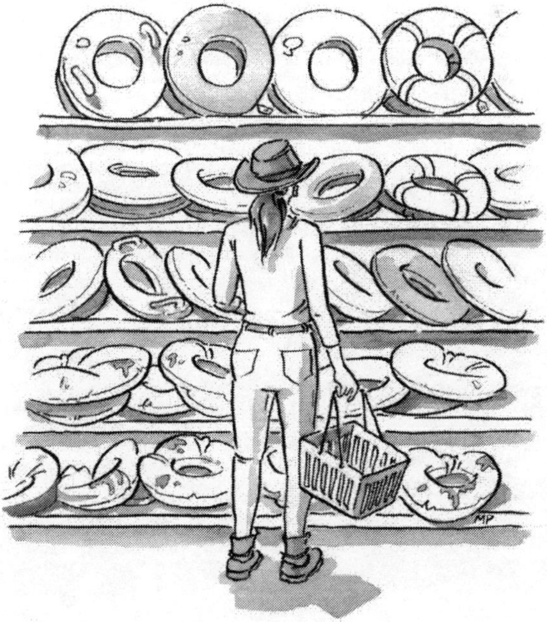

Je ne savais pas encore qui j'étais, mais je savais flotter – 34 ans avant l'impact

Dans ce monde, il y a des bébés qui arrivent fragiles et délicats, presque éphémères. Et puis il y a moi.

Dès ma naissance, j'ai eu l'avantage stratégique ultime : une bouée oversize intégrée. Un kit de flottaison premium directement fourni par les forces obscures de la génétique, qui ont manifestement coché la case « modèle robuste » sans me consulter. Avec mes 4,80 kg, j'ai décroché le prestigieux titre de plus gros bébé jamais accueilli par la maternité, au grand désespoir de tous ceux qui pensaient que l'accouchement serait une simple formalité anatomique.

Parce que oui, il s'est avéré que je ne passais pas. Non, sérieusement. Mon entrée dans le monde a été physiquement impossible. Les médecins ont rapidement compris que la sortie standard n'était pas adaptée à mon gabarit. Un peu comme quand on déménage et qu'on se rend compte que le canapé est clairement trop grand pour passer par la porte. Après quelques instants de réflexion, ils ont tranché : j'allais devoir passer par la sortie de secours.

Alors que certains prématurés pèsent sept cents grammes à peine et doivent livrer des batailles héroïques avant même de pouvoir grimper sur leur bouée, moi, j'avais déjà une avance confortable. Mon corps était sponsorisé par Michelin, avec une série de bourrelets soigneusement distribués pour assurer une flottabilité optimale.

Si ma bouée venait à accrocher un arbre ou deux sur ce début de rivière, aucun souci. Mon impressionnant volume amortissait les chocs avec la délicatesse d'un marshmallow géant.

Me mouvoir était un défi en soi, alors autant me blottir dans le creux de ce donut en caoutchouc et attendre que la nature fasse son travail.

Peut-être qu'au fond, cette entrée en scène peu discrète était un premier signe : je pensais déjà que rien ne pourrait me couler.

Concept Le Soi corporel

Le caoutchouc représente notre enveloppe externe, le « soi corporel ». C'est la toute première version de nous-mêmes. Avant les mots. Avant les rôles. Avant les croyances. Avant les blessures. Avant les stratégies d'attachement. C'est le corps qu'on habite, les sensations qui nous traversent, les limites de notre peau, la manière dont on perçoit le monde, la manière dont le monde nous touche. Cette partie de nous qui ressent avant de comprendre, qui réagit avant de réfléchir, qui sait avant de pouvoir l'expliquer.

On ne choisit pas ses gènes. Ce que tu es au départ, ce n'est pas toi. C'est ce qu'on t'a donné. En revanche, ton pouvoir commence quand tu décides de ce que tu en fais. Et soyons honnêtes : on n'est jamais contente de ce qu'on a. Les grandes rêvent d'être petites, les petites d'être grandes. Les bouclées veulent du lisse, les lisses veulent du volume. C'est un jeu sans fin où personne ne gagne jamais.

D'ailleurs, des chercheurs ont montré que dans les anciennes civilisations où la survie était la priorité — où il faut chasser, cultiver, construire —, les gens se foutaient royalement de ce qui leur était attribué. Pas le temps de se demander si les sourcils sont symétriques quand il faut partir chasser pour nourrir la tribu. L'insatisfaction corporelle, c'est le luxe d'une société qui a trop de miroirs et pas assez de vrais défis.

Tu sais ce qui est drôle ? Ce n'est jamais ce qu'on voit dans la glace qui nous bouffe. C'est ce qu'on croit que les autres voient. Ce qu'on imagine qu'ils jugent. On se construit une version fantasmée du regard des autres, et on passe notre vie à essayer de corriger une image qui n'existe que dans notre tête.

Ce qui est encore plus fascinant, c'est qu'on apprend à composer avec. À camoufler, à compenser, à sublimer. Parce que, même si ton kit de départ ressemble à un sac de sport oublié dans un vestiaire humide... tu peux en faire quelque chose de grand. Et parfois, c'est justement ce bazar génétique qui te rend unique, drôle, touchante, et *toi*.

Ta bouée ne ressemble peut-être à rien là maintenant — cabossée, rafistolée, même dégonflée — mais elle t'a portée jusqu'ici. Et avec un peu de soin, elle peut encore te porter très loin. Parce que la résilience, ce n'est pas d'avoir la bouée parfaite. C'est d'apprendre à lui faire confiance, même en eaux troubles. Même déformée.

Alors, dis-moi tout : qui es-tu ? Est-ce que tu construis ton identité pour plaire aux autres ? Est-ce que tu te renies pour correspondre aux regards externes ? T'es-tu déjà sentie perdue parce que tu vivais dans les yeux des autres ?

Accepter pleinement sa propre nature, c'est une libération. C'est comme poser enfin ses valises dans son propre corps et dire : « OK, ce n'est pas parfait. Mais c'est chez moi. »

Et moi ? J'ai mis des années à comprendre que mon corps n'était pas un problème à résoudre, mais une histoire à raconter.

Je rêvais d'être petite – 25 ans avant l'impact

Un jour, sans prévenir, j'ai grandi d'un coup, comme si mon corps s'était soudain rappelé qu'il était censé s'étirer à un moment donné. Du gros bébé bien enfoncé dans sa bouée, je me suis allongée dans le sens de la longueur, *enfin* ! Ma tête dépassant du trou marqua officiellement ma transition vers l'humanité fonctionnelle.

J'ai poussé comme une tige de blé au soleil : littéralement, tout en longueur. Et autant vous dire que je ne passais pas inaperçue. À l'école, « l'asperge » était le surnom que mes camarades m'avaient attribué. Mon truc à moi, c'était simplement d'avoir une tête de plus que tout le monde.

La photo de classe ? Un casse-tête annuel. Imaginez mon désarroi en voyant le photographe totalement perdu face à mon cas. Debout derrière ? Trop grande, je cassais la ligne et dépassais le cadre. Assise devant ? Problème, j'éclipsais ceux qui, ironiquement, étaient debout derrière moi. Finalement, on me faisait souvent tenir la pancarte avec l'année scolaire. Un rôle de premier plan... au sens strictement administratif.

Ce supplément de grandeur rendait chaque instant... épique. « Tu fais du basket ? » Bien sûr, car être grande, c'est un contrat direct avec la NBA. Ou encore ces moments où vous devenez employée du supermarché malgré vous : « Mademoiselle, vous pourriez attraper le dernier paquet de riz tout en haut du rayon ? » Choisir ses vêtements ? Une quête légendaire. Trouver un pantalon capable de couvrir mes malléoles relevait du miracle. Se cogner tous les jours au lustre de cuisine chez soi ? Un rituel immanquable. S'asseoir dans les transports, les genoux calés dans la mousse du siège de devant, pliée comme un origami humain... un enfer.

J'ai même envisagé de me faire raccourcir les fémurs. Oui, tu as bien lu. J'avais recherché des cliniques spécialisées, comparé les techniques, lu des témoignages de gens qui avaient troqué quelques centimètres contre des mois de béquilles et de vis dans les os. À l'époque, ça me semblait logique. Je rêvais d'être petite. Pour disparaître un peu. Pour ne plus être celle qu'on remarque, qu'on interpelle, qu'on mesure du regard.

Et maintenant que j'y pense... c'est aberrant. Complètement délirant. À croire que j'étais prête à me faire raboter les jambes pour rentrer dans une case qui n'était même pas à ma taille.

Heureusement, j'ai fini par comprendre que ce format n'était pas un problème à résoudre, mais une singularité à assumer. L'autodérision est devenue mon superpouvoir. Chaque porte trop basse ? Une bataille perdue contre l'architecture. Chaque pantalon trop court ? Une invitation au style Capri, même en hiver.

Au fond, ma taille n'a pas seulement compliqué les choses : elle a donné à mon quotidien une saveur particulière. Un scénario où chaque inconvénient devient une anecdote, et où je joue le rôle principal dans une comédie involontaire, mais parfaitement assumée.

Ce que je ne savais pas encore, c'est qu'on peut passer des années à construire ce socle. À accepter son corps. À assumer sa différence. À se sentir enfin chez soi dans sa propre peau. Mais quand tu vis dans les yeux de quelqu'un d'autre, ta bouée ne t'appartient plus. Peu importe cette personne : ton partenaire, ton patron, tes parents, ta meilleure amie, tes collègues. Tu vends ton socle aux enchères.

En grandissant (dans tous les sens du terme), j'ai compris un truc : ce n'est pas la taille de ta bouée qui compte. C'est qu'elle flotte. J'aurais pu avoir une bouée parfaitement calibrée, format S standard et sexy. Mais si elle ne flotte pas ? À quoi ça sert ? Ma bouée à moi est XXL. Elle prend de la place. Elle ne rentre pas dans les cases. Mais elle flotte.

Même dans les tempêtes. Et au fond, c'est la seule chose qui compte. Pas sa taille. Pas sa forme. Pas ce que les autres en pensent.

Pose-toi cette question : est-ce que ta bouée te maintient la tête hors de l'eau ? Si oui ? Bravo, tu as gagné au loto de la vie.

Accepter sa propre nature constitue le point de départ de la liberté.

Et toi alors ? Qu'as-tu voulu renier ? Cette caractéristique qui te semblait trop évidente, trop dérangeante, trop atypique ? Ce truc qui te semblait être une erreur de fabrication, genre « ah merde, ils se sont trompés à l'usine » ?

Peut-être que, toi aussi, tu as rêvé d'être différente. Peut-être que tu as passé des années à croire que ce truc-là était un défaut et que tu voulais échanger ton modèle comme un pull qui ne te va pas.

Ce qu'il faut comprendre, c'est que, quand on se focalise sur ce qui cloche, on oublie tout ce qui, à côté, brille déjà. C'est le biais de négativité : notre cerveau est câblé pour repérer les défauts, les dangers, les failles. Il les amplifie, les rumine, les garde en mémoire comme des trophées.

Présentation officielle à l'équipage

Au cours de notre périple, tu vas faire connaissance avec ton seul véritable ennemi, ou plutôt devrais-je dire... ton seul véritable colocataire : toi !

C'est bien beau de dire « accepte-toi comme tu es », « libère-toi », « sois heureuse », « médite et parle aux oiseaux »... Le truc, c'est que sur ta bouée, vous êtes deux. Toi et ton cerveau.

Techniquement, oui, c'est la même personne. Mais dans la pratique, c'est un duo chaotique digne d'une télé-réalité.

Parfois tu veux quelque chose et ton cerveau bloque. Parfois il t'envoie des pensées que, même toi, tu trouves toxiques. C'est comme un vieux couple qui habite ton corps et qui est rarement d'accord sur la destination.

Pour comprendre ces choix douteux que tu fais dans ta vie, tes comportements irrationnels et tes crises de panique existentielles, il faut que je te présente le reste de l'équipage.

Je sais, je t'ai dit qu'on ne voyagerait que toutes les deux, mais ceux-là ne prennent pas trop de place... En revanche, ils décident absolument de tout.

Bienvenue à bord de La Neuro s'amuse, un navire un peu bancal, mais très motivé, qui tente tant bien que mal de te garder en vie avec un logiciel vieux de deux cent mille ans.

Tout au long de ce livre, tu vas retrouver des encadrés comme celui qui arrive juste après. Des petites scènes qui te montrent comment ton équipage réagit en pleine action.

Ce ne sont pas des explications académiques barbantes qui te donnent envie de dormir. Les neurosciences, c'est passionnant... mais parfois illisible. Je suis infirmière : je piquais du nez en cours de neuro, je sais de quoi je parle. Certains livres m'ont perdue dès la page trois. Certains articles me demandent trois relectures. Et pourtant, je ne suis pas débile. Et toi non plus, je le sais.

Donc j'ai simplifié et caricaturé. Les zones cérébrales imprononçables se sont transformées en pirates des temps modernes. Parce que c'est plus drôle. Et surtout, parce que ça rentre mieux dans le crâne.

Comprendre pourquoi ton cerveau appuie sur tous les boutons rouges en même temps et te transforme temporairement en *drama queen* sous stéroïdes, ça aide. Et en plus, chaque personne autour de toi — bonne, mauvaise, cruelle — vit exactement la même chose ! Et se moquer de son propre cerveau, de ses réactions, tout en se détachant émotionnellement, c'est tellement libérateur !

Quand les manuels ordinaires refusent de voir la chimie derrière la prise d'otage et te disent « aime-toi », « fais confiance à ton instinct », « manifeste tes rêves »... Là tu vas comprendre pourquoi ne surtout pas les écouter ! Tu vas voir pourquoi parfois ton intuition te ment. Pourquoi ta confiance s'enflamme après deux compliments bidon. Je vais te montrer ce qui se passe littéralement dans ta tête. Avec des personnages. Qui se disputent. Qui paniquent. Qui foutent le bordel.

Enfin, tu verras que ton cerveau te sabote en permanence, mais il le fait avec amour, pour te protéger.

Viens avec moi, je vais t'en présenter quelques-uns. Ça tombe bien, on va les voir interagir un peu plus bas dans le biais de négativité.

La Vigie — Amygdale. Perchée en haut du mât, yeux exorbités, jumelles obligatoires, foulard qui claque au vent. Rôle neuro : détecter le danger, activer la peur, lancer l'alerte. C'est ton alarme interne, elle repère les menaces. Sauf qu'elle hurle « Danger ! » pour un rien : un bruit suspect, un souvenir gênant... Elle voit une ombre et hurle « Kraken ! » sans se soucier de mettre tout le navire en alerte rouge. Tu vas adorer la détester !

Le Capitaine — Cortex préfrontal. Veste blanche, casquette vissée sur le crâne, carnet de route en main. Rôle neuro : logique, contrôle, prise de décision, inhibition des impulsions. C'est le centre exécutif du cerveau, celui qui prend les décisions rationnelles, planifie, analyse. Il essaie de garder le navire droit. Problème : dès qu'il entend « Danger ! », il lâche la barre.

La Bibliothécaire — Hippocampe. Chignon serré, lunettes sur le nez, carnet de notes sous le bras. Rôle neuro : mémoire, souvenirs, apprentissage, liens entre passé et présent. Elle a un énorme classeur rouge « Trucs horribles à ne jamais oublier » et un petit Post-it froissé « moments sympas » au fond de sa poche. Quand la Vigie hurle, elle enregistre tout en majuscules et classe ça dans « preuves que le monde est dangereux ».

Le Conteur — Réseau du mode par défaut (DMN). Cape bleu marine à étoiles, livre de contes à la main. Rôle neuro : narration interne, interprétation, imagination, rumination. Il ne fout rien quand tout va bien, mais dès qu'il y a un souci, il invente des scénarios catastrophes. Il carbure à l'angoisse. Il est payé au drame.

Le Moussaillon — Système dopaminergique. Cheveux en pétard, veste de marin pleine de badges « Nouveauté ! ». Rôle neuro : motivation, récompense, impulsion, recherche de stimulation. Il court partout en criant « Oh, une idée ! », « Oh, une opportunité ! ». C'est celui qui te donne envie de bouger, de créer, de tenter, d'explorer. Il s'emballe pour n'importe quoi.

La Neuro s'amuse en action — Le biais de négativité

Scène : La robe de soirée qui te boudine

Contexte : Tu essaies ta robe de soirée. Elle te serre un peu. Ton conjoint entre dans la chambre. « C'est sympa. Mais t'as pas une autre robe ? »

La Vigie : « Alerte rouge ! Il n'aime pas ! Tu es grosse ! Code rouge !»

Le Capitaine : « Attends, peut-être qu'il préfère juste l'autre coul... »

La Vigie : « Pas le temps ! Il te trouve moche ! »

La Bibliothécaire : sort son dossier rouge « Souvenir archivé : remarque sur robe, 2019 « t'es sûre de cette taille ? » Oui, il vient de te traiter de boudin. Je plastifie, j'archive ! »

Le Conteur : « Imagine... Il vient de découvrir ces trois kilos en trop ! Il ne te désire plus. Il va te quitter. Tu vas finir seule dans cette robe immonde qui te boudine. »

Le Moussaillon : « Viiiiite ! Enlève la robe ! On pleure ! On mange du chocolat ! »

Le Capitaine : « OK, j'abandonne. Bonne chance. »

Pendant ce temps, où sont passés les quinze compliments qu'il t'a faits dans la semaine ?

La Bibliothécaire : « Ah oui, j'ai noté ça quelque part... sur un Post-it... que j'ai perdu. »

C'est ça, le biais de négativité : un équipage qui s'emballe et envisage le pire, même quand tout va bien, et qui laisse filer tout le positif comme s'il n'avait jamais existé.

Il y a un autre élément de ta bouée pour lequel tu n'as pas eu ton mot à dire : le numéro de lot. Le service clientèle de la vie n'accepte pas les retours non plus. J'ai nommé : la famille.

Les paires de chaussures – 16 ans avant l'impact

Mon père m'avait dit un truc bizarre, quand j'avais 17 ans. Nous étions dans la cuisine. Lui devant son café. Moi devant mes Corn-Flakes.

Au vu de ma coupe de cheveux et de mon haleine de fêtarde, je me voyais mal lui dire que je rentrais d'une soirée d'étude à la bibliothèque et que je m'étais endormie sur mon livre. Non, là... j'avais un gros suçon dans le cou et un bleu énorme sur le genou, qui avait triplé de volume et me rappelait que danser sur les tables du bar après trois verres, ce n'était vraiment pas une bonne idée.

Et puis, détail non négligeable : je venais de passer la nuit chez un garçon. Mon père avait toujours juré qu'il était « prêt » pour ce moment, carabine nettoyée dans le garage et tout le folklore. Pourtant, quand je lui ai annoncé ça, il a recraché son café sur sa robe de chambre. Il en toussait encore. Je ne sais pas si ses intentions avaient changé ou si c'était juste le choc, mais clairement, il n'avait pas révisé son rôle de père de film américain. Il m'a regardée avec ce sérieux qu'il réservait aux grandes leçons de vie : « Avant de te marier, essaie plusieurs paires de chaussures. Tu sauras reconnaître la bonne. »

J'avais ri, évidemment. À 17 ans, le mariage, c'était aussi lointain que Mars. « Prends ton temps, c'est tout », disait-il, avec cette voix qui trahissait surtout sa panique de me voir grandir. Et soyons honnêtes : mon père n'aurait jamais été le prince charmant qui part à la recherche de Cendrillon. Une chaussure ou une autre... tant qu'elle ne puait pas des pieds, ça lui allait. Pour lui, on n'a pas d'âme sœur. On a des compagnons de route pour différents morceaux de vie. Des gens qui s'amarrent à nous pour un bout de chemin, partagent le café et la houle, puis finissent par dériver quand la vie secoue trop fort.

Ma mère, elle, c'était l'inverse : une grande romantique qui pleurait devant les films à l'eau de rose, mais aussi une guerrière digne d'une expédition viking, reine des bonnes affaires et infatigable exploratrice des rues commerçantes. On marchait des après-midi entiers, repassant plusieurs fois dans chaque rue « au cas où on trouverait l'affaire du siècle », avant d'aller déposer une bougie à la cathédrale. Je me demandais à l'époque si elle ne priait pas le dieu de la carte bleue illimitée en vue d'obtenir un budget supplémentaire pour nos virées shopping, qui devenaient de plus en plus fréquentes depuis leur divorce.

Quand on considère mes parents, on comprend mieux pourquoi les paires de chaussures et moi... on a du mal à cohabiter longtemps. J'ai suivi le conseil de mon père : j'en ai essayé plusieurs. Plein. Dans tous les magasins. Et pourtant, je n'arrive toujours pas à distinguer la paire qui me va du coup de cœur du siècle. Pour moi, tout commence quand ton pied glisse dedans. Cette seconde suspendue où tu sens que ça s'aligne, que ça tient, comme si elle avait été faite pour toi. Ce petit frisson intérieur qui murmure : c'est elle.

C'est *la* paire qu'il me faut. Je les prends.

Mais au-delà de ça... une chaussure reste une chaussure. Si en plus il y a une promo « quatre pour le prix de deux », autant sauter sur la bonne affaire. Peu importe la qualité. On sait très bien comment ça finit : trouée, talon cassé, lacets jaunis, semelle qui se barre en plein milieu d'un trottoir. L'important, c'est de continuer à marcher confortablement... jusqu'au prochain magasin de chaussures.

La Famille : Premier laboratoire et premiers attachements

La famille, c'est d'abord ce numéro de lot qu'on nous remet sans mode d'emploi lorsque l'on enfile notre bouée pour la baignade inaugurale de la vie. On teste nos premiers « moi » : le « moi » qui pleure, le « moi » qui rit, le « moi » qui boude.

Parfois, elle nous élève comme une rampe de lancement, parfois elle nous freine comme une ancre invisible.

Mais surtout, c'est là que naissent nos premiers attachements. La figure qui nous nourrit, qui nous console, qui nous protège. Celle qui devient notre premier miroir. C'est dans ce lien que se dessine la manière dont on aimera plus tard : avec confiance, si on nous a rassurés, avec peur, si on nous a fait douter, avec dépendance, si on nous a conditionnés, ou avec liberté, si on nous a sécurisés.

Et c'est là que tout se programme : comment tu t'attaches, comment tu gères l'intimité, la distance, l'abandon. C'est là que pousse la graine du futur désordre intersidéral de toutes tes relations — celui qui te fait confondre amour, survie et besoin vital.

L'attachement sécurisé, c'est celui qui a appris que l'amour n'était pas une menace. Que les émotions pouvaient être accueillies. Que la distance n'était pas un abandon. Que la proximité n'était pas un piège. Il avance tranquillement, parle clairement, aime sans se dissoudre, s'éloigne sans disparaître. Il n'est pas parfait — juste stable. Il n'a pas besoin de jouer, de tester, de fuir ou de s'accrocher. Il sait que la relation peut survivre à une conversation difficile. Il sait que l'autre peut revenir. Il sait qu'il peut rester. C'est la base solide que les autres types n'ont jamais eue.

L'attachement anxieux, c'est un cœur qui a appris trop tôt que l'amour pouvait disparaître sans prévenir. Alors il surveille. Il scanne. Il anticipe. Il veut être sûr. Pas par caprice, mais par nécessité. Ce style-là ne cherche pas à envahir : il cherche à ne pas être abandonné. Il a grandi dans un monde où la présence n'était jamais garantie, où les signaux étaient contradictoires, où il fallait deviner pour ne pas perdre. Alors il s'accroche. Il aime fort. Il aime vite. Il aime avec tout son système nerveux. Et quand l'autre s'éloigne, même un peu, il panique — pas parce qu'il a peur d'être seul, mais parce que son corps est convaincu que c'est la fin.

L'attachement évitant, lui, a appris l'inverse : que la proximité fait mal. Que se montrer vulnérable, c'est s'exposer. Que dépendre de quelqu'un, c'est risquer la chute. Alors, il garde une distance de sécurité. Il aime, mais de loin. Il se rapproche, puis recule, comme quelqu'un qui met la main dans l'eau pour tester la température, mais qui n'ose jamais s'immerger. Ce n'est pas qu'il ne veut pas aimer. C'est qu'il a appris que l'amour n'était pas un refuge, mais une menace. Alors, il protège son cœur en le tenant à l'écart. Il fuit quand ça devient trop intense, non pas parce qu'il ne ressent rien, mais parce que ça déborde — et que son corps déclenche l'alerte rouge.

Il existe aussi un quatrième style d'attachement, dit désorganisé, mais il est rare — à peine cinq pour cent de la population — et la plupart des livres le mentionnent à peine. C'est un style où la proximité et la distance créent toutes les deux de l'inconfort. L'amour est relié au danger, ce qui crée des comportements incohérents, intenses et contradictoires.

Les styles d'attachement se jouent très tôt. Tout se met en place entre la naissance et trois ans. Pas les détails : le socle. La première année, le bébé découvre si le monde répond ou pas. La suivante, il teste la proximité, l'exploration, le retour. Puis, vers trois ans, il intègre ses premiers modèles : je peux compter sur toi, je dois me débrouiller, je dois surveiller. C'est là que se forme la base de sécurité... ou son absence.

Entre trois et sept ans, l'enfant affine sa lecture du monde : comment on réagit à ses émotions, comment on répond à ses besoins, comment on le rassure ou pas. Ce n'est plus la construction du socle, mais sa consolidation.

Après sept ans, on répète ce qu'on a appris. On renforce ce qu'on a compris. On interprète tout à travers ce filtre. Et adulte, on rejoue ce scénario... jusqu'à ce qu'on en prenne conscience.

Le rôle des parents n'est pas d'être parfaits, mais d'offrir une présence suffisamment cohérente pour que l'enfant n'ait pas à inventer des stratégies de survie pour garder le lien, car ces stratégies, une fois répétées, deviennent plus tard des schémas relationnels. Waouh, quelle responsabilité !

Dès la petite enfance, on observe, on imite, on copie. Ce que tu vois tous les jours devient ta normalité. Si nos parents se disent bonjour avec un câlin, on intègre que c'est normal. S'ils règlent leurs désaccords en balançant des assiettes à travers la cuisine, on enregistre aussi. Et plus ces comportements sont cohérents et répétés, plus ils s'ancrent profondément.

C'est là qu'on apprend à lire le monde : qui a le droit de parler, qui doit se taire, comment on négocie, comment on exprime ses émotions, comment on règle les conflits. La famille ne nous transmet pas seulement des gestes ou des mots : elle nous lègue un système de dispositions, de goûts, de manières de penser et d'agir. Ce cadre familial devient une boussole silencieuse. Il ne nous dit pas explicitement où aller, mais il colore les routes qu'on envisage, les risques qu'on ose prendre, les modèles qu'on admire.

Vivre à travers les yeux de sa famille, c'est comme partir enchaîné. Ces chaînes, ce sont les attentes, les traditions, les croyances familiales, les « on a toujours fait comme ça », les « dans notre famille, on ne... », les « tu devrais... » murmurés depuis l'enfance. Les traîner, c'est t'encombrer tout au long du voyage de choses dont tu n'auras même pas besoin, même pas envie.

Certaines chaînes sont fines, presque invisibles, d'autres sont épaisses, comme des câbles d'amarrage. Certaines te tirent doucement, d'autres te tractent de force, et parfois tu te demandes même si tu avances par toi-même ou si tu es simplement remorquée.

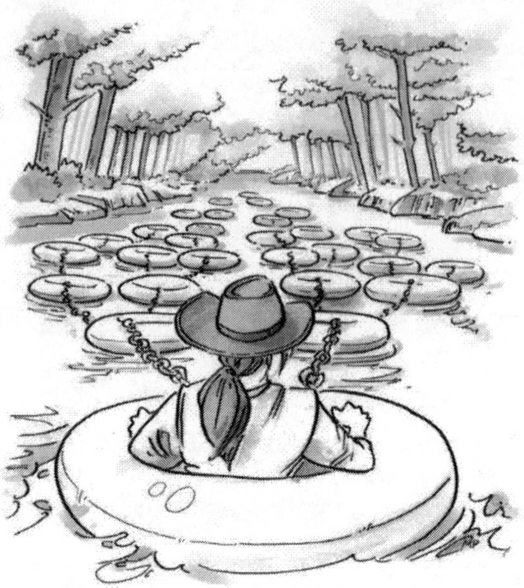

Le truc, c'est que personne ne t'a fait signer de contrat. Les liens du sang existent, oui, mais ce ne sont pas des menottes. Tu n'es pas obligée de suivre à la lettre ce que tes parents espèrent de toi, ni reproduire leurs schémas, ni porter leurs peurs comme si c'étaient les tiennes. Tu peux *choisir* : décider quelle bouée tu veux suivre et laquelle tu veux dépasser. Ce n'est pas renier ta famille, c'est honorer qui *tu* es, au-delà de ce qu'on attend de toi. Parce qu'au bout du compte, c'est *ta* rivière, pas la leur.

Voilà comment la famille agit : elle ne t’empêche pas, mais elle murmure à l’oreille de tes décisions, s’inscrit au plus profond de toi comme un code-barres invisible.

Mais ce qu'on reçoit dans l'enfance n'est pas une condamnation. C'est un point de départ. Et reconnaître d'où on vient, c'est déjà commencer à choisir où on va.

De la pataugeoire à la cour de récré

On avance sur la rivière. Le courant devient plus rapide. Tu le sens ? On quitte le bassin familial. Devant nous, l'eau devient plus froide. Plus rapide. Plus imprévisible. Et là-bas — regarde ! Un nouveau bassin. Plus vaste. Plus bruyant. Plus sauvage. Une fourmilière liquide. Des bouées partout. Des dizaines. Des centaines. Certaines gonflées d'assurance. D'autres, déjà percées. Toutes cabossées à leur manière. C'est l'heure de la rentrée des classes !

Bienvenue dans la mini-jungle.

Tu pensais que les règles de la maison — s'adapter, plaire, se faire petite pour être aimée — resteraient là-bas, dans le salon familial, coincées entre deux photos de classe et un frigo plein de magnets ? Mais regarde. Regarde cette cour de récréation. Regarde ces enfants qui observent, qui imitent, qui testent. Regarde comme ils apprennent vite. Ils commencent déjà à se choisir. À se comparer et à se protéger.

Dès qu'on pose un pied à l'école, c'est comme débarquer dans une version miniature de Koh-Lanta : alliances secrètes, regards qui piquent, épreuves de survie émotionnelle et distribution aléatoire de goûters. L'école, ce n'est pas juste un lieu de savoirs — c'est une arène sociale où chaque mot, chaque silence, chaque place dans la rangée peut renforcer ou crever ta bouée identitaire.

Les enfants expérimentent leurs premières alliances. Leurs premières exclusions. Leurs premières trahisons. C'est ici que ça commence. Les premiers attachements hors du nid. Les premières relations qui sculptent la bouée. Et sans qu'on s'en rende compte, c'est dans ce bassin-là que se dessine déjà la manière dont on aimera plus tard.

On y apprend les lettres, mais surtout les codes. C'est l'école de la chorégraphie sociale : on observe ceux qui mènent la danse et ceux qui restent sur le bord, ceux qui brillent par leur seule présence et ceux qui se cachent, les boucs émissaires sacrifiés et les héros éphémères.

À l'école, j'ai appris deux choses essentielles : que ma différence de taille me rendait la tâche plus difficile pour devenir « invisible » et que, pour survivre, il fallait devenir celle qu'on attendait de moi.

Alors j'ai appris à m'adapter. À jouer les rôles. À être l'amie parfaite, l'étudiante modèle, la fille cool qui aide tout le monde. Parce que si j'étais elle, peut-être qu'on me choisirait. Peut-être qu'on me garderait. C'est là que ça commence, l'auto-abandon. Pas dans un grand trauma. Juste dans cette petite négociation silencieuse : *Si je m'efface un peu, si je suis moins moi et plus ce qu'ils veulent, alors je ne serai pas seule*.

Ce pattern ? Il ne s'est jamais arrêté. Il s'est même inscrit dans mon inconscient. Oui, comme un code-barres invisible, tatoué juste à côté du numéro de lot. Ne me regarde pas comme ça, je parie que tu as fait la même chose !

Ça marche... temporairement. Tu deviens populaire. Ou du moins, acceptée. Mais à quel prix ? Tu as appris que toi = pas assez. Que pour être aimée, il faut être autre chose. Et ce schéma ? Il va te poursuivre pendant des décennies et dans tous les domaines de ta vie.

La cour de récré, c'est aussi un ring sans arbitre. Les enfants n'ont pas toujours de filtres, et certaines phrases claquent comme des gifles. Une remarque sur un corps jugé « trop » ou « pas assez », un bégaiement, une dent écartée... et voilà qu'une différence devient une cible.

Ces remarques ne se contentent pas de te blesser. Elles te programment. Tu es toujours choisie en dernier pour la composition des équipes ? Traduction inconsciente : « Je ne suis pas désirable. » Ton groupe d'amies part sans toi à la récré ? Traduction : « Je dois faire plus pour qu'on me garde. » Le prof te dit devant tout le monde « Ce n'est pas comme ça qu'on réussit » ? Traduction : « Je ne suis pas à la hauteur. »

Et là, ton cerveau d'enfant prend une décision : OK. Je vais devenir celle qu'on ne peut pas rejeter. La serviable. La discrète. Celle qui arrange tout. Celle qui glisse dans le décor sans jamais faire de bruit. Tu te fais toute petite pour tenir dans l'espace étroit qu'on te laisse. Tu finis par te quitter... tu te trahis juste pour rester choisie.

En psychologie, on appelle ça l'attachement anxieux. C'est simple : tu as appris que l'amour, l'acceptation, la place dans le groupe... c'est conditionnel. Pas juste « tu existes = tu es aimée ». Non. « Tu es utile = tu es gardée. » « Tu t'adaptes = tu as ta place. » « Tu te tais = on te tolère. » Résultat ? Tu deviens détective émotionnelle. Tu scannes en permanence : Est-ce qu'ils m'aiment encore ? Est-ce que j'ai dit un truc de travers ? Est-ce qu'ils vont me laisser tomber ? Tu apprends à anticiper l'abandon avant qu'il arrive. En t'abandonnant toi-même la première.

Et puis, on grandit. Enfin... c'est ce qu'on croit. Ce schéma appris à l'école ? Il te suit. Dans tes amitiés. Dans tes relations amoureuses. Dans ton boulot. Tu continues à t'effacer pour être aimée. À t'adapter pour être gardée.

Regarde ta bouée. Regarde bien. Tu vois ces griffures sur le caoutchouc ? Celles-là, c'est l'école. La cour de récré qui t'a appris à t'estomper pour survivre. Passe ta main dessus. Tu les sens ? Certaines sont profondes. D'autres à peine visibles. Mais elles sont là. Gravées. Permanentes. Et le pire ? C'est qu'on grandit en croyant qu'on va les laisser derrière. Qu'un jour, on sera adulte, et que tout ça : les codes invisibles, la peur du rejet, le besoin de plaire, tout ça disparaîtra. Mais pas du tout !

La cour de récré ne s'arrête jamais. Elle change juste de décor.

Société : le désert humain surpeuplé

L'école devient alors « *l'open space* ». Les bulletins de notes se transforment en CV, les copains de récré en followers. Pourtant, les mécanismes restent intacts : on observe, on se jauge, on se compare, comme si le classement n'avait jamais cessé.

Bienvenue dans le désert humain surpeuplé.

Et ce désert, pour quelqu'un qui a un attachement anxieux, n'est pas juste un décor social : c'est un terrain miné. Parce que chaque silence, chaque distance, chaque indifférence peut devenir un microséisme intérieur.

La société adulte, c'est ce décor étrange : on y croise des foules entières, mais on peut y mourir de soif relationnelle. On parle, on s'agite, on se frôle... mais combien de fois se sent-on vraiment vu ? Plus nous sommes connectés, plus les chiffres de la dépression et du suicide grimpent. Les villes bruissent de conversations, de klaxons, de notifications, mais derrière le bruit, il y a ce silence lourd : celui des liens qui ne tiennent pas, des échanges qui ne nourrissent pas. On rentre chez soi après une journée « pleine » et on se sent pourtant vide. Pour un système d'attachement anxieux, cette vacuité n'est pas neutre : c'est un déclencheur.

La psychologie distingue la solitude de l'isolement. La solitude, c'est choisir d'être seule : c'est ressourçant. L'isolement, c'est se sentir seule même entourée : c'est épuisant. Et devine ce qui crée l'isolement ? L'auto-abandon. Quand tu passes tes journées à être celle qu'on attend, à porter ton masque « tout va bien », à adapter ta bouée aux courants des autres... tu peux être dans une pièce bondée et te sentir invisible. Parce que personne ne te voit toi. Ils voient juste la version que tu leur sers. Et toi ? Tu te déshydrates au milieu de la foule. Ce n'est pas juste triste : c'est terrifiant.

Ce n'est pas seulement l'absence de contact qui assèche : c'est la superficialité des contacts. Les « ça va ? » qui n'attendent pas de réponse. Les sourires automatiques. Les discussions calibrées pour ne pas déranger. Petit à petit, on apprend à se protéger... et à se couper. Winnicott appelait ça le « faux soi ». Cette version polie, adaptée, performante de toi. Celle qui sourit au bon moment. Qui dit « ça va » même quand ça ne va pas. Qui se plie pour ne pas déranger. Le faux soi n'est pas seulement social : c'est une stratégie d'attachement. Une manière de dire : *Aime-moi, je t'en supplie*, sans jamais prononcer les mots.

Mais si tu passes ta vie à être uniquement ce faux toi poli ? Et bien ton vrai toi — celui qui a des envies, des limites, des besoins réels — s'assèche. Comme une plante qu'on oublie d'arroser. Tu deviens ce désert intérieur dont tu essaies de t'échapper. Le désert n'est pas seulement autour de nous, il s'installe aussi en nous, grain par grain, chaque fois qu'on s'éloigne un peu plus de soi. Et c'est là que l'attachement anxieux se met à hurler : *Je vais être abandonnée*.

Alors, tu t'adaptes. Tu deviens performante, polie, efficace. Tu remplis tes journées de tâches, tes soirées d'écrans, ton cœur de « ça ira bien » — jusqu'à oublier que tu crèves de soif. Et pendant ce temps, tu portes une charge invisible : ton image publique, les attentes des autres, ton perfectionnisme, tes émotions refoulées, tes besoins ignorés. C'est comme traverser le désert avec un sac à dos de cinquante kilos que personne ne voit.

Et devine quels métiers explosent les scores d'auto-abandon et de burn-out ? Les métiers du soin et du social. Ceux où les besoins des autres passent avant les tiens. Ceux où tu brilles en façade, mais où ton système d'attachement se vide en coulisses.

Cette voie était parfaite pour moi. Je n'ai même pas eu besoin d'y réfléchir.

LE PREMIER TSUNAMI – 8 ans avant l'impact

C'est souvent comme ça que ça arrive : on traverse le désert en pensant tenir le coup... jusqu'au jour où une vague qu'on n'a pas vue venir nous emporte tout entières. La mienne est arrivée en plein mois de décembre.

Ce mois en France est bien connu pour son ambiance maussade. Ciel gris, pluie froide, nuit qui tombe à dix-sept heures comme un rideau qu'on tire sur une scène vide. Et moi, j'étais là, à marcher dans ce décor glacé sans savoir que j'allais vivre mon premier tsunami. Celui qui te brise, celui qui t'arrache de ton socle, celui qui te montre à quel point ton système d'attachement peut imploser quand tu n'as plus rien pour t'accrocher.

Je rentrais d'une dernière tournée de soins à domicile. La plupart de nos patients étaient en fin de vie. Les accompagner chez eux avec leurs proches, avec leurs habitudes, loin des couloirs trop blancs et des néons agressifs, c'était ce qui donnait du sens à mes journées. Ça me portait, ça me tenait debout. Sauf qu'à ce moment-là... tout ce que j'utilisais pour encaisser — au boulot comme dans ma vie perso — ne tenait plus qu'à un fil. Un château de cartes prêt à s'écrouler au moindre souffle

La vague m'a frappée deux jours avant Noël. Toilette mortuaire sur un petit garçon de six ans. Le cancer venait de gagner la bataille.

Les soins à domicile, c'est du vingt-quatre heures sur vingt-quatre, sept jours sur sept. Tu vois les coulisses des familles qui subissent la maladie et le décès de leur proche. J'enchaînais les soins palliatifs comme un robot : esprit en pilote automatique, cœur verrouillé, sentiments bloqués derrière une forteresse infranchissable. Je m'infligeais ces plannings à rallonge, comme si le trop-plein de travail pouvait étouffer mon trop-plein de vide.

Jusqu'à ce jour où la mère de cet enfant s'est effondrée dans mes bras, peu après son dernier souffle. Ses cris de douleur m'ont fissurée de l'intérieur, laissant s'échapper toute la souffrance et les sentiments refoulés que je retenais depuis des mois. J'étais censée lui apporter du réconfort. Mais impossible. Mon âme était vide, et toutes les cellules de mon corps hurlaient comme si elles imploraient qu'on m'éteigne.

Ce moment-là ne fut pas une chute soudaine. Il était le point d'orgue d'une spirale qui durait depuis longtemps. Pendant des années, je m'étais noyée dans le travail. Heures supplémentaires. Gardes qui s'enchaînent. Se vider pour remplir les autres. Jusqu'à ce qu'il ne reste plus rien. Plus rien que ce rôle. Cette étiquette. Infirmière. C'était devenu ma seule identité. Ma seule valeur. Ma seule raison d'exister. Comme si je parcourais la vie sur un monocycle. Fragile. Instable. Un seul point d'appui. Et quand ce point d'appui a cédé... tout a basculé dans le vide.

Sur le chemin du retour, je conduisais sans but, sans cap sous un ciel glacial. Les larmes brouillaient ma vue. J'avais l'impression que mon dernier souffle de vie s'était éteint avec ce petit corps inerte d'une vingtaine de kilos. Je me suis glissée dans mon lit en sanglots. Je n'en suis sortie que trois mois plus tard.

Des années ont passé. Petit à petit, j'ai refait surface. Ce temps m'a permis de faire le point, de mettre le doigt sur mes erreurs et d'en tirer les leçons pour que cela ne se reproduise plus. Ma relation avec le travail a été légèrement recadrée :

« Cher emploi,

Je t'aime de tout mon cœur et te promets de me donner corps et âme environ huit heures par jour ces quarante prochaines années. En revanche, après ces heures passées auprès de nos chers patients, j'aimerais que nous gardions nos distances. Chacun repart chez soi. Tu m'oublies le soir, la nuit et les week-ends où je suis en repos. Je ne prends rien de toi dans ma bulle personnelle.

Cordialement,

Celle que tu as déjà avalée une fois. »

J'ai repris goût à mon métier, changé d'environnement, trouvé ma place en dialyse. Cette spécialité m'a offert un nouveau souffle, un rythme soutenu, mais qui me convenait. J'ai trouvé aussi une équipe bienveillante qui est devenue comme une famille. J'avais recousu les morceaux déchirés de ma bouée, redonné de la valeur à mes gestes, et retrouvé un sens à ma vie.

J'avais appris. Du moins, je le croyais. J'avais juré de ne plus jamais tout miser sur une seule chose. De ne plus m'abandonner. De garder ma bouée près de moi. Toujours.

Mais on ne guérit pas un système d'attachement en lui faisant une promesse. On le guérit en comprenant pourquoi il s'accroche si fort... et pourquoi il finit toujours par lâcher au plus mauvais moment... Quand on s'y attend le moins.

Direction l'atelier de couture

Tu regardes la rivière qui coule devant nous. Large. Puissante. Inconnue. Et je te vois hésiter. Parce que c'est facile de rester ici, sur ce quai. Un lieu connu. Sûr. Même si c'est le désert. Mais cette rivière ? Elle file vers des endroits encore inexplorés. Elle va te secouer. Te surprendre. Te transformer.

Alors je te pose la question : Veux-tu rester ici ? Dans ce désert humain surpeuplé ? Avec ta bouée cabossée ? Ou... Veux-tu partir ?

Notre premier arrêt sera l'atelier de couture. Parce que, soyons honnêtes, ta bouée flotte, mais elle n'est pas prête pour les eaux turbulentes. Je vois des fils qui dépassent, des coutures qui menacent de lâcher. Et... attends... c'est quoi ça ? Des barbelés ?! Tu te promènes avec des barbelés sur ta bouée ? Ah... je crois que c'est une vieille croyance limitante qui s'est accrochée là. Pas étonnant que ça te freine.

Allez, viens. On va recoudre tout ça. Parce que sur cette rivière, il va falloir que ta bouée soit solide. Car crois-moi... Elle va te donner du fil à retordre.

On lève l'ancre pour une vie où tu te choisis. Où ta bouée flotte parce qu'elle est *solide*, pas parce qu'elle est calibrée pour plaire aux autres.

Je vois ta main qui serre la corde. Je vois tes yeux qui fixent l'eau. Et je sais que tu as peur. Mais je sais aussi que tu en as marre. Marre du désert. Marre des mirages. Marre de mourir de soif entourée de foule. Marre d'avoir ce vide que tu n'arrives plus à combler.

Alors ? On y va ?

De fil en aiguille

Un caoutchouc mal cousu prend l'eau. Et ta bouée, elle en a vu passer des coutures bricolées à la va-vite. Des fils tirés par l'enfance. Des poings serrés par la peur. Des rustines posées dans l'urgence. Chaque couture raconte une histoire. Chaque fil est une stratégie de survie. Mais aujourd'hui, on va faire quelque chose que personne ne t'a appris : reprendre l'aiguille. Et coudre pour toi. Parce que tes valeurs, ce ne sont pas de jolis mots sur une liste Pinterest. Ce sont les coutures maîtresses de ta bouée. Celles qui tiennent quand tout tangue. Celles qui t'empêchent de te dissoudre dans les autres. Celles qui te rappellent qui tu es quand tu te perds.

Ce chapitre est ton atelier intérieur : tu vas détecter les fils trop lâches, ceux qui t'ont fait dériver ; renforcer ceux qui te soutiennent vraiment, et peut-être même en changer certains pour de la dentelle, du fil doré ou des élastiques, selon ton style, ton cap, ton identité.

Car tes valeurs sont plus qu'un bagage moral. Ce sont les repères invisibles qui orientent chaque décision, même celles que tu prends les yeux fermés. Et plus elles sont conscientes, assumées, incarnées... plus ta flottabilité devient active, stable, et prête à traverser les tempêtes sans se retourner à chaque vague.

Valeurs, la haute couture

Les valeurs sont tes principes fondamentaux, ce que tu considères comme important et non négociable. Elles restent stables dans le temps et servent de repères pour orienter tes choix. Elles répondent à la question : « Qu'est-ce qui compte vraiment pour moi ? » Pas ce que tu dis à ta belle-mère pour avoir l'air bien. Ce que tu ferais, même si personne ne regardait. Voici quelques exemples :

L'honnêteté : Admettre que oui, c'est toi qui as mangé le dernier Ferrero Rocher de la boîte de Noël. Même si tu as soigneusement repositionné les petits papiers dorés pour faire croire qu'il en restait.

Ouverture d'esprit : Accepter que certains mettent de l'ananas sur leur pizza. Ne pas appeler la police. Sourire poliment. Même si tout en toi hurle « Sacrilège ! ».

Résilience : Te relever après avoir trébuché sur tes propres lacets devant tout le bureau. Sourire comme si c'était chorégraphié. Saluer. « Merci, merci, je suis là toute la semaine. »

Détermination : C'est la persévérance qui te pousse à chercher tes clés pendant des heures (même si tu sais qu'elles sont probablement dans une de tes poches de manteau depuis toujours) ou à finir ce puzzle de cinq cents pièces, même lorsque tu sais que le chien en a avalé trois.

On croit souvent que nos valeurs, c'est une liste écrite dans un carnet. Mais en réalité, elles vivent dans notre système nerveux. Une valeur, ce n'est pas une idée abstraite : c'est une réaction corporelle. C'est ce truc qui se contracte dans la poitrine quand quelqu'un franchit une limite. C'est ce truc qui s'ouvre quand on se sent respectée. C'est ce qui hurle « non » avant même qu'on ait compris pourquoi.

Bref : nos valeurs, c'est comme une tresse intérieure, faite de biologie, d'émotions, de mémoire et de sens. Et qui influence directement nos relations. Quand le socle est solide, on choisit des relations qui nous ressemblent. Quand il est fissuré, on choisit des relations qui nous rassurent. Quand il est brisé, on choisit des relations pour survivre. C'est pourquoi nos valeurs influencent profondément notre style d'attachement.

Si ta valeur centrale est la sécurité, tu deviens anxieuse dès qu'elle disparaît. Si ta valeur centrale est la liberté, tu deviens évitante dès que tu te sens enfermée. Si ta valeur centrale est la stabilité, tu t'accroches à n'importe quoi qui semble solide. Si ta valeur centrale est la connexion, tu te perds dans l'autre.

La nouvelle collection en vitrine

Il y a ce qu'on dit… et ce qu'on fait. Et parfois, il y a un océan entre les deux. Si tu me dis que ta valeur numéro un est la santé, mais que ton frigo ressemble à un musée du fast-food périmé, il y a, a priori un petit décalage entre ton tissu de rêve et la couture réelle.

Si tu jures que ta valeur clé est la famille, mais que ton téléphone connaît mieux la voix de ton patron que celle de ta sœur, il y a sûrement un ourlet à reprendre. Et si quelqu'un observait tes gestes sans jamais t'écouter parler... devinerait-il la valeur que tu prétends porter ? Est-ce que tu vis tes valeurs... ou est-ce que tu les récites ?

Les valeurs en conflit

Certaines valeurs s'harmonisent et se renforcent. D'autres se battent comme deux stylistes qui veulent la même machine à coudre. C'est comme coudre de la dentelle sur ta bouée avec du fil de fer : ça ne tient pas longtemps et ça pique. Quand deux valeurs se battent pour tenir le gouvernail, tu finis par tourner en rond. Repère les situations où tu te sens « tiraillée » entre deux directions : ce sont souvent des conflits de valeurs. Les identifier, c'est déjà commencer à démêler les fils.

Exemple : Liberté vs sécurité :

Tu rêves de tout plaquer pour vivre en van en Bolivie. Mais tu as un CDI, un prêt immobilier, et un chat psychorigide qui fait une crise si tu changes la marque de ses croquettes. Résultat ? Tu passes tes soirées à regarder des vidéos de road trip sur YouTube... depuis ton canapé.

Exemple : Ambition vs sérénité :

On t'offre une promotion : plus de responsabilités, un salaire qui brille... mais aussi des réunions à sept heures du matin et des mails à 23h. Tu acceptes... puis tu te surprends à chercher sur internet trois semaines plus tard « comment vivre de la poterie ».

Valeurs héritées vs valeurs choisies

Certaines valeurs nous sont offertes à la naissance, comme un trousseau soigneusement plié : famille, culture, éducation. Certaines valeurs sont comme des tissus qu'on t'a donnés à la naissance : tu peux les garder, les teindre, ou les recycler en quelque chose qui te ressemble vraiment. Le problème, c'est qu'on peut passer toute une vie à porter un manteau qui gratte, juste parce qu'il vient de Mamie Odette. Pour y voir clair, fais deux colonnes : « Valcurs reçucs » ct « Valeurs choisies ». Demande-toi : lesquelles me vont encore? Lesquelles ont besoin d'une reprise ? Lesquelles dois-je transformer en coussin pour le chien ?

Les valeurs comme boussole en situation de crise

Quand tout tangue, tes valeurs sont les coutures maîtresses de ta bouée : celles qui, même sous la pluie battante et les vagues qui cognent, ne lâchent pas d'un point. Elles sont faites d'un fil solide, choisi pour résister au vent et au temps. Pense à une crise passée : quelle couture t'a tenue ? Et si tu avais tiré sur un autre fil, qu'est-ce qui aurait changé ? Même dans l'urgence, c'est là que tu comprends : tes valeurs ne sont pas juste des mots sur une liste, elles sont la trame invisible qui maintient ton caoutchouc à flot, même quand la mer se déchaîne.

Mais même le plus beau tissu peut être déformé si le patron de départ est bancal. Et ce patron, ce sont tes croyances : ces lignes tracées, parfois à la va-vite, héritées d'un autre temps ou copiées sur le modèle de quelqu'un d'autre. Si le dessin est juste, la pièce tombe parfaitement. Mais si le tracé est tordu, tu peux te retrouver avec une bouée qui flotte de travers. Mais un patron, ça se redessine et ça s'ajuste.

Le geyser qui te rend bancal

On quitte l'atelier de couture et on reprend le fil de la rivière. L'eau était calme il y a une minute... et soudain, le courant se tord.

Sous la surface, ça gonfle, ça pulse, ça cogne. Un premier geyser explose à quelques mètres, une colonne d'eau déchire l'air. Puis un deuxième. Puis un troisième. Le liquide vibre sous ta bouée. La rivière n'avertit pas, elle gronde. Ces geysers, c'est la vie quand elle décide de changer le scénario sans te prévenir.

Imagine : tu as enfin trouvé un endroit où tes valeurs respirent, où ton système nerveux se détend, où tu te sens alignée, libre, entière, où ta bouée flotte sans effort. Et du jour au lendemain... cet endroit disparaît. Tu perds l'équilibre et ton système d'attachement fait ce qu'il sait faire : il cherche une autre base. N'importe laquelle. N'importe qui, pourvu que cette personne t'apporte l'apaisement.

C'est ce qui m'est arrivé quand j'ai dû quitter l'Australie à contrecœur. C'est exactement là que commence mon histoire. Là où tout s'est tordu. Là où mes valeurs ont vacillé. Lorsque mes croyances ont pris le relais.

LA TOUR ENFLAMMÉE – 8 ANS AVANT L'IMPACT

Mes yeux se sont remplis de larmes à mesure que je dévorais les lignes. Ma lettre d'expulsion venait de m'exploser au visage. Le papier tremblait entre mes doigts. J'avais dix jours pour quitter le pays.

À 21 ans à peine, fraîchement diplômée infirmière et après déjà quelques ruptures catastrophiques, j'avais glissé vingt kilos de vie dans une valise et pris un aller simple pour l'autre bout du monde. Puisqu'aucun autre pays ne m'avait convaincue de m'y enraciner, j'avais tenté ce gigantesque continent sauvage. Et je ne m'étais pas trompée : dès le premier jour, au plus profond de mes tripes, j'ai su que cet endroit était fait pour moi. Et après cinq ans sur la côte Est, c'était devenu une évidence.

Mais le dragon qui gardait la tour n'était pas de mon avis. Le gouvernement australien, impitoyable sur les conditions d'immigration, m'a refusé le renouvellement de mon visa. Pire, j'allais me faire expulser, malgré ma nationalité française, ma profession d'infirmière et mon plus beau sourire.

Pendant ces cinq années sur la Gold Coast, j'ai vécu. Appris. Exploré. Je me suis découverte. Libre. Entière. Vivante. Et puis, une semaine après ce courrier, retour à la case départ. De force. En France. Enfermée dans une tour en feu : celle de mon ancienne vie dont je ne voulais plus. La flamme ? Mon rêve australien qui partait en fumée. Et moi ? Une princesse en détresse, sous anxiolytiques, noyée dans ses mouchoirs, coincée dans sa tourelle. Et personne pour venir me sauver. Du moins, c'est ce que je croyais.

Le prince arrive pile à l'heure

Trois jours après avoir atterri en France, déprimée, perdue, en plein décalage horaire existentiel, le prince charmant a débarqué. Timing parfait. Le script Disney jouait des maracas dans ma tête. J'ai cru que c'était un signe. Que l'univers me disait : « D'accord, l'Australie c'est fini, mais regarde, voilà ton prince. Voilà ton nouveau conte de fées. »

Et c'était quelqu'un de bien. Gentil. Stable. Attentionné. Sans méchanceté. Le genre de gars que toutes les mères rêvent pour leur fille. Celui qui dit bonjour, qui tient la porte, qui ne fait jamais de vagues. Le gendre idéal. Le prince charmant sur son cheval blanc.

Et moi ? Je l'ai aimé. D'un amour stable. Plat. Sécurisant. Une assurance-vie émotionnelle sans le pack frissons. Je restais coincée en France. Mais au moins, j'avais un conte de fées à vivre.

Alors j'ai mis l'Australie de côté. Ou j'ai fait comme si. Je me suis concentrée sur autre chose : le travail. La maison. On bossait comme des fous. On se croisait. On s'aimait à notre façon. Sans surprises. Sans aventures. Sans imprévus.

On a survécu à 18 mois de confinement Covid dans un studio de 20 m^2 sans s'étriper... ce qui a confirmé une bonne fois pour toutes notre compatibilité. C'est pourquoi, quand il a posé la question, j'ai dit oui.

Les croyances, les faux points de repère

Une croyance, c'est une histoire que tu te racontes, sur toi, sur les autres et sur la vie. Certaines te portent. D'autres te poussent à percer des trous dans ta propre bouée.

Tu crois que c'est pour ton bien. Mais en réalité, c'est de l'autosabotage. Vraies, fausses, utiles ou toxiques, elles se forgent à partir de ton éducation, de tes expériences, de la société. Elles répondent à la question : « Comment je pense que le monde fonctionne ? » Tes valeurs définissent ce que tu veux défendre. Tes croyances te disent comment tu penses pouvoir (ou ne pas pouvoir) y arriver.

Les croyances, c'est le patron de base de ta bouée. Ce sont les lignes que tu traces avant même de découper le tissu. Elles deviennent le patron invisible sur lequel tu découpes toute ta vie. Tu ne choisis plus : tu suis les lignes. Même quand elles sont tordues.

Et dans les relations, ce patron devient encore plus puissant. Il détermine ce que tu tolères, ce que tu poursuis, ce que tu redoutes. Certaines croyances t'élèvent. D'autres t'enferment dans des coupes qui ne t'ont jamais appartenu. Le pire étant que tu les prends pour des vérités.

On gobe ces faits sans les questionner. Comme le Père Noël, la petite souris en panne de monnaie, ou les princes charmants qui sauvent les princesses. Tu en gardes certaines même après avoir compris que la science ne les validera jamais. Et celles-là te pourrissent la vie. Mais ces lignes, tu peux les redessiner.

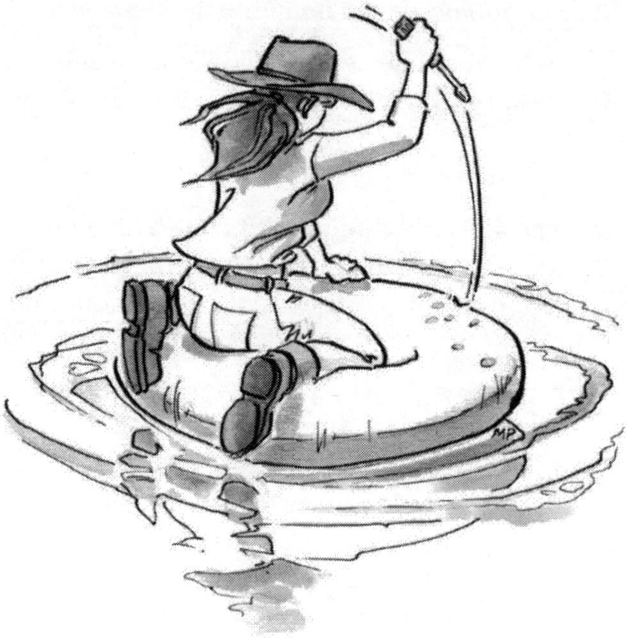

Les croyances limitantes

Les croyances limitantes sont les plus vicieuses. Elles sont comme des filtres déformants qui réduisent ton champ de vision et t'empêchent de voir tes vraies possibilités. Vivre sous leur emprise, c'est avancer avec le frein à main serré. Un autosabotage silencieux qui te bouffe de l'intérieur.

La Neuro s'amuse — « L'éclipse qui n'a jamais existé »

Sur le pont du bateau, tout l'équipage s'était réuni pour admirer une éclipse solaire. Le moussaillon (Dopamine), surexcité, hurle : « Ça commence ! Mettez vos lunettes ! » Chacun met les siennes... Mais personne n'a les mêmes.

Silence. Suspense. Respiration retenue. Et... rien. Pas d'éclipse. Pas d'ombre. Juste un moussaillon qui s'était trompé de jour sur le calendrier lunaire. Mais comme tout le monde avait déjà ses lunettes sur le nez, les croyances limitantes ont commencé leur festival.

La Vigie, (L'Inspectrice du Destin) croyance : si je ne contrôle pas tout, le navire explose — hurle depuis son perchoir : « L'éclipse n'est pas venue parce que quelqu'un a respiré trop fort ! Je veux un rapport complet sur chaque inspiration ! » Elle se fige comme une gargouille. Personne n'ose respirer.

Le Moussaillon, (L'Hyperactif existentiel) croyance : si je ne fais rien, je suis nul — s'agite : « L'éclipse n'est pas venue ? Je vais en fabriquer une ! Donnez moi un drap noir, une lampe torche et un escabeau ! »

La Diplomate (La Conciliatrice Sentimentale) croyance : si je dis non, je vais perdre l'amour — tremble : « L'éclipse n'est pas venue parce que j'ai dit non au café ce matin. Je ne dirai plus jamais non. À rien. »

Le Conteur (Le Perfectionniste dramatique) croyance : si je fais une erreur, je suis foutu — tombe à genoux : « J'ai mis mes lunettes une seconde trop tard ! Le cosmos m'en veut ! Je vais rédiger une lettre d'excuses à l'univers ! »

Le Stratège, (l'analyste compulsif) croyance : je dois tout comprendre tout de suite — sort un tableau blanc, des schémas, des flèches, des théories quantiques : « L'éclipse n'est pas venue... c'est sûrement un complot du soleil. Ou de Mercure rétrograde. Ou des mouettes. »

Le Capitaine éclate de rire : « Retirez-moi tous ces lunettes, bande de nazes ! Vous voyez ? Pas besoin d'éclipse. Vos lunettes suffisent à obscurcir le soleil. »

Parce que c'est ça, les croyances : des filtres qui déforment tout. Des lunettes qu'on oublie d'enlever. On croit qu'on voit la réalité, mais on la voit à travers nos filtres, comme si notre cerveau portait des lunettes invisibles. Une croyance n'est ni une idée, ni une opinion, ni un principe : c'est une histoire que notre cerveau raconte pour nous protéger. Et ce conte a trois sources : ce qu'on a vécu, ce à quoi on a survécu et ce à quoi on a dû croire pour tenir debout.

Les croyances sont des béquilles psychologiques : elles ne sont pas toujours vraies ni logiques, mais elles ont été utiles à un moment donné. « Je dois être forte » naît d'un abandon. « Je dois être parfaite» naît d'une critique. « Je dois sauver l'autre » naît du chaos familial. « Je dois mériter l'amour » naît du manque. « Je dois partir avant qu'on me quitte » naît d'une indifférence. Ce sont des raccourcis de survie que le cerveau met en place pour éviter la douleur.

Le problème, c'est qu'une croyance née dans l'urgence continue d'agir même quand la survie n'est plus nécessaire, comme si le cerveau répétait : « Ça m'a sauvée une fois, alors je vais le refaire chaque fois. »

Et dans les relations, c'est encore plus délicat. Parce que les croyances limitantes ne sont pas de mignonnes petites phrases écrites au feutre pastel dans ta tête. Non. Elles déterminent ce qu'on appelle « amour », ce qu'on appelle « danger », ce qu'on appelle « normal». Tant qu'on ne voit pas le filtre, on pense que c'est la réalité. C'est pour ça qu'on peut être libre, indépendante, forte... et se retrouver à répéter des schémas qui ne nous ressemblent pas. Ce n'est ni un manque de volonté, ni un manque d'intelligence, ni un manque de force : nos croyances sont plus rapides que nous. Elles agissent avant la logique.

Pire, elles sont branchées directement sur la Vigie – ton amygdale – celle qui hurle « alerte rouge » dès qu'une mouette éternue à l'horizon. De plus, la Vigie roucoule en douce avec le Mécano (système nerveux) dans la salle des machines. Pendant leurs ébats amoureux, ils appuient sur tous les boutons sans te demander ton avis. Résultat : le moindre silence, le moindre message « vu », mais non répondu devient une urgence nationale. La Vigie hurle : « Attention, danger ! Attention, abandon ! Tu vas souffrir ! » Et le Mécano, fidèle comme un labrador anxieux, répond : « Oui chef ! On coupe l'oxygène ! On déclenche la panique ! On prépare le naufrage ! » Même quand il n'y a aucun danger. Même quand tout va bien.

Et toi ? Laquelle as-tu reconnue ? Laquelle te colle à la peau depuis tellement longtemps que tu la prends pour une vérité ?

Heureusement, une croyance se voit, se questionne et se réécrit – non pas en se jugeant, mais en se comprenant. Nos croyances ne sont pas nos ennemies : ce sont nos anciennes stratégies de survie. Elles ont fait ce qu'elles pouvaient. Elles nous ont protégées. Mais à un moment, il faut leur dire : « Merci, mais je n'ai plus besoin de toi maintenant. »

Le tunnel enchanté

Je suis heureuse de voir que l'équipage et toi commencez à bien vous entendre. Allez, il faut continuer le voyage : la rivière nous attend. La bouée se remet en mouvement, le courant nous reprend doucement... et puis...

Mais attends. C'est quoi, ça ?

Écoute. Tu l'entends, toi aussi ?

Une petite mélodie sucrée, répétitive, impossible à oublier. Elle remonte de loin. Très loin. De ton enfance. De ton cerveau limbique. De ces vieux dessins animés dont tu connaissais les dialogues par cœur. La rivière ralentit. Le courant devient doux, presque artificiel. La bouée se cale sur un rail et avance toute seule. Les couleurs changent. Les rives se couvrent de décors en carton-pâte. On entre dans un tunnel féerique. Et soudain... tu reconnais.

Eh oui. *It's a small, small world, nanana na... na...* cette chanson tellement entêtante que tu fais une overdose en quinze secondes. Nous dérivons littéralement dans le monde des poupées de Disneyland.

Elles sourient trop franchement — elles me foutent carrément la trouille, pas toi ? Tout est mignon, trop mignon, à tel point que tu te demandes quand cela va virer au film d'horreur.

Et cette musique... cette musique qui ne t'a jamais vraiment quittée. Je te vois sourire. Je te vois lever les yeux au ciel. Parce que toi aussi, tu la connais. Et tu sais très bien ce qu'elle annonce.

Les barbelés Disney.

Tu sais, ces fils de fer rose à paillettes pleins d'épines tranchantes ? Ceux qui se sont plantés dans ta bouée quand tu avais cinq ans. Ceux qui ont façonné tes croyances sur l'amour, le couple et le sauvetage de la demoiselle en détresse.

Alors installe-toi. On entre dans une zone dangereuse de la rivière. La plus douce. La plus perfide. La plus ancrée dans ton système nerveux. Bienvenue dans l'attraction qui t'a appris à attendre un prince... au lieu d'apprendre à nager.

LES BARBELÉS DISNEY

Si tu es née dans les années 1980 ou 1990, on a un problème. On a grandi avec du Disney en intraveineuse. Cassettes VHS usées jusqu'à la corde. On chantait sous la douche. On rêvait d'être des princesses.

Pendant ce temps, que faisaient les garçons ? Ils jouaient aux petites voitures, aux pistolets en plastique, inventaient des scénarios policiers-voleurs. On les formait à l'action, à la vitesse, au pouvoir. Nous, on nous programmait à la romance, à l'attente, au sauvetage.

On voyait de la romance partout : Les Aristochats ? Une histoire d'amour passionnée entre deux chats de classes sociales différentes. Les 101 Dalmatiens ? Un couple qui se rencontre dans un parc et hop ! coup de foudre immédiat. Même les lions tombent amoureux bon sang ! Ton cerveau de cinq ans s'est dit : « OK, voilà comment ça marche. Tu attends ton prince. Il te sauve. Vous vous mariez. Fin. Bonheur éternel. » Simple. Efficace. Complètement faux. Pas étonnant que vingt ans plus tard, lorsqu'un bel inconnu te demande l'heure, tu n'en dors plus pendant des semaines.

Nous les filles, nous avons grandi avec l'image de la femme parfaite : monogame, attentionnée, douce. Alors que les garçons ont été formatés différemment. Ni à la patience ni au sauvetage héroïque... mais à la collection.

Déjà, à six ans, ils organisaient des orgies avec des gendarmes – ces petits insectes rouges à points noirs qu'on colle cul à cul et qui avancent comme si elles faisaient du moonwalk en duo. Mes voisins passaient leurs après-midi à en chercher, à les aligner, et à organiser les couples ; en d'autres termes, à devenir des scénaristes de porno animalier sponsorisé par Playmobil. Ils hurlaient de rire.

Voilà leur Disney à eux : pas de prince charmant, mais une initiation précoce à la gestion de boîtes échangistes pour coléoptères.

Quand ces deux mondes se rencontrent... ça fait des couples qui s'aiment en façade, mais qui s'effondrent en coulisses, sans même savoir pourquoi. Deux logiciels incompatibles. Pas de coupables, juste des croyances formatées qui nous ont appris à fonctionner aux antipodes. Et si on creuse encore, Disney a vraiment fait de nous de gentilles nonnes en culotte Petit Bateau... prêtes à avaler des contes qui, en vrai, ressemblent plus à des manuels de manipulation qu'à des histoires d'amour.

Blanche-Neige : ou comment normaliser l'agression sexuelle

Commençons par elle, la pionnière qui a lancé toute cette machine à croyances limitantes. Récapitulons l'histoire avec des yeux d'adulte : une jeune femme est dans le coma dans la forêt. Un homme passe par là et se dit : « Tiens, elle est mignonne. » Et il l'embrasse. Sans son consentement. Évidemment, puisqu'elle est inconsciente. Quelle est la différence entre ce prince et un inconnu en boîte qui verse un somnifère dans ton verre pour t'emmener chez lui ? Ah oui : le prince a un cheval. Et des nains témoins qui applaudissent.

Non, mais sérieusement. Imagine la scène aujourd'hui : un type embrasse une femme inconsciente sur un banc public. Police. Plainte. Commissariat. C'est une agression. Et pourtant, à cinq ans, j'ai gobé ça. J'ai appris que c'était romantique qu'un prince « réveille » une fille endormie. Que le consentement, c'est secondaire. Premier barbelé posé.

Cendrillon : le traqueur à la pantoufle

Passons à Cendrillon. Ma préférée quand j'étais petite. La robe bleue qui scintille, les souris qui chantent, le carrosse magique. Le rêve. Sauf que maintenant, quand je revois l'histoire, je grince des dents.

Le prince a une pantoufle. Une seule. Que cette fille a perdu en courant parce qu'elle avait un couvre-feu imposé à minuit par une marâtre abusive. Déjà, c'est louche. Mais passons.

Que fait-il avec cette pantoufle ? Le tour du royaume pour la faire essayer à toutes les femmes. Vraiment toutes. Des milliers de pieds. Je suis persuadée qu'il avait déjà derrière la tête l'idée d'ouvrir un harem. Ou alors il est fétichiste des pieds. Pour moi, un type qui se donne autant de mal pour retrouver une fille, ce n'est pas romantique. C'est un psychopathe. On est clairement dans le harcèlement. Avec un budget royal, certes.

Imagine aujourd'hui : un gars débarque chez toi : « Bonjour, on s'est croisés hier soir, tu as perdu ton string en dentelle, je peux vérifier si c'est le tien ? » Il a dansé avec toi une fois et ne connaît même pas ton nom ! Tu appelles la sécurité. Tu changes de serrure. Tu déménages. Mais Disney nous a vendu ça comme le summum du romantisme. À six ans, j'ai appris que c'était ça, l'amour. Que si un mec te cherche avec insistance, c'est qu'il t'aime vraiment. Que le harcèlement, c'est juste de la « détermination romantique ». Deuxième barbelé. Bam !

La Belle et la Bête : syndrome de Stockholm édition Deluxe

Celle-là, mon Dieu. Belle tombe amoureuse de la Bête. Jusque-là, OK, on peut aimer les barbus. Mais le truc, c'est que la Bête la séquestre dans son château, lui interdit de partir, lui dicte les horaires de ses repas, la prive de liberté... et parce qu'il lui offre une bibliothèque (magnifique, j'en conviens) et qu'il se calme au bout de quelques jours, elle tombe amoureuse. Stockholm, bonjour. Nous avons appris que si tu es patiente, douce et que tu chantes avec les plats, tu peux guérir un homme brutal, voire le transformer en prince. Qu'il suffit de « voir au-delà des apparences » pour sauver un bourreau. Troisième barbelé. Merci Disney !

Ces scénarios se sont plantés dans nos bouées. Ils nous ont dit que l'amour, c'était attendre, sauver, supporter, pardonner, sacrifier. Que si tu es assez gentille, l'autre changera. Que si tu es patiente, il reviendra. Que si tu es obéissante, il te choisira. J'ai porté ces barbelés Disney pendant trente ans. Et ils m'ont déchirée.

Alors regarde ta bouée. Quels contes de fées as-tu avalés ? Quels barbelés roses à paillettes transportes-tu ? Quelle princesse joues-tu encore ? Parce qu'aujourd'hui, on va les arracher. Tous. Et on va recoudre ta bouée avec ce que tu choisis. Pas ce que Disney t'a vendu. Pas ce que la société attend. Mais ce que tu veux être, toi. Juste toi, sur ta bouée, prête à naviguer sur ta rivière. Pas celle du conte de fées. La tienne.

On y va ? *Hakuna Matata* !

LE MARIAGE CATASTROPHE – 5 ANS AVANT L'IMPACT

Les signes que je ne devais pas me marier étaient partout. Le Covid pulvérise la cérémonie une première fois. Pas plus de cinq personnes autorisées pour la célébration : tu te doutes bien qu'avec deux cents invités et une famille recomposée, le choix aurait été impossible. On reprogramme l'année suivante. Et voilà ! Encore annulée. Puis on décide de reporter une troisième fois, mais sans prendre le risque de refaire les faire-part pour deux cents personnes. Alors on se dit : pourquoi ne pas nous marier, seulement nous deux, sur une plage paradisiaque ? Lui est ravi d'abandonner le bagage « public ». Moi, j'accepte que mon mariage ne ressemble pas à ce que j'avais imaginé.

Mais on allait s'en sortir. Parce que c'est ça, l'amour, non ? Surmonter les obstacles. Faire des compromis. S'adapter.

L'univers, ce jour-là, a décidé de me transformer en caricature de Disney.

Catastrophe nº 1 : La tempête Pocahontas

Le matin du mariage. Réveil à sept heures. Je tire les rideaux. Et là, déluge. Pas une petite pluie mignonne. Non. Une pluie tropicale. Genre Noé et son arche. Des trombes d'eau. Tu connais la chanson de Pocahontas « L'air du vent » ? Là, c'était plutôt « L'air du typhon ». Même Pocahontas aurait dit « non merci, je reste au lit ».

Catastrophe nº 2 : Le blackout

Dix heures. On doit se préparer. Maquillage, coiffure, robe, chaussures... Et là, coupure d'électricité. Plus de lumière. Plus de sèche-cheveux. Plus de climatisation. On est aux Seychelles. Il fait 35 degrés avec 98 % d'humidité. L'air colle à la peau comme une seconde robe. La coiffeuse était en train de boucler mon chignon quand paf.

Plus de jus ! Le fer à friser est mort dans mes cheveux. Résultat? Coiffure Cruella d'Enfer. Glamour : zéro. Et le maquillage ? Je l'ai fait dans la salle de bain à la lumière de la lampe torche de mon téléphone. Façon nain de Blanche-Neige dans la mine. « Heigh-ho, heigh-ho, c'est avec cette tête-là qu'on va se passer l'anneau. »

Catastrophe nº 3 : Le carrosse discount

Midi. On est prêts à se rendre sur l'une des plus belles plages de l'île. L'hôtel nous envoie le « transport ». J'imagine une voiture. Un cabriolet. Quelque chose qui ressemble vaguement à un carrosse version adulte. Et qu'est-ce qui arrive ? Une voiturette de golf recouverte de bâches transparentes à cause de la pluie. Bonjour la citrouille. Je suis là, en robe de mariée, assise dans une voiturette de golf sous une bâche en plastique qui fait un bruit de sac poubelle à chaque virage. Le conte de fées, disaient-ils. Magique, disaient-ils. Cendrillon aurait pleuré. Et c'est ce que j'ai fait.

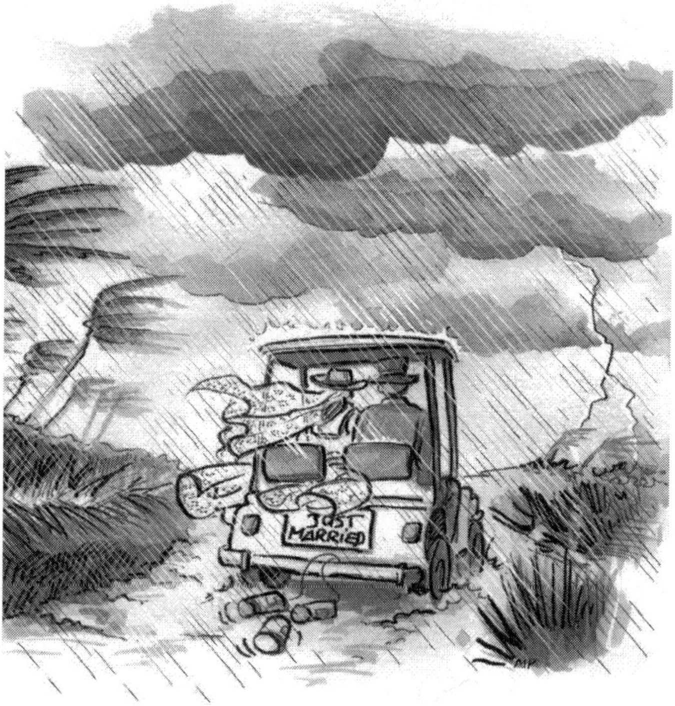

Catastrophe nº 4 : La robe de princesse Made in China

Ma robe de princesse achetée deux mille euros à Paris ? Impossible à mettre dans la valise — même dans un sac sous vide à l'aspirateur. Trop de volants, de froufrous, de perles, de corset… Bah oui, dans ma tête, on ne joue pas la princesse à moitié. Résultat : nouvelle robe achetée sur Amazon, dix euros, une semaine avant le mariage. Autant dire que les souris de Cendrillon auraient fait un infarctus ce jour-là. Tu t'imagines bien qu'à ce prix, pas de doublure intégrée… et la bâche fuyait. Évidemment. Heureusement, mon mari a sauvé la scène, qui allait tourner en concours de tee-shirt mouillé improvisé, en m'enroulant dans sa veste. Résultat : Cendrillon en mode poncho, couture approximative, transparence maximale. Effet sirène détrempée assumé.

Catastrophe nº 5 : Le Beach Coco Bar

On arrive sur la plage, et là, l'officiant demande où sont nos témoins. Eh bien… s'il n'y avait pas de place dans la valise pour la robe, on n'a pas non plus emmené la marraine la bonne fée. On se regarde… et mince. Mon regard accroche les bambous du « Beach Coco Bar » derrière nous. Un type venait d'arriver et ouvrait la cabane. Outre le fait de vouloir lui demander une tequila dans une gourde pour m'aider à traverser cette épreuve censée être le plus beau jour de ma vie, je lui lance, d'un air aussi surpris que le sien : « Bonjour, vous voulez bien être notre témoin de mariage ? » Il a dit oui. Pas certaine qu'il ait compris la question. Puis il nous a suivis en souriant : inventaire dentaire à zéro élément, gencives du haut comme du bas. Effet Capitaine Crochet garanti.

Catastrophe nº 6 : Le registre maudit

On arrive sous l'arche, dégoulinante de fleurs trempées. L'odeur écœurante des orchidées noyées. L'officiant ouvre le registre pour qu'on signe. Détrempé. Les pages collent, l'encre bave, on peut à peine lire. Le registre ressemble à un cahier d'écolier oublié sous la pluie. Il commence à lire nos noms… et se trompe de ligne. Il remplit le registre à la main, avec un stylo qui fuit. Il a les mains pleines d'encre noire. Il écrit mon nom. Enfin, il essaie d'écrire mon nom. Il se trompe, raye, réécrit, se retrompe. Résultat final : mon nom ressemble à une signature de la Bête après trois verres de rhum. Est ce qu'il m'a mariée avec la bonne personne ou est ce qu'il a glissé une ligne plus haut dans son registre détrempé ? On ne le saura jamais.

Catastrophe nº 7 : La fourchette perdue d'Ariel

Treize heures. La pluie se calme, le soleil perce. On se dit : chouette, on va pouvoir faire nos photos. On joue le couple amoureux, c'est beau, émouvant. Puis le photographe propose de photographier nos mains avec nos alliances... sauf que, le précieux a disparu du doigt de Xavier. Mon mari lève la tête, surpris. Il retourne ses poches, puis balaie du regard le sable autour de lui. Panique. On se met à quatre pattes, en tenue de mariage, à gratter le sable comme des chiens qui cherchent un os. Dix minutes à la recherche de l'alliance, version sirène qui cherche sa fourchette *dinglehopper*. Sous le regard médusé du photographe qui capture ce moment « magique ». On ne l'a jamais retrouvée. L'alliance est quelque part dans l'océan Indien, avec les sirènes... et la fourchette d'Ariel.

La réalisation

Le soir, assise sur le balcon de l'hôtel, je regarde l'océan. Et je réalise un truc. C'était un beau mariage. Vraiment. Simple. Isolé. Juste nous deux sur une plage. Tout ce que je ne voulais pas au départ. Moi, je voulais le grand mariage. Les deux cents invités. La robe de princesse. La chorégraphie. Le feu d'artifice. Le château. Le carrosse. Le cirque Disney. Mais la vie m'a dit « Stella. Réveille-toi. Ce n'est pas un conte de fées. Arrête de jouer la princesse. Arrête de suivre le script. Arrête de croire qu'un mariage va te compléter. Que ton prince va te sauver. Que si tu joues bien ton rôle, tu auras ton *happy ending*. » Mais moi? Je ne l'ai pas écoutée. J'ai continué à jouer Cendrillon, jusqu'à ce que tout explose. Mais ça, on y reviendra.

Le cimetière de tissus

Le mariage s'éloigne derrière nous, comme une scène qu'on laisse dériver. On flotte toutes les deux, chacune assise sur sa bouée, silencieuses, à regarder l'eau reprendre son calme. Et dans ce dernier, quelque chose se passe. On repense à toutes ces choses qu'on a traversées sans jamais vraiment avoir été appelées à les faire. Des moments où on a tenu bon, où on a joué un rôle, où on a serré les dents parce qu'on pensait que c'était ça, aimer. Que c'était ça, être aimée. Le rail du manège des poupées nous relâche. Nos bouées se laissent porter sans effort, comme si elles savaient que quelque chose venait de basculer.

On flotte chacune dans notre bulle, mais côte à côte. Il y a cette sensation étrange, douce, presque suspendue. Comme si, pour la première fois, on comprenait vraiment ce qui nous fait flotter. Pas les contes. Pas les costumes. Pas les scripts. Juste nous. Nos corps. Nos histoires. Notre vérité. Je tourne la tête vers toi. Tu me regardes aussi. Et on sourit. Un sourire de reconnaissance. De « je sais ». De « moi aussi ». Et de « on a vécu les mêmes choses, même si nos vies ne se ressemblent pas ». Nos doigts effleurent la surface de l'eau.

Et soudain, quelque chose flotte entre nous. D'abord... ma robe de mariée. Blanche, froissée, détrempée, comme un souvenir qui n'a plus besoin d'être porté. Elle glisse doucement, emportée par le courant. Un peu plus loin, une blouse blanche apparaît. Puis un tablier. Puis un tailleur. Puis un uniforme. Puis une cape de super-héroïne fatiguée. Et bientôt, la rivière entière se remplit de costumes. Des costumes de vie. Des costumes de survie. Des costumes qu'on a enfilés trop tôt, trop vite, trop longtemps. Des costumes qu'on a portés pour être aimées, pour être utiles, pour être « la bonne personne ».

On avance au milieu d'eux, comme dans un musée flottant de nos anciennes versions. Et c'est là que ça devient évident : l'attachement nous a appris à jongler avec ces rôles. Parce que lorsqu'on veut garder l'amour, on apprend vite à devenir ce qu'on croit devoir être.

La rivière nous montre tout ce qu'on a porté. Tout ce qu'on porte encore. Et tout ce qu'on peut enfin déposer. Alors on respire. On regarde ces costumes dériver. Et on entre dans une nouvelle zone du voyage : celle où l'on va comprendre les rôles.

Les rôles, quand le costume devient ta peau

Costumes sur mesure... ou imposés

Il y a des rôles qu'on choisit. Des rôles qui nous soutiennent, qui nous donnent de l'élan, qui nous ressemblent. Et puis il y a ceux qu'on enfile sans même s'en rendre compte. Soit parce qu'on nous les a tendus très tôt, soit parce qu'ils étaient déjà là dans le placard familial, soit parce qu'on pensait qu'il fallait les porter pour être aimée, utile et acceptée.

Certains sont taillés sur mesure. D'autres démangent, serrent ou pèsent trop lourd. Franchement, es-tu déjà allée à une soirée déguisée où tu portais un costume confortable ? De mes expériences passées (que ce soit dans la peau de Cléopâtre, d'une citrouille géante ou d'un lutin de Noël), aucun costume ne m'a jamais fait dire : « Ah si je pouvais, je dormirais avec ce soir ! » Non. Tu fais bonne figure, tu souris pour la photo, mais tu comptes les minutes avant de pouvoir l'enlever.

Les rôles, c'est pareil. Certains te donnent une certaine allure, d'autres t'étouffent. Et parfois, on les garde bien plus longtemps que nécessaire... juste parce qu'on ne sait pas comment les poser sans faire tomber tout le reste. Sans décevoir. Sans déclencher un séisme relationnel.

Tu ne les as pas tous choisis. Mais tu peux choisir ceux que tu veux encore porter. Surtout, tu peux apprendre à les retirer sans te mettre à nu. Enlever cette couche inutile te permettra de te retrouver.

Comment se crée un rôle

Un rôle ne tombe pas du ciel. Il se tisse fil après fil, par répétition, par récompense, par peur de perdre l'amour ou l'appartenance. Tu fais quelque chose une fois, on te félicite. Tu le refais, on t'en remercie. Tu continues, et sans t'en rendre compte, tu deviens « celle qui fait ça ».

Un jour, tu ne sais plus si tu le fais parce que tu veux... ou parce que tu ne sais plus comment faire autrement.

Le rôle devient réflexe. Il s'installe dans ton langage corporel, dans la fibre de ta voix, dans ta façon de regarder. Il devient ton uniforme intérieur, celui que tu ne questionnes plus, mais qui te façonne chaque jour.

Les trois types de rôles

Chaque rôle a sa texture, sa visibilité, son poids. Pour comprendre ce que tu portes, il faut analyser les couches.

Les rôles sociaux – les costumes visibles

Ce sont ceux que les autres applaudissent, commentent, attendent. Ils te donnent une place dans le décor, une fonction dans le scénario collectif... mais personne ne te demande si tu veux encore jouer cette scène. Tu les portes pour faire bonne figure, pour ne pas décevoir, pour rester « celle qui assure ». Mais parfois, tu rêves juste d'un jogging intérieur.

La bonne élève éternelle : Toujours prête, toujours polie, toujours en avance. Même pour son propre enterrement, elle arriverait dix minutes avant. Costume : tailleur repassé à la vapeur de ses propres larmes, chemise blanche amidonnée à la perfection, badge « Toujours au top » cousu sur le cœur. Phrase culte : « Pas de problème, je peux le faire. » Comment s'en débarrasser : arriver volontairement en retard à un rendez-vous... et survivre. Bonus : porter des chaussettes dépareillées en public.

La collègue modèle : Celle qui ne prend jamais de pauses, qui répond aux mails à 23h, qui connaît la machine à café mieux que son propre lit. Costume : tailleur cintré, badge « Employée du mois » gravé dans la peau, chaussures qui couinent « productivité ». Phrase culte : « Je finis juste ça et j'arrive. » Comment s'en débarrasser : partir à l'heure pile. Sans rouvrir son ordinateur. Et survivre à la culpabilité en criant : « Ciao, tout le monde, je me casse ! »

La voisine qui ne sait pas dire non : Celle qui garde les enfants, les plantes, les secrets et parfois même les conjoints des autres. Costume : tablier à multiples compartiments remplis de services rendus, sourire cousu au fil doré, à dire « oui » sans arrêt. Phrase culte : « Oh, ce n'est pas grand-chose... ça me fait plaisir. » Comment s'en débarrasser : s'entraîner à dire « Non, mais merci de penser à moi » avec un ton enjoué.

Les rôles familiaux – les accessoires hérités

Ils tiennent la structure, donnent une appartenance, une place dans le clan. Ils sont transmis, hérités, parfois sacrés. Tu les portes par loyauté, par amour, par habitude. Mais ils peuvent devenir des bijoux trop lourds, des sacs à dos émotionnels que personne ne t'a aidée à vider. Ils te relient… mais ils peuvent aussi t'empêcher de respirer autrement.

L'aînée responsable : Celle qui a tenu la baraque depuis ses huit ans, qui connaît les numéros d'urgence par cœur et qui a un kit de secours émotionnel dans son sac à main. Costume : tailleur-armure avec épaulettes intégrées, ceinture trousse à outils, chaussures plates pour courir vite. Phrase culte : « Si je ne le fais pas, qui le fera ? » Comment s'en débarrasser : laisser volontairement la maison et les autres pendant 24 heures et constater que le monde continue de tourner.

La médiatrice familiale : Celle qui calme tout le monde, qui traduit les cris en phrases polies, qui éteint les incendies relationnels. Costume : robe ignifugée, gants blancs, talkie-walkie pour gérer les conflits à distance. Phrase culte : « Allez ! On peut en discuter calmement. » Comment s'en débarrasser : quitter la pièce au premier signe de dispute. Oui, même si ça démange de rester… et surtout d'intervenir.

L'amie confidente reléguée au second plan : Toujours là pour écouter, jamais invitée à la fête. Costume : pull en laine douce (pour absorber les larmes des autres), pantalon invisible, chaussures silencieuses. Phrase culte : « Non, mais parle de toi, c'est plus intéressant que mes histoires. » Comment s'en débarrasser : raconte ton weekend en premier, même si ça te donne l'impression de commettre un crime. Ou couper la conversation et y glisser ton opinion.

Les rôles psychologiques – les doublures invisibles

Tu oublies qu'ils sont là, mais ils guident tous tes mouvements. Ils sont cousus à même la peau, invisibles aux autres, mais omniprésents dans tes choix. Ils se sont formés dans les coulisses par peur, par répétition et par besoin de survie. Et tant que tu ne les découds pas, ils continuent à écrire ton scénario.

La cape du sauveur : Celle qui accourt dès qu'un problème apparaît, même si c'est juste un pot de confiture coincé. Costume : cape rouge trempée, lourde comme un plaid mouillé, avec des poches pleines des problèmes des autres. Phrase culte : « Ne t'inquiète pas, je suis là. » Comment s'en débarrasser : devant un miroir, répéter « Oh non, je ne peux pas t'aider cette fois » jusqu'à ce que ça ne pique plus, sans ajouter « désolée ».

La robe de la victime : Toujours « pas de chance », toujours « pourquoi moi ? », toujours un nuage au-dessus de la tête. Costume : robe longue doublée de phrases qu'on t'a dites et que tu as fini par croire, avec un voile gris assorti. Phrase culte : « De toute façon, c'est toujours sur moi que ça tombe… » Comment s'en débarrasser : remplacer chaque « pourquoi moi » par « et pourquoi pas moi ? ». Effet immédiat garanti sur la posture.

La forte : Celle qui ne pleure jamais, qui encaisse tout, qui « tient le coup » même quand elle est en miettes. Costume : armure brillante mais lourde, doublée de béton émotionnel, casque anti-émotions. Phrase culte : « Ça va, t'inquiète, je gère. » Comment s'en débarrasser : visionner The Notebook (N'oublie jamais) un samedi après-midi pluvieux avec le chat sur les genoux et un pot de crème glacée.

Le garçon invisible/porte-manteau : Présent physiquement, mais personne ne le remarque… sauf pour lui poser un sac sur l'épaule. Costume : manteau gris passe-partout, cintre intégré, regard qui se fond dans le décor. Phrase culte : « Vous parlez de moi, mais vous savez que je suis juste là ? » Comment s'en débarrasser : prendre volontairement la place centrale sur une photo de groupe en faisant la pire des grimaces.

Le coût du costume

Chaque rôle t'a apporté quelque chose. Un sentiment d'utilité. De reconnaissance. De sécurité. Il t'a donné une place, une fonction, une légitimité. Mais il t'a aussi pris du temps, de l'énergie, parfois même une part de toi. Il t'a éloignée de tes envies profondes, de ton rythme naturel, de ta spontanéité.

Et si tu veux avancer, il faut regarder le costume en face. Qu'est-ce que ce rôle m'a donné ? Et qu'est-ce qu'il m'a volé ? Parce que parfois, ce n'est pas le rôle qui est trop lourd... c'est le prix qu'il exige pour rester crédible.

Comment se perd un rôle

Parfois, il faut un choc. Un événement qui t'arrache le costume sans prévenir. Une rupture, une trahison, un moment où tout explose. Quelque chose de si violent que tes mains lâchent prise malgré toi. Le costume tombe. Tu te retrouves nue. Effrayée. Mais aussi... libre. Pour la première fois depuis des années, sans déguisement. C'est terrifiant. Mais c'est aussi le début.

Le danger de la peau nue

Perdre un costume, c'est une chose. Perdre tous tes costumes d'un coup, sans savoir qui tu es en dessous ? C'est l'effondrement psychologique.

Si tu as passé ta vie à porter des rôles, à t'identifier à tes fonctions, à exister à travers le regard des autres... quand tout tombe, tu te retrouves face à un vide terrifiant. Qui suis-je sans ces étiquettes ? Qui suis-je si je ne suis plus « la copine de », « la fille qui », « celle qui fait » ?

Regarde celui qui part en retraite après quarante ans à vivre pour son travail. Il était « le directeur », « l'ingénieur », « celui qui sait ». Le lundi matin, il n'a plus de bureau où aller. Plus de badge. Plus de titre. Et soudain, il ne sait plus qui il est. La dépression s'installe. Pas parce qu'il s'ennuie. Mais parce qu'il a perdu son identité.

Ou cette maman ultra-dévouée qui a tout sacrifié pour ses enfants. Elle était « la maman qui fait tout », « celle qui s'occupe de tout le monde ». Et puis les enfants quittent le nid. La maison se vide. Le silence s'installe. Et elle se demande : « Qui suis-je maintenant? Qu'est-ce que je deviens si je ne suis plus maman à temps plein ? »

C'est là que ça devient dangereux. Non pas parce que tu es NUE. Mais parce que tu ne sais plus qui est cette personne que tu es *deveNUE*. Tu as perdu tes costumes… et donc ton socle identitaire. Et oui. Ta bouée !

Ce noyau central qui te dit : « Voilà qui je suis, vraiment, indépendamment de tout le reste. » Sans cet appui ? Tu te noies. Tu paniques. Tu essaies désespérément de renfiler n'importe quel costume, juste pour arrêter de te sentir vide. Tu te raccroches au premier rôle qui te redonne une fonction. Une identité. Même si elle ne te ressemble pas.

C'est pour ça que tant de gens restent dans leurs vieux costumes même quand ils étouffent. Porter un rôle inconfortable est moins terrifiant que de ne pas savoir qui l'on est sans lui.

Alors, avant de retirer tes costumes, il faut construire ce socle, cette bouée. Savoir qui tu es quand personne ne te regarde. Ce que tu aimes. Ce que tu veux. Ce qui te fait vibrer indépendamment de toute validation externe. Tes valeurs. Tes limites. Tes envies profondes.

Retrouver celle qui était là

Tu n'as pas choisi tous les rôles que tu portes. Certains t'ont été tendus très tôt, d'autres se sont cousus à même la peau sans que tu t'en rendes compte. Mais aujourd'hui, tu peux les regarder en face. Pas pour les juger ni les brûler, mais pour comprendre ce qu'ils t'ont donné… et ce qu'ils t'ont coûté.

Car retirer un rôle, ce n'est pas juste se mettre à poil, c'est retrouver la peau qui est dessous. Être celle qui vit et éprouve des émotions, qui n'a pas besoin d'une étiquette pour prouver son existence.

Tu redeviens celle qui choisit. Celle qui ose dire « non », « pas aujourd'hui », « je suis fatiguée », « je veux autre chose ». Celle qui ne joue plus un rôle pour être aimée, mais qui s'aime assez pour ne plus jouer. Et c'est là que commence le vrai voyage — pas celui où tu changes de décor, mais celui où tu rentres chez toi. Dans ton corps, dans ta voix, dans ton identité retrouvée. Tu flottes sur ta bouée.

Et quand tu poses un rôle, tu ne libères pas seulement de l'espace en toi : tu en crées aussi autour de toi. Car c'est en arrêtant de jouer des rôles que tu invites les autres à te rencontrer vraiment, et que les liens deviennent plus vrais, plus profonds, plus vivants.

À chaque fois que tu te défais d'un rôle qui ne te ressemble plus, tu ne perds rien. Tu te retrouves.

LA DATE DE PÉREMPTION – 3 ANS AVANT L'IMPACT

Dix ans. C'est ce qui était affiché sur le bout de papier collé sur mon front, au milieu des confettis. Dix ans avant de devenir... quoi ? Invisible ? Périmée ? Bonne pour la casse ?

Je suis restée figée devant le miroir, le coton démaquillant suspendu dans l'air.

Merde, je crois que j'ai abusé des Spritz !

Nous étions mi-juillet, un soir d'été en France. Mon balcon surplombait les bords du Loiret. Plutôt grand, habillé de bois exotique, il était censé respirer la zen attitude. Sauf que depuis deux ans, je m'étais découvert une passion borderline pour le jardinage. Résultat : mon balcon avait muté en jungle. Et comme je ne fais jamais les choses à moitié, c'était carrément l'Amazonie : des feuilles géantes qui s'invitaient dans nos conversations et nos éclats de rire.

Au départ, l'idée était de créer un coin convivial, un petit havre de paix. Mais ce soir-là, avec tous ces sourires, ces colliers hawaïens et nos cocktails colorés, mon balcon zen s'était transformé en boîte de nuit tropicale. L'ambiance ? Explosive. La fête du siècle.

Il y avait ma famille, mes amis proches, mes piliers habituels, toujours là pour les bons comme pour les mauvais moments. Et puis toutes mes collègues du service de dialyse : une vingtaine de femmes prêtes à faire péter la soupape de décompression en ce samedi soir, surtout après la levée du confinement. Ce que nous venions de traverser ensemble, personne ne pourrait vraiment le comprendre.

Le Covid ne nous avait pas seulement transformées en équipe. Il avait volé nos vies. Funérailles manquées. Naissances par visio. Projets annulés. Il m'avait même volé mon mariage. Le plus beau jour de ma vie, évaporé comme une bulle de gel hydroalcoolique. À deux reprises.

Le pire, c'est que deux jours après le premier mariage annulé, je fêtais mes trente ans. Pas de gâteau. Pas de bougies. Pas de surprise party. Seulement moi, au boulot, enfermée dans une combinaison de cosmonaute, suant comme une tomate oubliée dans une serre. Glamour zéro. La seule couronne que j'ai portée ce jour-là, c'était celle de la visière en plastique.

C'était le confinement. Les seuls autorisés à sortir étaient les soignants, avec un papier signé pour partir en première ligne. Tu traversais ta ville pour aller travailler et tu ne croisais personne. Zéro. Pas une âme. Pas de fête. Pas de rassemblement. Juste une ville fantôme et les moments clés d'une vie qui ne reviendront jamais. Les rues vidées. Le bourdonnement devant l'hôpital donnait envie de faire demi-tour.

Les magasins fermés. Les carrefours que d'habitude tu mettais quinze minutes à traverser à cause du trafic ? Pas une voiture. On partait travailler sans savoir ce qui nous attendait. Est-ce qu'on allait y passer ? Est-ce qu'on allait rapporter le virus à la maison ? Et au fond de nous, une petite voix murmurait : plus rien ne sera jamais comme avant. Le monde tel qu'on l'a connu n'existera plus.

Le plus difficile, c'était l'absence de contact. Plus personne ne se rendait visite. Ce besoin de se rassurer, de faire la bise, de poser une main sur l'épaule, de serrer quelqu'un dans ses bras. Le toucher, c'est une langue à part entière. Aussi importante que la parole. Nous, les humains, ne sommes pas faits pour l'isolement. Nous sommes câblés pour nous retrouver en groupe, danser, rire, nous amuser, échanger, nous connecter. Nous sommes des animaux sociaux. Notre cerveau est programmé pour le lien.

Et moi ? J'ai besoin de gens autour de moi comme j'ai besoin d'air. Contrairement à mon mari, qui pouvait passer des jours loin de toute civilisation et trouver ça plaisant, la solitude me déchirait. Alors, quand le Covid a tout arrêté... je me suis sentie mourir à petit feu.

Faute d'avoir pu fêter mes 30 ans, pour mes 32 ans ce soir-là, j'avais décidé de mettre le paquet. Imagine un service entier d'infirmières et d'aides-soignantes de dialyse lâchées dans la nature après la fin du couvre-feu : colliers hawaïens, paillettes, cocktails fluo... un vrai succès.

J'adore ça, être entourée. Sentir cette énergie collective qui me traverse. C'est comme si mon cerveau se rallumait. Comme si je redevenais vivante. Entendre le brouhaha des conversations qui s'entremêlent, les verres qui s'entrechoquent au milieu des rires. Je ressentais chaque petite bulle de Prosecco s'illuminer en moi comme une guirlande de Noël qui a passé trop de temps dans le carton.

Fière de mon coup, j'avais décidé de servir des *Spritz*. Mon cocktail favori, celui que je commande dans les bars en été. Ce que je n'avais pas anticipé, c'est qu'un Spritz, ça se prépare un par un. Aperol, Prosecco, eau gazeuse, glaçons, tranches d'orange... multiplié par trente invités assoiffés un samedi soir de juillet. Je suis devenue barmaid malgré moi. Promotion express. Diplôme obtenu sur le tas, et bien sûr, on n'oublie pas la paille et le petit parasol ! Ah oui, et le sucre et les paillettes sur le bord du verre. Oui, ça m'a occupée la majeure partie du temps, mais le plus important, c'était que tout le monde passe une soirée inoubliable. Bah quoi, on le mérite, non ?

Pendant que je jonglais entre les bouteilles de Prosecco et les verres à ballon, Xavier mon mari s'était réfugié dans la cuisine. Les événements sociaux, ce n'était pas son truc. Trop de monde, trop de bruit, trop d'attentes. Il préférait rester à l'abri du chaos tropical qui régnait dehors. Mais moi ? J'étais euphorique. Enfin je respirais. Enfin je touchais des gens. Je les serrais dans mes bras. C'est ça qui m'avait manqué. Cette sensation de se connecter, d'être aimée, d'exister.

Plus tard dans la salle de bain : le silence. L'absence qui pèse. Celle qui me confirme que la solitude est dévastatrice. En effaçant les derniers restes de la soirée, j'ai aperçu quelques rides au coin de l'œil. Au lieu de paniquer, j'ai souri. *Vieillir est un privilège*, me suis-je dit. Les rides sont les empreintes de nos expériences.

Mais là... au milieu du front... qu'est-ce que c'était ? Pas une ride. Pas une tache. Une inscription. Des chiffres. *Oh non.* Une date de péremption.

Est-ce que ça voulait dire que dans dix ans, je ne pourrais plus être mère ? Que je deviendrais comme un yaourt oublié au fond du frigo, qu'on ne choisit pas parce qu'il y en a quinze autres plus frais, plus appétissants, moins risqués ?

Le plus dingue, c'est que je n'ai jamais eu envie d'avoir des enfants. Xavier non plus. On était d'accord là-dessus. Aucun désir de maternité. La cigogne qui m'a livrée avait dû se dire que j'étais déjà bien assez grosse pour y ajouter en plus une horloge biologique. Et pourtant. Pourtant, cette pression, à ce moment-là, je la sentais quand même.

J'ai compris quelque chose de terrible : même quand on ne veut pas quelque chose, on peut avoir peur de ne plus avoir l'option de la vouloir. Cette date de péremption n'était pas qu'une question de maternité. C'était une question d'identité.

Qui suis-je si je ne suis pas « la femme qui peut encore » ? Qui suis-je si je ne corresponds plus aux attentes ? Qui suis-je si je ne rentre plus dans les cases ?

Toute ma vie, j'ai joué des rôles. L'amie parfaite. La fille modèle. L'infirmière dévouée. L'épouse attentionnée. L'hôtesse qui s'assure que tout le monde passe une bonne soirée.

Mais moi ? La vraie moi. Celle qui existe sans les rôles, sans les attentes, sans les regards. Je ne la connaissais pas. Et cette date de péremption me disait : « Tu ferais mieux de te dépêcher de la trouver. Parce que dans dix ans, si tu ne sais toujours pas qui tu es, tu seras juste... périmée. »

C'est fou comme nous, les femmes, portons cette pression invisible. Après une certaine date, on n'est pas encore la matrone vénérée, mais on n'est plus non plus la jeune femme « féconde ». On est dans l'entre-deux. Et ça fait peur.

D'où vient cette pression ? De la société ? De la biologie ? Des conversations qui glissent toujours vers « et toi, c'est pour quand ? »

Je ne sais pas. Mais je sens que je vais passer les prochaines années à appréhender ce moment, à me demander si je vieillis « comme il faut » ou si je passe à côté de quelque chose.

Ce n'était pas une date qui me faisait peur. C'était l'idée que l'amour, lui, ait une date limite. Que le regard de l'autre s'éloigne avant même que je sache qui je suis vraiment. Parce qu'au fond, ce n'était pas une histoire de rides ou d'âge. C'était une histoire de lien. De ce besoin viscéral d'être encore choisie, encore vue, encore aimée.

Vieillir est un privilège, oui. Mais parfois, ce privilège ressemble à une épreuve. Et un jour j'ai compris : je n'étais pas faite pour rentrer dans les cases. J'étais faite pour en sortir.

L'embouchure – L'heure des choix

On flotte toutes les deux, toujours sur nos bouées, et la rivière se fait plus large, plus lente, comme si elle nous préparait à quelque chose. Devant nous, l'eau s'ouvre en deux. Une embouchure. Un Y parfait. Un de ces moments où la vie t'oblige à choisir une direction, même si tu n'es pas sûre d'être prête.

Je te regarde. Je te parle doucement, comme on le fait quand on flotte entre deux mondes.

« Tu sais... peu importe la vie que tu choisis. Peu importe la direction que tu prends. Tes costumes, eux, ne disparaissent pas comme ça. Ils te suivent. Ils se glissent dans tes bagages. Ils se faufilent dans tes décisions. Ils s'accrochent à tes chevilles. »

La rivière continue de nous porter, et je sens remonter en moi ce passage de ma vie où il a fallu faire un choix irréversible. On passe de ma terrasse à Orléans — ma ville natale, celle où je me suis toujours sentie comme une étrangère — à cette vie en appartement qui n'a jamais collé à mon ADN nomade. Et puis, sans prévenir, la rivière nous emmène vers ce moment où tout a changé : l'Australie. L'Outback. Le désert où mon âme s'est réveillée comme un volcan.

La rivière ralentit encore. On arrive au centre du Y. Là où les deux chemins se séparent. Et c'est là que je sens comme un fil qui se tend. Un fil qui commence à lâcher. Le fil de mon attachement. Celui qui me tenait encore à une histoire qui ne me portait plus.

Je ne le savais pas encore, mais le jour où nous avons reçu notre visa permanent pour partir dans l'Outback... ce rôle d'épouse allait tomber dans la rivière, rejoindre les autres costumes qui flottaient déjà à côté de nous.

Parce qu'un nouveau décor ne transforme rien si ce sont encore tes fantômes du passé qui tiennent la barre. Tu rejoues tes vieux schémas même quand tu traverses la planète.

Hermannsburg, Australie Centrale

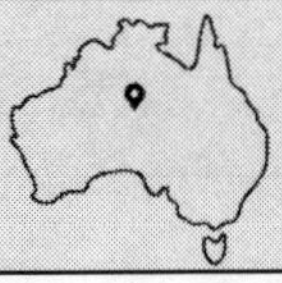

Apocalypse Mécanique - 2 ans avant Impact

Il y a comme un étrange bruit de « flop, flop, flop ». Je relâche mon pied de l'accélérateur, je me range sur le bas-côté de la route et serre le frein à main. Évidemment, je sais déjà de quoi il s'agit. J'espérais de tout cœur que cela ne m'arrive jamais. Du moins, pas aujourd'hui. Pas maintenant. Et encore moins ici.

Je détache ma ceinture et ouvre la portière. Un air chaud me transperce la peau et une armée de mouches me saute à la figure. Elles s'engouffrent dans mes oreilles, mes yeux, mon nez, attirées par mon souffle comme si j'étais la toute première source rejetant du dioxyde de carbone qu'elles avaient croisée depuis des mois ! Je tourne la tête : mon pneu arrière droit est à plat.

Et merde.

J'enfouis mon visage dans mes mains avant de lâcher un profond soupir. *Ça va aller. Tu sais comment changer une roue. Du moins, en théorie.*

Je m'approche du pneu, jette un coup d'œil. Il est fichu. Il ressemble à un abdomen après une liposuccion ratée. Il ne m'amènera nulle part aujourd'hui.

Je balaie la route du regard : aucun mouvement. Je n'ai pas croisé une seule voiture depuis des heures. Aucune connexion sur mon téléphone. Évidemment. Quatre cent quatre-vingts kilomètres me séparent de toute civilisation. Je suis seule, sur une piste de terre rouge-ocre qui traverse le centre aride et hostile de l'Australie.

Le soleil est au plus haut. Du moins, cela fait peut-être des heures qu'il y est. Peu importe le moment de la journée, chaque parcelle de peau exposée cuit comme le bon poulet rôti du dimanche au thermostat douze ! Pas besoin de marinade ou d'huile. Passez juste deux heures en plein cagnard dans le bush, et vous devenez le repas favori de tous ces prédateurs qui, sans doute, me dévorent des yeux au loin. Il fait déjà trente-sept degrés à dix heures du matin, il n'y a pas de temps à perdre.

Je peux le faire. Rappelle-toi, que faut-il pour changer une roue ? Un cric ! La croix pour desserrer les boulons et une roue de secours ! Où est-ce que je vais trouver ça ?

Ma voiture est un chaos organisé, remplie à ras bord de provisions pour les six mois à venir. Mon premier boulot en tant qu'infirmière dans une communauté aborigène isolée. Pas question de foirer. Je dois me débrouiller.

Direction le coffre, à la recherche de la roue de secours. Il est plein à craquer. Le temps de déballer tout ça et je serai déshydratée comme un raisin sec. Le *swag* (ma tente de bush), qui fait environ un mètre soixante-dix de longueur, est roulé comme une bonne vieille crêpe de fête foraine. Il est le centre névralgique du capharnaüm à l'arrière du 4x4. Si je l'enlève, tout le reste suivra.

Le tout, c'est d'attraper fermement une bonne poignée sur la couche extérieure, de se positionner confortablement, les genoux légèrement pliés, les pieds écartés, environ la largeur des épaules, et de tirer. Tirer bien fort. De toutes ses forces... *Nope*, rien ne bouge. Je savais que d'être à trois pour enfourner cette tente au milieu du coffre et de la pousser comme on pousserait un âne qui refuserait d'y grimper n'était pas une bonne idée.

Nouvelle technique. Cette fois, je grimpe dans le coffre. Allez, on y va. Les fesses bien en arrière pour utiliser au mieux ma super force de levier avec tout le poids de mon corps. Et je tire ! De toutes mes forces. Ça me rappelle presque des souvenirs d'enfance de tir à la corde.

Allez, tire bon sang ! On y est presque... Ça bouge ! Un dernier effort ! Le swag s'extirpe enfin. Victoire !

Je repose mes deux pieds sur la terre ferme et balance les quatorze kilos de pseudo crêpes sur le bord du chemin de terre rouge qui me sert pour le moment de bande d'arrêt d'urgence improvisée. Les caisses et sacs s'amoncellent sur le bas-côté de la piste rouge, révélant enfin le fond du coffre. J'essuie mon front.

Poignée de la roue de secours ? Introuvable. Tout est hermétiquement scellé. Pourquoi les fabricants de voitures ne peuvent-ils pas faire quelque chose de simple pour une fois ? Je ne sais pas, moi : « Si vous avez besoin de votre roue de secours, suivez les flèches lumineuses dans votre coffre ?! »

Ce n'est pas possible, il y a sûrement de quoi changer une roue sur cette foutue voiture. Ah mais oui !!! Peut-être sous la banquette arrière ! J'ouvre la portière et une avalanche de conserves s'écrase sur mes pieds. Encore du bazar à évacuer. Chaque mouvement est une bataille contre la chaleur et les mouches. L'une d'elles vient d'effectuer sa première et dernière fibroscopie en passant d'une de mes narines jusqu'à l'entrée de mon œsophage. Beurk !

Enfin, un espace vide sous la banquette. Deux petits coffres. Je les ouvre. Le cric ! La clé ! Mais pas de roue.

Je revérifie mon téléphone. Non, toujours pas de signal. Et je sais que ça ne changera pas.

Dans un élan de colère, je me lève et commence à donner de violents coups de pied dans le pneu crevé. « Sac à merde ! Pourquoi tu me laisses tomber maintenant ? Saloperie, tu vas me le payer ! » Mon téléphone, qui a sûrement dû être inquiet de cette montée colérique, a décidé d'abandonner ma poche arrière de jean et de sauter dans le sable coûte que coûte.

En me baissant pour le récupérer, mes yeux accrochent cette forme inhabituelle sous la voiture. « Bah, ce n'est pas un pneu ça ? » En voilà un endroit pour accrocher une roue de secours, sérieusement !

Je repars côté gauche pour aller chercher le cric, la croix et une perche télescopique. Je m'arrête nette. Mais attends... Le pneu crevé, ce n'était pas du côté conducteur ? Alors, comment ça se fait que celui-ci ait l'air très très très dégonflé aussi ? Non, c'est une blague ? Celui-là aussi est à plat ? Pour déterminer le nombre de roues de secours potentiellement cachées sous ma voiture, je me couche complètement sur le gravier brûlant. Hélas, à mon grand désarroi, il n'y en a qu'une seule. Deux pneus crevés et un seul de rechange. Merde...

Que va-t-il m'arriver ? Il est à peine dix heures du matin. Avec un peu de chance, la situation peut se régler avant la tombée de la nuit. Est-ce qu'ils vont au moins s'apercevoir que je ne suis pas arrivée à destination ? Et quand ? Ma gorge est déjà sèche. Est-ce que je vais finir par devoir boire mon propre pipi si je reste coincée là trop longtemps ? Il faut penser à économiser l'eau.

En secouant la gourde, j'estime qu'elle est remplie à moitié, ce qui doit faire un demi-litre, et il y a deux grosses bouteilles d'un litre à l'arrière. Bon sang, qu'est-ce qu'il fait chaud. Par curiosité, je tourne les clés pour mettre le contact : trente-neuf degrés, et il n'est que dix heures trente.

J'appuie ma tête contre le flanc de la voiture, profitant du semblant d'ombre qu'elle me procure. Le sol est extrêmement chaud et transperce mon jean. Il faut que je m'assoie pour garder des forces.

Les heures défilent, le soleil ne fléchit pas. Le silence est roi, dans ce désert où la survie ne fait jamais partie des histoires que l'on raconte sur l'Outback.

Le seul bruit, assourdissant, est celui des mouches qui tournent sans cesse autour de moi, suçant la sueur qui perle sur ma peau. Elles savaient que je n'avais plus la force de les chasser. Mes muscles paraissent de plus en plus lourds. La chaleur, de plus en plus écrasante. Ma gorge râpe comme du papier de verre.

Mon regard balaie l'horizon infini dans l'espoir de trouver de l'inspiration pour me sortir de ce pétrin. Les rares arbres tordus, brûlés par ce soleil de plomb, se dessinent devant mon regard et dansent comme des squelettes descendus tout droit de l'enfer.

Les plaines infinies, arides et rougeoyantes, s'étendent à perte de vue, ponctuées seulement par quelques buissons desséchés et des roches sculptées par le temps. Ces paysages ont vu des milliers d'histoires se graver ici. Cette beauté est unique et brutale, elle écorche.

Treize heures. J'avale ce qui a l'air d'être ma dernière gorgée d'eau. Il n'y a plus d'issue possible.

Dans quelques heures, mon corps aura épuisé ses dernières réserves. La fatigue prendra le contrôle de toutes mes cellules. Mes pensées n'auront plus aucun sens. Je m'enfoncerai dans ce sable brûlant. Et puis quoi ? *Je vais mourir ici. Seule. Déshydratée. Décomposée. Et sûrement dévorée par les dingos. Je ferai la Une des faits divers* : « Hey, tu as entendu parler de cette stupide infirmière française qui a été retrouvée dans le bush avec deux pneus crevés la semaine dernière ? »

Le rêve se termine à peine commencé. Mes yeux peinent à cligner sous le poids de la poussière rouge qui s'accumule sur mon visage. Mon regard se perd au loin. L'Outback australien est fascinant, mais aussi impitoyable.

J'inspire profondément. Je dois me résigner.

Personne ne viendra. Juste moi, ma voiture, et cette terre qui dévore ceux qui s'y perdent. Je pensais que j'étais prête. Je croyais pouvoir faire face à...

« Ça te dirait de manger une dernière fois des tacos ce soir ? »

Pardon ? Bon sang, où sommes-nous ? Oh mon dieu, une table... des gens. Et la voix de ma collègue qui m'extirpe de mon cauchemar en plein jour.

« Ça va ? On a l'impression que tu vas faire un malaise ? C'est la théorie 4x4 de ce matin qui t'a mise dans cet état-là ? »

« Moi, j'ai hâte de voir ce que la fin de cette semaine d'orientation nous réserve. J'espère que l'on saura aussi dans quel village nous serons affectés aujourd'hui. »

Scène du divorce – 1 an et 6 mois avant impact

Ça suffit.

Les mots se sont imprimés dans mon esprit comme une sentence. Nets. Définitifs. Irrévocables. Dehors, le soleil se levait sur Hermannsburg, une petite communauté aborigène au centre de l'Australie. Le désert, celui que j'avais toujours rêvé de traverser un jour, s'étirait à perte de vue. Mais ce qui m'a frappée ce matin-là, ce n'était pas le rouge. C'était le froid. Il devait faire à peine un degré. J'avais l'impression d'être en décembre en France : les gens marchaient emmitouflés, bonnet sur la tête et écharpe au cou, soufflant d'énormes nuages de buée à chaque expiration. Même les chiens errants crachaient des nuages blancs en trottant.

Sauf qu'on était fin juillet. Dans le désert de l'Australie centrale. La nuit vole toute ta chaleur. Trente degrés le jour, un degré le matin. Personne ne s'attend à ça. On imagine le désert brûlant, rouge, implacable. Pas glacial. Pas ce froid qui te mord les os dès que le soleil se couche.

Un peu comme le mariage, en fait. On imagine la chaleur. La passion. La connexion. L'aventure. Le « nous » fusionnel qui affronte le monde. Pas ce froid qui s'installe quand tu réalises que l'image que tu montres et ce que tu vis vraiment n'ont plus rien à voir.

Et pourtant, on y était enfin. En Australie. Pas seulement un pays : mon Graal. Douze ans de bataille contre l'administration, de lettres, de refus, de recours, de nuits à hurler dans un oreiller parce qu'il manquait une virgule sur un formulaire. Douze ans à me battre seule pour revenir ici, sur ce continent qui m'avait marquée au fer. Douze ans à me battre pour obtenir mon équivalence d'infirmière et pour prouver que j'avais ma place ici.

Et pour Xavier... il s'était accroché à mon rêve parce qu'il m'aimait. Parce qu'il voulait être avec moi. « Si tu pars, je pars ». C'était le deal avant même qu'on emménage ensemble. Mais ce n'était pas son rêve. Pas son appel.

Alors quand nous avons enfin reçu la résidence permanente australienne, j'étais euphorique. J'avais décroché le boulot idéal comme infirmière de dialyse itinérante. Ce n'était pas juste un job. C'était devenu ma philosophie de vie. J'avais tout ce que je rêvais depuis des années. Et pourtant... quelque chose sonnait faux.

Quand nous sommes arrivés dans notre première communauté aborigène, le choc culturel a frappé mon mari comme un seau d'eau froide au réveil. Il n'avait qu'une idée : partir le plus vite possible pour la côte Est. Moi ? Moi j'étais en transe. Le désert me fascinait. Il m'hypnotisait. Il m'appelait avec cette force viscérale qui ne s'explique pas, qui se ressent dans les tripes. Nous étions au même endroit. Mais pas dans la même histoire.

J'étais debout devant la fenêtre de la salle de dialyse, les mains posées sur la machine que je venais de préparer. Dedans, le chauffage ronronnait. Mes patients arrivaient dans trente minutes. J'étais en mode pilote automatique, ce moment où ton cerveau flotte entre mille micros pensées sans ordre logique.

Et puis *bam* !

Comme un coup de marteau en plein tribunal. Une vérité qui claque, qui résonne, qui ne demande pas ton avis et ne te laisse pas le choix. *Je ne peux plus faire semblant.*

Xavier était parti travailler au supermarché de la communauté une heure plus tôt. Je voyais qu'il souffrait de ce choc culturel. Ce n'était pas son monde, pas son rêve. Il allait travailler chaque matin avec ce courage silencieux de celui qui s'adapte pour l'autre, même quand ça lui coûte.

J'avais l'impression d'être seule à tenir la barre. Que chaque élan, chaque idée, chaque projet venait de moi. Pas parce qu'il refusait — mais parce qu'il n'avait pas encore trouvé sa propre direction dans cette vie que l'on construisait.

J'avais parfois l'impression que le couple lui-même était devenu un frein. Qu'être à deux m'obligeait à négocier ce qui semblait être des faveurs, alors que c'était pour nous faire avancer. Que chaque idée devait passer par un filtre, une validation, un compromis. Et quelque part, cette pensée terrible avait commencé à germer : seule, j'aurais été plus libre. Seule, je n'aurais eu de comptes à rendre qu'à moi-même. C'était injuste de le penser une fois mariée. Mais c'était vrai.

Je savais que le moment où je lâcherais prise serait brutal. Pas parce que je voulais lui faire du mal, mais parce que j'avais tenu trop longtemps. Quand tu portes quelqu'un depuis des années, tu ne t'attends jamais à devoir le poignarder en plein cœur pour éviter qu'il te coule.

Lui préférait rester à la maison. Regarder des films. Cinq d'affilée un dimanche. Pour la troisième semaine consécutive. C'était chouette. C'était relaxant. Mais ça n'était pas palpitant.

On mangeait à des heures séparées. Chacun se faisait sa propre assiette, dans son coin de la cuisine. Comme deux colocataires qui se croisent poliment. Pas de connexion émotionnelle pour les tâches simples de la vie.

La connexion physique entre nous s'était éteinte progressivement. Pas d'un coup. Doucement. Comme une lumière qu'on baisse sans s'en rendre compte, jusqu'à ce qu'on réalise qu'on vit dans le noir depuis des années. Ma libido galopait comme un cheval sauvage dans le désert... elle avait disparu depuis longtemps. Pendant des années, j'ai cru que quelque chose n'allait pas chez moi. J'ai consulté des spécialistes, j'ai cherché des articles médicaux, j'ai essayé de comprendre pourquoi mon corps se mettait en veille. On m'a expliqué que ce n'était pas un problème hormonal, mais une réaction à la charge mentale.

On peut se raconter toutes les histoires que l'on veut avec notre tête, mais le corps, lui, n'est pas dupe. Il ne ment jamais. Parce que quand la charge mentale explose, la libido s'effondre. Ce n'est pas un manque d'amour. Ce n'est pas un problème hormonal. Ce n'est pas un désintérêt. C'est un système nerveux saturé.

Quand tu passes ta journée à gérer dix millions de choses, anticiper les besoins de tout le monde, porter les émotions du foyer, maintenir la maison, être efficace au travail, gérer les rendez-vous, les imprévus... ton cerveau bascule en mode survie. Le corps ne cherche alors plus la connexion intime : il cherche juste à tenir debout. Ce n'est pas un choix. C'est un mécanisme physiologique. Tu ne peux pas te détendre, te déposer, te connecter.

Alors tu te forces. Parce que c'est ce qu'on fait, non ? On fait des compromis. Pour « sauver le couple ». Pour « faire des efforts ». Pour « être une bonne partenaire ». Mais faire l'amour quand ton corps est en mode survie et que ton cerveau n'a pas eu de connexion émotionnelle depuis Mathusalem... c'est aussi agréable que de manger une soupe à l'oignon froide avec une fourchette.

L'amant qui ne trahit jamais

Voilà ce qui n'allait pas. Pas de danger. Pas d'aventure. Pas de vie. Juste... l'existence. Stable. Douce. Simple. Ennuyeuse à mourir. Et moi qui étouffais doucement, jour après jour, sans même comprendre pourquoi.

Il n'était pas méchant. Il était tendre. Aimant. Fiable. Affectueux. Drôle, même, souvent. Il avait plein de bons côtés. Mais pas de feu. Pas d'étincelle. Pas ce truc qui te fait vibrer. Qui te pousse à sauter du lit le matin en te disant « Bon sang, j'ai hâte de vivre aujourd'hui avec cette personne ». Juste... du confort. De la stabilité. De la douceur. Et moi qui m'appuyais là-dessus en croyant que ça suffirait.

Mais cela ne suffisait pas. Je prenais tout sur mes épaules en croyant que c'était mon rôle. L'épouse qui organise. L'épouse qui porte. L'épouse qui assure. Je me sentais soutenue, mais pas poussée à devenir la meilleure version de moi-même. Aimée, mais pas vraiment vue pour qui j'étais. Et lui, il n'arrivait pas non plus à trouver sa place dans ce couple.

C'est fou, non ? Deux personnes qui s'aiment. Deux personnes qui se respectent. Mais qui ne savent plus comment être ensemble sans jouer un rôle.

La Neuro sécure – Stable vs ennuyeux

Sur le pont de La Neuro s'amuse, c'était le calme plat. Trop calme. Le genre qui précède soit une tempête, soit une mort lente par ennui.

Le Moussaillon (dopamine) tournait en rond, désespéré :

« Et si on partait faire un trek au Népal ?! »

« Non. »

« Bon... et si on invitait des amis ? »

« Toujours non. »

Il s'est effondré sur le pont.

« Mais on est en train de rouiller sur place ! »

La Vigie, assise dans son nid-de-pie, se limait les ongles.

« Aucun danger. Aucun texto suspect. Je surveille les nuages par acquis de conscience. » Puis elle bâille.

La Bibliothécaire (l'hippocampe), doigts de pieds en éventail :

« Aucun dossier rouge à archiver. Je crois que je vais bouquiner tranquille. »

Le Médiateur hochait la tête, calme, posé.

« On respecte le programme : week-end télé. Rien à signaler. »

Lady Sérotonine soupirait.

« C'est stable, c'est doux, c'est simple. On respire. »

Et le Capitaine ? Endormi contre la barre, un filet de bave au coin de la bouche.

« Zzz... tout va bien... zzz... »

Le Moussaillon l'a regardé, inquiet : « Vous êtes sûrs qu'il est encore vivant ? »

Ça suffit.

Et puis il y avait l'Outback. Ce truc immense, brut, indomptable, qui ne ressemble à rien d'autre au monde. Un de mes patients m'avait dit un jour, en me regardant comme si j'étais encore une gamine qui ne comprenait rien :

« Ce n'est pas toi qui explores le désert. C'est lui qui t'observe. C'est lui qui te choisit et qui décide si tu restes. »

Et j'avais ri, au début. *Hahaha, oui, moi aussi je veux bien un peu de ce que tu prends au p'tit-déj.* Puis des semaines plus tard, j'avais senti la phrase me traverser. Comme un secret qu'on te confie sans que tu saches encore quoi en faire.

Parce que moi, je ne comprenais pas ce qui m'arrivait. Je ne comprenais pas pourquoi, dès les premiers jours, j'avais eu l'impression que quelque chose m'attrapait par le ventre. Me retenait par les deux bras... Le désert me regardait. Et j'avais l'impression qu'il me reconnaissait.

Les couleurs pétantes qui t'explosent à la figure. Ce rouge qui ne se contente pas de te toucher : il te tatoue. Le vent indomptable qui te gifle pour te réveiller et te serre contre lui dans la même seconde. Le soleil qui te brûle juste assez pour te rappeler que tu es en vie, vraiment en vie. Et ces paysages... ces sacrés paysages... qui te font plus te sentir chez toi que dans ta propre ville natale.

Le désert était comme ces parties de moi que j'avais perdues. Paisible, mais sauvage. Indomptable, mais enivrant. Hypnotisant, mais dangereux. Un endroit où tu peux te perdre, mais surtout te retrouver.

J'étais tombée amoureuse. Pas d'un homme, ni d'un travail. D'un territoire. Et pendant que moi, je me faisais happer, avaler, apprivoiser par l'Outback... Xavier, lui le soir, me répétait : « Vivement qu'on parte d'ici. » Et je restais là, silencieuse, incapable d'expliquer ce que je ressentais.

Je ne peux pas passer les trente prochaines années comme ça.

La pensée a explosé dans ma tête. Boum. Tout s'est arrêté. Les gestes que j'allais enchaîner. Même ma respiration. Je suis restée figée. Je ne tremblais pas. Je ne pleurais pas. Je ressentais juste... un soulagement immédiat. Comme un nœud dans l'estomac qui se desserre d'un coup. Comme une fermeture éclair trop serrée qu'on vient enfin d'ouvrir. Un costume que je portais depuis trop longtemps. Et que je venais de décider d'enlever.

La Neuro s'amuse – Réunion de crise pré-divorce

Le Stratège — Cortex préfrontal dorsolatéral. Il a débarqué immédiatement. Treillis militaire, lunettes de vision nocturne, carte dépliée. « OK. Analyse de la situation. Comment on fait ? »

Le Capitaine — Cortex préfrontal. Du fond de son hamac où il avait lâché prise depuis des mois. « ... Attends. On vient de décider de divorcer ? »

Le Stratège. « Affirmatif. Maintenant, question tactique : comment lui dire ? »

La Vigie — Amygdale. Jumelles vissées. « Alerte ! il va être détruit ! tu vas lui briser le cœur ! danger culpabilité maximale ! »

La Bibliothécaire — Hippocampe. Sort frénétiquement ses dossiers. « Souvenir archivé : il est parfait, en image. Personne ne va comprendre. Tout le monde va te juger. »

Le Conteur — Default Mode Network* . Ouvre son livre dramatiquement. « Imaginez la scène... Tu lui annonces. Il pleure. Tu culpabilises. Tu te dis que tu es horrible. Que tu détruis tout. Que... »

Le Stratège. « Silence. On a une mission. Planification immédiate : ce soir. On lui dit ce soir. Il faut trouver les mots. »

Et là, quelque chose d'étrange s'est produit. Un volcan. À l'intérieur de moi. Qui venait de se réveiller. Pas de la colère. Pas de la rage. Juste... de la vie.

Après des années à étouffer, à jouer un rôle, à organiser, planifier, gérer, compenser... quelque chose en moi venait de dire ça suffit.

Mon Moussaillon dopaminergique, bâillonné depuis cinq ans, venait de déchirer son scotch et de hurler : « Je veux vivre !!! On part pour quelle aventure demain ? »

Les pensées tournaient en boucle. Le Stratège traçait des plans. La Vigie hurlait. La Bibliothécaire empilait les dossiers de culpabilité. Le Conteur racontait déjà le drame en douze saisons.

Et puis... *Biiiiip*. La machine de dialyse.

Je suis sortie de ma bulle. D'un coup. Mes mains ont repris leurs gestes automatiques. Vérifier les lignes. Ajuster le débit. Préparer la salle. Mes patients allaient bientôt arriver.

Il fallait sourire. Être présente. Faire mon travail.

Mais dans ma tête ? En quarante secondes, je venais tout juste de divorcer.

L'orage qui éclate

La rivière était calme depuis un moment, presque trop calme. Nos bouées avançaient doucement, bercées par un courant tranquille, et je pensais qu'on allait pouvoir souffler un peu.

Le vent se lève avant même que tu comprennes ce qui se passe. Un souffle d'abord, presque timide, puis une rafale qui te rappelle que la météo intérieure ne demande jamais la permission. La mer n'est pas déchaînée, pas encore, mais elle n'est pas calme non plus. C'est cet entre-deux étrange où tu sens que quelque chose bascule, où ton corps se prépare sans que tu ne lui aies rien demandé. Le ciel s'est assombri comme si quelqu'un avait baissé un variateur géant.

Je t'ai touché le bras. « Regarde là-bas. » Au loin, l'horizon s'est déchiré d'un éclair blanc. Puis un autre. Puis un grondement, long, profond, qui a fait vibrer nos bouées. « Oh là... ça va péter. »

C'est là que tu réalises que tu es en mode *réflexes d'urgence*, guidée par la Vigie. Tu es la passagère paniquée dans la cale, celle qui subit la météo en serrant les dents.

Je me suis tournée vers toi, et j'ai vu la question dans tes yeux : *On va où ? On fait quoi ?*

Je t'ai souri. « Ne t'inquiète pas. On n'entre pas dans l'orage aujourd'hui. Pas encore. » On a laissé le passé derrière nous, mais le vent, lui, ne retombait pas. Et je savais pourquoi.

« Tu vois... après un divorce, après un cœur qui se fissure, après des liens qui explosent... l'orage ne vient pas de l'extérieur. Il vient de dedans. C'est ton système d'attachement qui se réveille, qui hurle, qui cherche un repère. Et c'est là que tu dois apprendre à naviguer autrement. Pas en cherchant quelqu'un pour te sauver. Pas en attendant qu'on te tienne la main. Mais en redevenant capitaine de ton propre navire. »

Je t'ai regardée. Le vent fouettait nos cheveux. Un éclair déchire le ciel. Nos bouées vibrent. Mais on reste là. Debout, assises, terrifiées — peu importe, mais ancrées.

« Allez. On y va. Je vais te montrer comment on traverse un orage debout, même quand ça tangue. Parce que c'est ça, l'attachement sécurisé : pas l'absence de tempête... mais la certitude que tu peux tenir la barre, même quand tu trembles. Et ça commence par se donner l'autorisation. »

Dans les tempêtes, on attend souvent un sauveur. Quelqu'un qui arrive avec une cape, un plan, une solution. Mauvaise nouvelle : il ne viendra pas. Bonne nouvelle : tu n'en as pas besoin.

Se donner l'autorisation

Ça commence par arrêter de demander la permission à la vie, aux autres, ou à une version idéalisée de toi-même. C'est comprendre qu'un micro-choix — même un je ne sais pas, mais je veux essayer — est déjà un acte fondateur. C'est le moment où tu passes de spectatrice à actrice. Où tu prends la barre sans attendre qu'on te dise « vas-y ».

Imagine : là-bas, le ciel est noir. Ton premier réflexe ? Te cramponner. Ou te cacher dans un placard en attendant qu'on vienne te dire : « C'est bon, tu peux sortir. » Sauf que personne ne vient. Et c'est là que tu comprends : tu peux attendre un sauveur toute ta vie... ou décider de reprendre la barre maintenant.

La tempête n'est pas une erreur. Elle n'est pas un bug dans le système. Elle peut devenir une ressource, un manuel de navigation que tu écris en direct. Adopter la posture de la navigatrice, c'est apprendre à lire les courants, à écouter les signes, à comprendre que chaque épreuve te laisse un repère pour la suite.

Tes cicatrices ? Ce sont des étoiles sur ta carte. Elles ne sont pas là pour te rappeler la douleur, mais pour t'aider à retrouver ton chemin quand la nuit tombe.

Essayer d'éviter chaque geyser est impossible. Contourner toutes les tempêtes demanderait un effort surhumain... et ne t'enseignerait rien. Parce que l'eau calme ne fait pas les bons navigateurs. Chaque tempête est un entraînement. Chaque traversée ajoute une clé à ton trousseau. Grandir, c'est accepter de se mouiller.

Garder le cap intérieur

Même dans la tempête, il y a un horizon choisi. Pas pour fuir, mais pour garder le sens. L'horizon n'est pas un lieu : c'est une direction. C'est ce qui t'empêche de tourner en rond dans la houle. C'est ce qui te rappelle que la traversée n'est pas seulement un retour à toi... mais un élan vers ce que tu veux vraiment vivre. Seule ta boussole intérieure sait où pointer.

Et c'est vital. Parce que c'est ce qui t'empêche, une fois la barre en main, de la lâcher pour aller te cacher dans la cale à la première difficulté. Parce que c'est ce qui te rappelle qu'après les passages douloureux, il y a souvent le soleil et une mer plus calme. Parce que garder un cap, c'est garder espoir.

Départ d'Hermannsburg – 1 an et 5 mois avant l'impact

Je suis partie.

Une semaine après avoir annoncé le divorce. Une semaine après avoir prononcé les mots à voix haute, après avoir vu son visage se décomposer comme si je venais de lui arracher une côte, après avoir réduit sept ans de vie commune à une phrase :

« Je ne peux plus continuer comme ça. »

Tout au long de cette semaine, j'ai fait semblant de fonctionner normalement comme si mon monde n'était pas en train de se fissurer sous mes pieds. Je souriais à mes patients, je rangeais mes affaires dans des pochettes hermétiques empilées dans ma valise, je faisais des blagues, je donnais l'impression d'être solide. Alors qu'en vrai, j'étais en train de me désintégrer de l'intérieur. J'avais commencé à m'attacher à ces visages familiers, à ces hello du matin, à ces sourires chaleureux qui m'avaient portée pendant six mois. Six mois à construire quelque chose. Et maintenant, il fallait tout claquer. Recommencer. Encore.

Xavier était là, malgré son cœur en miettes et ce regard qui n'en disait pas moins. Il a soulevé ma valise pour la glisser dans le coffre de ma voiture de fonction. J'avais un peu plus d'une heure de route avant de prendre mon vol pour Darwin. Comment dire au revoir à quelqu'un qui a partagé sept ans de ta vie ? Le quotidien, les doutes, les moments géniaux, les moments gênants, les dimanches mous, les projets bricolés, les disputes ridicules, les réconciliations maladroites.

Quelqu'un qui te connaît sous toutes les coutures et pourtant n'a jamais vu cette fin venir. Il était là, debout, avec cette carrure d'homme grand, fort et solide qui m'avait toujours fait craquer. Un calme olympien, mais je voyais son désarroi derrière le masque. Je ne savais pas s'il me détestait déjà ou s'il espérait encore. Mais une chose est sûre : je venais de lui briser le cœur. Est-ce qu'il espérait encore recoller les morceaux, ou voyait-il déjà les éclats flotter entre nous, trop nombreux pour être ramassés ?

Je me suis rapprochée de lui. Mes lèvres ont trouvé les siennes, comme un dernier refuge, un dernier geste avant l'effondrement. Pas un mot. Rien. Le silence était plus expressif que tout ce qu'on aurait pu se dire. Mon front s'est posé contre le sien. Je sentais sa respiration, irrégulière, comme s'il essayait de retenir quelque chose : sa colère, sa peine, ou peut-être juste moi. Mes mains autour de son visage. Je n'arrivais même pas à le regarder dans les yeux. Si seulement il avait pu lire mes pensées à ce moment-là. Sentir à quel point j'étais désolée. À quel point je l'aimais encore. À quel point je ne voyais pourtant aucune autre issue. Il était mon pilier au quotidien, mais sa vision du futur était à des années-lumière de la mienne. Pourquoi attendre quand on connaît déjà la fin ?

J'ai fait demi-tour et me suis installée dans la voiture. La portière a claqué. J'ai démarré rapidement. Dans mon rétroviseur, il rapetissait. Et la douleur devenait de plus en plus vive. Ce vertige, qui officialise le moment où deux vies se décrochent l'une de l'autre, pour toujours. On se dit que l'histoire ne tiendra pas pour telle ou telle raison, et on fait en sorte que le script match avec notre réalité.

C'était ça, le plus cruel : on ne se quittait pas parce qu'on ne s'aimait plus. On se quittait parce qu'on ne savait plus comment continuer ensemble. Rajoute à ça une bonne pincée de culpabilité et tu as la recette parfaite pour un bon gros pétage de plomb.

« Mais qu'est-ce qui ne tourne pas rond chez toi, putain ?! »

J'ai cogné le volant. Fort. Mes mains tremblaient.

« Pourquoi ?! Pourquoi tu le quittes ?! Si ça se trouve, tu ne retrouveras jamais quelqu'un qui t'aime autant, qui te respecte autant, qui t'admire autant ! »

La Neuro s'amuse — Ai-je fait une erreur ?

Sur le pont de La Neuro s'amuse, c'était le chaos version « Ai-je fait une erreur ? »

La Vigie n'avait pas baissé ses jumelles depuis des jours. « Alerte ! Décision irréversible prise ! Et si on s'était trompés ?! »

La Bibliothécaire feuilletait frénétiquement ses dossiers. « Urgence maximale ! Souvenir sélectif activé ! Toutes les fois où il était gentil, drôle, aimant... en avant-première ! » Elle sortait tous les bons moments. Les rires. Les tendresses. Les dimanches tranquilles. Tout ce qui pourrait me faire douter.

La Vigie sonnait l'alarme générale. « Danger solitude ! Danger regret ! Retourne en arrière immédiatement ! »

Le Conteur s'installait dramatiquement sur le pont, plaid sur les genoux, prêt à me raconter mon avenir catastrophique. « Laisse-moi te raconter : Tu vas finir seule. Comme toutes celles qui ont voulu trop. Comme celles qui n'ont pas su apprécier ce qu'elles avaient... »

Le Capitaine, épuisé, des cernes de six centimètres, tentait de garder le cap. « On avait pourtant décidé. Pourquoi tout le monde panique maintenant ? »

Le Stratège, lui, restait calme. Treillis militaire, mille et une poches, tableau blanc et laser rouge à la main. « Analyse : Risque de culpabilité cent dix pour cent. Risque de rester coincée dans une vie tiède : cent pour cent. Conclusion : on avance. Même si tout le monde hurle. »

Le Moussaillon, bâillon arraché, yeux brillants, sautillait partout. « On y va ! On change tout ! On vit ! On saute ! On respire !!! »

La Vigie lui a remis un casque anti-bruit. « Tais-toi. C'est dangereux. »

Le Conteur continuait son scénario catastrophe. « Imagine... tu regrettes. Tu pleures. Tu réalises que tu as tout gâché. Tu... »

Le Stratège l'a coupé net. « Silence. On avance. C'est la bonne direction. »

Le Capitaine a repris la barre, épuisé mais debout. « OK... On continue. Même si ça fait peur. Surtout si ça fait peur. »

La Bibliothécaire a levé la main timidement. « Je note : La peur n'est pas un argument. Je peux quand même continuer de mettre du fluo sur les souvenirs les plus positifs ? »

Le Stratège a soupiré. « Fais ce que tu veux, mais ça ne changera rien à la décision. »

La Vigie, toujours dans son nid-de-pie, a fini par baisser ses jumelles. « Moi, je reste en alerte. Mais je vous laisse faire. Pour l'instant. »

Le Stratège a planté son laser rouge sur la carte. « Mission : choisir l'inconnu. Objectif : créer une vie qui *lui* ressemble. »

Le Capitaine a hoché la tête. « Cap sur la liberté. Et bâillonnez-moi l'Amygdale si elle recommence. »

Parce que voilà ce que personne ne te dit : ton cerveau est programmé pour détecter les menaces. Et tout changement = menace. Même quand c'est un bon changement. Parce que ton cerveau préfère la certitude inconfortable à l'incertitude potentiellement meilleure.

L'équation est simple : Rester = connu, c'est prévisible, sûr (même si ça te détruit). Partir = inconnu, c'est imprévisible, dangereux (même si c'est mieux pour toi). Résultat ? Ton cerveau panique. Il ressort tous les bons souvenirs. Il minimise les mauvais. Il amplifie les risques du changement. Il te fait douter.

Mais ce n'est pas parce que tu doutes que tu as tort. C'est parce que ton cerveau va tout faire pour te ramener dans ta zone de confort. Même si cette zone t'étouffait. Simplement parce qu'il a la *trouille*.

Runway 00 - Décollage imminent pour... euh on verra !

Je criais toute seule dans la voiture, ma voix se cassant sur les mots. Une heure trente de route jusqu'à Alice Springs. Seule. Les mains serrées sur le volant. Les larmes qui coulaient sans permission, m'aveuglant presque sur cette route droite qui traversait le bush en pleine Australie centrale. Et la rage. Cette foutue rage qui montait du ventre.

Le paysage défilait. Spinifex. Termitières. Ciel bleu infini. Mais je ne voyais rien. Juste cette question qui tournait en boucle : *Pourquoi je fais ça ? Pourquoi je détruis quelque chose de bien ?* Parce que c'était bien, avec Xavier. Il était gentil. Respectueux. Aimant. Tout ce qu'on est censée vouloir. Alors pourquoi chaque jour à ses côtés me donnait l'impression de m'éteindre un peu plus ?

L'aéroport d'Alice Springs avait cette odeur de clim trop froide et de poussière rouge qui s'incruste dans tout, même dans les décisions de la vie. J'ai rendu la voiture, claqué la porte un peu trop fort, comme si ça pouvait m'aider à évacuer ma colère. Puis j'ai porté ma valise de vingt kilos. Vingt kilos de tissu, de chaussures, de dossiers, et de tout ce qui me restait d'une vie que je venais de quitter, une fois de plus. Tout mon monde compressé dans un bagage sur roulettes. Le reste, c'était des souvenirs.

J'ai embarqué sur le vol pour Darwin. Je me suis laissée tomber côté hublot, la tête contre la vitre glacée, comme si le froid pouvait calmer l'incendie derrière mes yeux. J'ai fermé les paupières. Mais les larmes, elles, n'avaient pas reçu le mémo. Elles coulaient encore, silencieuses et fatiguées, comme un robinet cassé. Ce truc qui fuit et que tu ne peux pas réparer.

Les réacteurs se sont mis en marche. Ce rugissement puissant qui fait vibrer tout le fuselage. L'avion a roulé sur le tarmac. Plus les réacteurs s'emballaient, plus mes larmes coulaient, comme si mon corps évacuait tout, en même temps que l'avion prenait de la vitesse.

Et puis, une petite voix. Aiguë.

« Maman, pourquoi elle pleure la dame ? »

Un gamin, quelques rangées plus loin. Sa mère a chuchoté quelque chose que je n'ai pas entendu — probablement « Chut, ne regarde pas ». Mais ça m'a fait sourire. Un petit sourire triste, mouillé de larmes, mais un sourire quand même.

Parce que c'était tellement absurde. Moi, trente-trois ans, fraîchement divorcée, en train de pleurer dans un avion devant des inconnus, repartant de zéro encore une fois, comme si j'avais signé un abonnement pour une crise existentielle tous les sept ans. Avec une valise de vingt kilos dans la soute, et un bagage émotionnel qui maintenant, en pesait mille. Une femme qui ne savait plus très bien qui elle était, mais qui savait au moins une chose : elle avançait. Même en chute libre.

L'avion a décollé. J'ai regardé Alice Springs rapetisser en dessous. Puis disparaître. *Est-ce que ça y est ? Il appartient déjà au passé ?*

Le désert rouge s'est étendu à perte de vue. Magnétique. Hypnotisant. C'est peut-être ce qui m'apaise avec l'Outback. Cette stabilité. Cette force tranquille. Un paysage qui n'a pas bougé depuis des milliers d'années. Et moi, là-dedans, minuscule, en train d'entamer ma quinzième vie comme un chat qui refuse de crever.

Pendant que moi, je change de direction comme d'autres changent de chemise. Une vie, une autre, encore une autre. Je laisse des villes derrière moi comme des ex mal digérés. Je recommence, je reconstruis, je redémarre. Toujours. C'est presque devenu un sport. Et je suis médaillée olympique chaque année.

Pourtant, j'avais bien compris le problème. J'avais voulu me ranger avec quelqu'un qui était mon total opposé. Les opposés s'attirent, qu'ils disent. *Ouais. Merci, mais non merci. Nul. Échec total.* Parce que s'attirer, c'est facile. C'est chimique. C'est instinctif. Ce sont deux aimants débiles qui se collent sans réfléchir.

Mais vivre ensemble ? Construire ensemble ? Respirer ensemble sans suffoquer ? Ça, c'est une autre histoire. Mais ni lui ni moi n'avions les outils pour l'écrire. On avait l'amour, oui. Mais pas la même vision. Pas la même vitesse. Pas la même façon de marcher dans la vie.

Alors voilà. Lui en bas. Moi en l'air. Et entre nous, un désert rouge qui n'a rien demandé, mais qui, ce jour-là, a tout absorbé.

Je ne sais faire qu'une seule chose : me tourner vers l'avant. C'est presque un réflexe de survie, un truc inscrit dans mon ADN. Ma mère me disait que j'avais du sang de Viking. Du sang d'exploratrice, de guerrière... et la marche arrière n'existe pas sur les drakkars.

Alors j'ai regardé devant. J'ai fermé les yeux. J'ai respiré comme si je pouvais aspirer un peu de courage dans l'air recyclé de l'avion.

Et j'ai décidé — là, à dix mille mètres d'altitude, coincée entre un gamin qui me fixait comme si j'étais un documentaire animalier et une femme d'affaires qui tapait sur son clavier comme si elle essayait de sauver la Bourse — que j'allais reconstruire. Encore.

Mais cette fois, ce serait différent. Cette fois, je ne construirais pas pour quelqu'un d'autre. Je ne plierais pas mon horizon pour qu'il épouse celui d'un autre. Je ne m'éteindrais pas pour que quelqu'un d'autre puisse briller.

Cette fois, je construirais pour moi. Sans rôle. Sans costume. Sans script. Juste... moi.

Alors, qui vais-je bien pouvoir devenir demain ?

Et pendant que l'avion fendait les nuages, pendant que je me promettais de reconstruire pour moi, j'ai senti un frisson sur ma bouée. Pas un frisson de froid. Un frisson de présence. Tu connais ce moment où tu crois être seule... mais tu sens que quelqu'un te suit ? Je me suis tournée vers toi, puis vers l'arrière. Et évidemment : elle était là. Tapie dans l'ombre de la rivière. Accrochée à notre sillage comme un petit gremlin hyperactif.

La Vigie.

Parce que oui : tu peux décider de changer de vie, de version, de continent, de toi-même... mais ta peur, elle, ne rate jamais un vol. Elle a même un abonnement premium. Et c'est là que tout s'est aligné : si je voulais vraiment devenir cette version 9.0, il allait falloir qu'on parle d'elle.

De Drama Queen à figurante, la peur coupée au montage

T'as pas l'impression qu'on est suivies ?

Cette petite voix qui ferait paniquer un avion entier en plein décollage, c'est la Vigie. Je savais qu'elle nous suivrait, elle n'est jamais bien loin. Là c'est cool, elle respecte notre aventure et nous laisse faire notre voyage sur nos bouées, mais crois-moi, si l'envie lui prenait, on serait déjà sur la route du retour, ou pire... sur le rivage.

J'ai un patchwork sur la bouée qui me rappelle tout le temps que la Vigie n'est jamais bien loin, mais que ce n'est pas elle qui décide :

Le triomphe, c'est ce qui te reste lorsque la trouille n'a pas tout *mangé.*

La peur, c'est cette actrice principale qui s'incruste dans tous les plans, qui improvise ses répliques, qui pleure trop fort et qui exige qu'on refasse la scène parce qu'elle « ne se sentait pas assez entendue ». Mais dans ce chapitre, on va lui retirer son Oscar. On va la recadrer, lui donner un rôle secondaire, voire un petit scénario muet. Tu n'as plus besoin qu'elle te vole la lumière. Tu es prête à tourner ton propre film. Et cette fois, c'est toi qui tiens le clap ! Alors prête ? *Annnnndddd... Action !*

La peur vue de l'intérieur

Quand un bruit, une image ou une pensée déclenche l'alerte, c'est l'amygdale (ou la Vigie dans la Neuro s'amuse), une petite structure en forme d'amande nichée au cœur du cerveau, qui sonne l'alarme. En une fraction de seconde, le corps entre en mode survie : le cœur s'emballe, la respiration devient courte et les muscles se préparent à fuir ou à se battre.

Le cortex préfrontal (notre bon capitaine), arrive un peu plus tard pour analyser : est-ce vraiment un danger, ou juste une menace potentielle ? Mais quand l'amygdale prend toute la place, elle coupe la parole à la raison. C'est là que l'engrenage mécanique s'emballe, que le temps se distord et que le théâtre intérieur monte sa pièce en trois actes.

Pourquoi ton cerveau fait-il ça ?

Parce qu'il est vieux. Ton cerveau, c'est un système d'exploitation qui date de la préhistoire. Genre Windows 95 qui tourne encore sur un ordi dernier modèle. Il n'a jamais reçu sa mise à jour logicielle. Donc, il réagit encore comme si tu vivais dans une grotte. Comme si chaque bruit était un danger mortel. Comme si chaque rejet social était une exclusion de la tribu, donc une mort certaine. Dans la savane, si tu étais rejetée par ta tribu, tu mourais. Pas d'eau. Pas de nourriture. Pas de protection. Dead !

Donc ton cerveau a appris : rejet social = danger de mort.

Mais essaie d'expliquer ça à la Vigie, qui ne connaît pas la différence entre un tigre à dents de sabre et un entretien d'embauche.

La Neuro s'amuse — Mission « Engrenage mécanique »

Sur le pont du navire, il y a une vieille machine à manivelle. Une fois qu'elle démarre, elle ne s'arrête plus.

La Vigie : « Hé ! Regarde là-bas ! Cette ombre ! Ça pourrait être dangereux ! »

Clic. Premier tour de manivelle.

La Bibliothécaire sort en courant : « Attends ! J'ai un souvenir de quelque chose qui ressemblait à ça ! Il y a trois ans ! Ça avait mal fini ! »

Clic clic. La machine tourne plus vite.

Le Conteur pose sa main sur la manivelle : « Et si cette ombre n'était pas un nuage ? Et si c'était un bateau ennemi ? Ils arrivent. Ils sont armés. Ils nous attaquent. On coule. On se noie. Tout le monde meurt. »

Clic clic clic clic.

Le Moussaillon panique : « Il faut faire quelque chose ! Vite ! Maintenant ! »

La Vigie : « Exactement ! Et tu sens ça ?! Ton cœur bat plus vite ! Tes mains tremblent ! C'est la preuve qu'il y a un danger ! »

Clic clic clic clic clic clic.

Le Capitaine essaie d'intervenir : « Attendez, on peut analyser calmement avant de... »

La Bibliothécaire feuillette frénétiquement : « Attends ! J'ai d'autres souvenirs ! Toutes les fois où on a vu des ombres ! 2009 : mauvais. 2014 : terrible. 2019 : catastrophique ! »

Clic clic clic clic clic clic clic clic.

La machine est en mode apocalypse. De la fumée sort. Des boulons volent. Le pont tremble. Le corps passe en mode survie : cœur qui cogne, respiration courte, muscles tendus, sueur dramatique. Et le danger ?

C'était juste un nuage. Un nuage tout mignon qui ressemblait vaguement à un lapin.

Mais maintenant, les sensations physiques sont devenues la preuve qu'il y avait vraiment un danger. La peur crée les symptômes. Les symptômes renforcent la peur. La peur amplifie les symptômes. La machine s'auto-alimente.

Épilogue : Quelques heures plus tard, le nuage est passé. L'équipage est épuisé.

Le Capitaine soupire : « C'était juste un nuage. »

La Vigie : « Ouais, mais on ne pouvait pas savoir. Mieux vaut prévenir. »

Le Conteur : « Et puis ça aurait pu être un bateau ennemi. »

Le Moussaillon : « Bon... on fait quoi la prochaine fois qu'on voit une ombre ? »

Tous ensemble : « On panique ! »

Le Capitaine se prend la tête dans les mains : « On est foutus. »

Le théâtre intérieur

La peur est une metteuse en scène redoutable. Elle installe les décors, éclaire les zones d'ombre, distribue les rôles. Et toi, tu es toujours le personnage principal de la tragédie, mais elle décide de tout ! Et sans te consulter au préalable. Elle te raconte ta propre chute avec un luxe de détails : les gestes, les sons, les odeurs, jusqu'à la dernière réplique. Et plus tu regardes la pièce, plus tu oublies que ce n'est qu'une représentation, pas la réalité.

Pourquoi est-ce important de comprendre comment elle agit ?

Parce qu'il y a un moment où tu peux quitter ton rôle. Sortir du faisceau de lumière, passer derrière le rideau, voir les câbles, les techniciens, les faux murs en carton-pâte. Pour cela, tu dois commencer par te poser la seule vraie question : suis-je en danger de mort ?

Si la réponse est non, alors pourquoi laisser ce vacarme intérieur diriger ton corps comme si ta vie en dépendait ? La peur est parfois un signal utile. Mais souvent, ce n'est qu'un vieux système d'alarme qui hurle pour rien. Et toi, tu as le droit (et le pouvoir) de baisser le volume lorsqu'elle te crie trop dans les oreilles.

Peur perçue et peur réelle

L'amygdale adore faire du bruit. Elle hurle avant même d'avoir vérifié s'il y a un vrai danger, parce qu'elle reçoit l'info plus vite que ton cortex (oui, le capitaine) et qu'elle déclenche une cascade de réactions avant même que tu saches ce qui se passe. Résultat : un bruit dans la nuit et ton corps part en mode survie alors que c'est juste un meuble qui craque.

Ce qui est fou, c'est que ton cerveau utilise le même circuit pour une menace réelle et une menace imaginaire, comme si un SMS de ton boss et un tigre affamé méritaient exactement la même réponse. À force, ça te lessive, ça te vide, ça te met en tension pour des ombres. Mais quand tu comprends que ce vacarme n'est pas un danger, juste un raccourci neuronal trop zélé, tu commences à y voir clair. Et là, tout change, non pas parce que tu deviens courageuse, mais parce que tu arrêtes de prendre chaque alerte pour un danger potentiel.

Les peurs silencieuses

La peur ne se manifeste pas toujours sous la forme d'un craquement dans la nuit ou d'un serpent dressé devant nous. Parfois, elle est silencieuse, presque invisible. Elle se glisse dans nos relations, dans nos choix, dans notre attitude.

Ces peurs-là ne déclenchent pas de montées d'adrénaline fulgurantes. Mais elles peuvent être tout aussi dangereuses parce qu'elles nous rongent de l'intérieur.

La peur du changement. Ton entreprise réorganise tout et tu paniques avant même de savoir ce qui va changer pour toi. Ton corps se crispe. Ton estomac se noue. Alors que souvent, le changement n'implique pas la catastrophe que tu imagines.

La peur d'être jugée. Tu dois présenter ton idée en réunion et tu sens tous les regards braqués sur toi. Gorge sèche. Mains moites. Cœur qui s'emballe. Alors que la plupart des gens écoutent à moitié et pensent à leur liste de courses.

La peur de l'abandon. Une amie annule vos rendez-vous plusieurs fois de suite et tu te dis « elle va s'éloigner, je vais me retrouver seule ». Boule dans la gorge. Froid dans la poitrine. Alors qu'elle est peut-être juste débordée et que ça n'a rien à voir avec toi.

La peur du rejet. Tu envoies un message important et la personne ne répond pas pendant trois jours. Tu vérifies ton téléphone toutes les dix minutes. Tu remplis le vide avec des scénarios catastrophes. Alors qu'elle a peut-être juste oublié de répondre.

La peur de l'échec. Tu hésites à lancer ton projet parce que « et si ça ne marche pas ? ». Nœud à l'estomac. Envie de procrastiner. De tout abandonner avant même d'essayer. Alors que l'échec, c'est juste un retour d'information. Pas une condamnation à perpétuité.

La peur perçue est souvent amplifiée par notre histoire personnelle et nos croyances. En prenant le temps d'analyser après coup, on transforme la peur en boussole pour mieux se protéger... et pour avancer sans s'oublier.

Apprendre à cohabiter avec sa peur

J'ai compris que la peur ne disparaît jamais complètement. Elle est comme cette petite voix dans ma tête qui, parfois, me rend service : dans ce cas-là, elle est utile.

Mais il y a aussi la version « *drama queen* » de cette voix, celle qui s'emballe pour rien : là, je sais que ce n'est pas une peur réelle, juste un scénario catastrophe amplifié par la Vigie.

Alors je la mets en concurrence avec une autre voix, celle qui a l'intonation du coach de Serena Williams et qui me hurlerait dans l'oreille avec un mégaphone :

« Tu es une *warrior*. Rien ne peut t'arrêter. Vas-y, fonce et montre-leur ! »

Et tu sais quoi ? Ma peur, qui a aussi la trouille de ce coach. La Vigie se fait alors toute petite.

C'est comme ça que tu reprends le contrôle : pas en supprimant la peur, mais en choisissant quelle voix on écoute. Et lorsqu'on arrête de laisser la peur dicter sa vie, on devient une championne. On s'entraîne à ne plus l'écouter. *Et de grandes choses finissent toujours par arriver... quand on ose se lancer !*

Alors la prochaine fois que la peur débarquera sans prévenir, demande-toi : *Est-ce que cette peur est là pour me protéger, ou est-ce qu'elle est juste en train de me voler la vedette ?*

Si c'est la deuxième option, remercie-la pour son inquiétude... puis reprends le clap de ton propre film.

Partie 2

Les eaux vives

Le Top End, Northern Territory

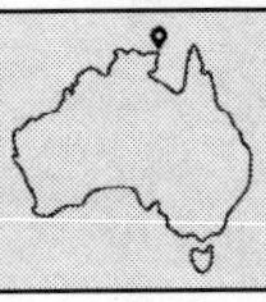

Arrivée à Nhulunbuy — 1 an avant l'impact

Puis les paysages rouges et désertiques ont laissé place à autre chose. Plus vert. Plus humide. Plus vivant. Le nord de l'Australie. Le Top End. Darwin d'abord, ville moite et bruyante, puis un avion encore plus petit, un truc qui vibrait comme un frigo mal vissé, direction Nhulunbuy. Le paysage changeait à chaque kilomètre. Fini le rouge aride du Centre. Ici, c'était vert. Luxuriant. Tropical. L'air lui-même avait une texture différente — épais, chargé d'humidité, même en pleine saison sèche. Il sentait l'océan, la végétation dense, la terre mouillée. C'était un autre monde. Un autre type d'Australie. Car j'étais peut-être aussi devenue un autre type de nana.

Nhulunbuy. Une petite ville minière coincée tout en haut du Top End, à environ quatorze heures de route de Darwin — autant dire, au bout du monde. Isolée. Coupée. Suspendue au bord du continent comme une pensée oubliée. Ici, les dangers n'étaient plus les mêmes. Pas de serpents tapis dans les spinifex. Non. Ici, c'étaient les cyclones qui déchiraient le ciel en été, les crocodiles qui rôdaient sur les plages paradisiaques, transformant chaque baignade en roulette russe. Et pourtant, c'était le luxe : un vrai supermarché avec un rayon fruits et légumes, une piscine, un complexe sportif, un petit hôpital, un poste de police, un lycée, des kinés, des médecins, une psy, même une acupunctrice. Le luxe... mais un luxe isolé.

Chaque matin, j'avais vingt minutes de route pour aller jusqu'au centre de dialyse à Yirrkala, où je bossais en solo. Une route qui traversait la brousse tropicale, dense, verte, vivante. Le plus gros danger ? Les buffalos.

Des créatures sorties tout droit d'un cauchemar sponsorisé par National Geographic. Bon sang, ils sont massifs. Noirs. Avec des cornes larges comme des guidons de moto. Ils traversent la route sans prévenir, comme des divas qui font leur entrée sur scène : « C'est moi, dégage. »

La première fois que j'en ai vu un planté au milieu de la route, j'ai failli hurler. Et encore, hurler, c'est gentil. J'ai fait un bruit entre le cri d'un dauphin en détresse et le dernier souffle d'un accordéon percé. Quand on m'en avait parlé, j'avais répondu avec l'arrogance d'une Européenne qui n'a jamais vu autre chose qu'une vache normande : « Ouais, c'est une grosse vache, quoi ! » Ouais. Non. Pas du tout.

Parce que quand tu en as un juste devant ton capot, qui te regarde droit dans les yeux, à hauteur de ton nez, avec cette expression du style : « Si tu bouges, je te charge », eh bien tu réalises très vite que ce n'est pas une vache. C'est un tank. Avec des poils.

Crois-moi, le dernier truc qui te traverse l'esprit, c'est de descendre de la voiture pour l'hypnotiser façon Crocodile Dundee, comme si tu pouvais enfumer un buffle avec un Shaka à l'envers. Non. On va attendre qu'il traverse. Patiemment. Gentiment. Je crois que l'envie d'essayer le rodéo m'est passée une bonne fois pour toutes !

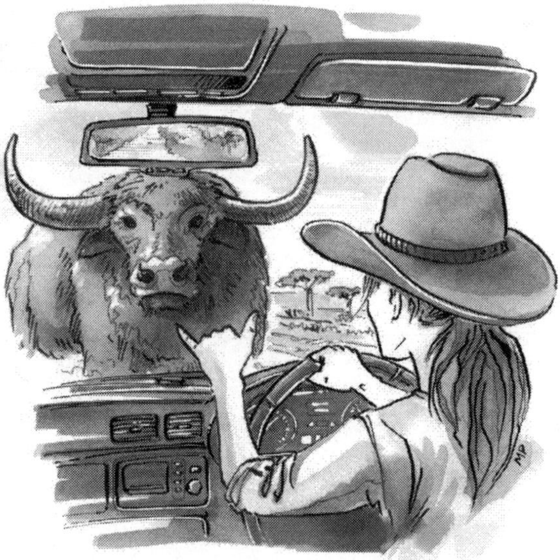

J'allais habiter dans une petite maison toute violette. Entourée de plantes vertes qui formaient une sorte de jungle miniature. Ma collègue, que je remplaçais pour trois mois, y vivait à temps plein avec son mari et leurs trois enfants. La maison gardait encore leur présence : des dessins d'enfants collés sur le frigo, des jouets oubliés dans un coin, une atmosphère chaleureuse, familiale, vivante. Ce qui accentuait ma récente solitude.

J'ai posé ma valise dans la chambre. Défait mes affaires. Rangé mes vêtements dans l'armoire qui sentait encore le parfum de quelqu'un d'autre. Mis mes produits de toilette dans la salle de bain. Ouvert le frigo vide. Fermé le frigo vide. Regardé autour de moi. Silence. Juste le bruit du ventilateur au plafond qui tournait lentement, brassant l'air humide. Et cette sensation. Cette sensation de vide qui ne venait pas de la maison, mais de moi.

Quand la nuit tombait, ça devenait encore plus difficile. Il n'était pas rare que mon corps se mette en état d'alarme alors que je regardais une comédie romantique à dix-huit heures. Palpitations. Mains moites. Respiration entrecoupée qui s'accélérait, s'accélérait... *s'accélérait*... jusqu'à ce que je me lève du canapé, incapable de rester assise, marchant en rond dans la petite maison violette comme un animal en cage.

« Tu es seule », hurlait la Vigie depuis son nid-de-pie. « Personne ne pense à toi ! Regarde le vide autour ! C'est tellement sinistre ! »

J'essayais d'appeler en France. Amis. Famille. N'importe qui. Mais quand il est dix heures du matin là-bas, avec le décalage horaire, les gens n'ont pas que ça à faire d'essayer de me calmer entre deux patients, deux réunions, ou deux clients. Ils répondaient de façon distraite : « Ça va aller Stella. Courage. Faut que j'y aille là, bisous. » Clic. Et moi, je restais là, le téléphone contre l'oreille, écoutant la tonalité, me sentant encore plus seule qu'avant.

C'était presque comique : j'étais en Australie, dans des endroits reculés où chaque élément de la nature peut te tuer — serpents, crocodiles, buffalos, cyclones — et moi, mon plus grand danger, c'était... la solitude. Va comprendre.

Tu sais qu'il existe un mot pour ça ? La monophobie. La peur d'être seule. Mais rien à voir avec la peur d'être seule, célibataire ou sans partenaire. Seule physiquement dans un espace. C'est une peur très répandue, surtout chez les femmes qui ont passé des années à être « accompagnées », « en couple », « en duo », « en équipe ». Ton cerveau interprète la solitude physique comme un danger immédiat, même si objectivement, il n'y a rien.

C'est un mélange d'anxiété face à l'abandon, de peur du vide sensoriel, de peur d'être vulnérable ou de manquer de sécurité. La pire pensée qui te traverse l'esprit à ce moment-là, c'est la peur de « disparaître » si personne n'est là pour te voir. Comme si ton existence dépendait du regard d'un témoin.

Ton cerveau panique parce qu'il n'a plus de repère extérieur. Il se dit : « Si personne n'est là, je ne suis pas en sécurité. » Moi, j'étais monophobe puissance mille.

Ça a duré trois semaines. Chaque soir. Cette montée de panique qui arrivait comme une marée, prévisible, implacable. Je savais qu'elle viendrait. Je l'attendais. Et quand elle arrivait, je me laissais submerger, pleurant sur le canapé violet dans la maison violette au bout du monde, me demandant ce que je foutais là, pourquoi j'avais quitté quelqu'un de bien, si j'allais passer le reste de ma vie seule dans des maisons qui ne m'appartenaient pas, à fuir quelque chose que je ne comprenais même pas.

Ce que l'on dégage

Nos bouées dérivent côte à côte, portées par un courant paresseux. Le soleil tape doucement sur l'eau, et tout semble... normal. Paisible. Presque innocent.

Je te jette un regard en coin.

« Tu sais... il y a un truc dont je dois te parler. »

Le courant ralentit, comme s'il voulait écouter, lui aussi. Une libellule traverse devant nous, puis plus rien. Juste le silence, l'eau, et cette sensation étrange que la vérité flotte juste sous la surface.

« On dégage tous une énergie. Un signal. Une fréquence. Appelle ça comme tu veux. On a tous deux choses : ce que les autres voient... et ce qu'on émet sans s'en rendre compte. Le reflet et la résonance. »

Je tapote ma bouée du bout des doigts, comme si je cherchais du courage dans le plastique.

« Moi, je croyais que les gens voyaient mon reflet. Ce que je montrais. Ce que je pensais contrôler. »

Je te désigne la surface de l'eau où nos reflets apparaissent. Il y a ce que l'on voit, et ce que l'on ressent quand on est face à quelqu'un.

« Mais en vrai... On a tous une sorte de panneau lumineux au-dessus de la tête. Un truc énorme. Fluo. Visible depuis l'espace. Et c'est ce que les gens captent. L'énergie que tu dégages. »

Je soupire, un rire nerveux coincé dans la gorge.

« Allez, viens. Je te raconte. Parce que si on veut comprendre ce qui s'est passé avec Noa, Alex, et tous les autres... faut commencer par-là. Par ce foutu panneau. »

LE PANNEAU LUMINEUX ÉMOTIONNEL

Tu ne t'es jamais demandé pourquoi certaines personnes entrent dans une pièce et l'inondent de leur charisme ? Ou que, lorsque quelqu'un te dit *je vais bien*, tu ressens tout le contraire ? Ce n'est pas ta parabole à émotion qui est ultra calibrée, mais ce quelque chose d'invisible pour toi, mais d'hyper perceptible pour les autres, qui transpire de toi et dit des trucs. Des trucs qu'on ne contrôle pas. Des trucs que l'on a pas du tout choisi d'afficher.

J'ai remarqué récemment, que quand je suis bien — genre vraiment bien, centrée, heureuse— le panneau clignote en mode « Tout va bien ici, merci, je gère ».

Résultat ? Les hommes me regardent. M'apprécient. Me trouvent sympa. Mais ne s'approchent pas trop. Parce que mon énergie dit : « Je n'ai besoin de personne. »

Mais quand je suis vulnérable ? Quand je me sens seule ? Quand je viens de divorcer et que je panique tous les soirs dans une maison violette au bout du monde ?

Là, le panneau change. Il devient *fluo*. Il clignote en rouge, orange, rose électrique. Comme une enseigne de bar ouvert 24 h/24 en plein désert. Et il dit : « Je suis disponible. Je suis seule. Quelqu'un peut-il venir me voir exister ? » Et devine quoi ? Les hommes arrivent. Pas un. Pas deux. *Tous*. C'est dingue. Vraiment dingue. Je ne cherche même pas. Je ne drague pas. Je ne fais rien de particulier. Juste... exister. Marcher. Respirer. Faire mes courses.

Et ils débarquent. Au supermarché, rayon céréales. Un mec qui « cherche les mêmes corn flakes que moi » et finit par me demander mon numéro. À la plage. Un surfeur qui sort de l'eau, s'approche, commence à me parler comme si on se connaissait depuis toujours. Dans la rue. Un voisin qui vient retirer une immense araignée du mur du salon.

Au bar. Au boulot. Partout. *It's raining men*[2]. Littéralement.

Pendant des années, je me suis dit que c'était un hasard. Que j'étais juste « sociable ». Que les gens m'aimaient bien. Que j'avais de la chance. Mais non. Ce n'était pas de la chance. C'était mon attachement anxieux qui transpirait par tous les pores de ma peau. Parce que voilà ce que je dégageais sans le savoir :

Disponibilité émotionnelle totale. Mon regard disait : « Tu peux venir, je suis ouverte. »

Besoin de validation. Mon sourire disait : « Dis-moi que j'existe, s'il te plaît. »

Vulnérabilité accessible. Mon énergie disait : « Je suis blessée, mais tu peux me sauver. »

Et les hommes ? Ils captaient ça. Inconsciemment. Certains parce qu'ils voulaient « sauver la princesse ». D'autres parce qu'ils cherchaient quelqu'un qui s'attacherait vite. D'autres encore parce que mon énergie leur disait : « Facile. Rapide. Sans résistance. »

Ce n'est pas de la spiritualité. Ce n'est pas la loi de l'attraction avec des bougies parfumées à la vanille-coco. C'est de la psychologie pure. C'est ton langage corporel. Ton regard. Ton sourire. La façon dont tu te tiens. La façon dont tu respires. La façon dont tu écoutes quand quelqu'un te parle. Tout ça envoie des signaux.

Et moi, à Nhulunbuy, fraîchement divorcée, paniquant tous les soirs, incapable de rester seule plus de trois semaines ?

Mon signal était clair. « Je suis une bouée dégonflée qui cherche désespérément quelqu'un pour se sentir exister. »

Alors oui. Les hommes sont venus. Ils sont venus parce que je les ai appelés. Pas avec des mots. Pas avec des gestes. Avec mon énergie.

---

[2] It's raining men : il pleut des hommes. It's raining men — tu sais, cette chanson délirante des années 80 où les Weather Girls chantaient qu'il pleuvait littéralement des hommes du ciel. Genre jackpot céleste pour célibataires.

Avec ce panneau lumineux invisible qui clignotait au-dessus de ma tête comme une enseigne de motel cheap sur une route déserte :

« *Vacancy*. Chambre disponible. Entrez, c'est ouvert. »

Et maintenant ? Maintenant je le sais. Je sais que je dégage quelque chose. Je sais que mon attachement anxieux se voit à des kilomètres. Je sais que quand je suis vulnérable, je deviens magnétique. Pas parce que je suis irrésistible. Mais parce que je suis disponible. Et ça, pour certains hommes, c'est exactement ce qu'ils cherchent.

La rencontre avec Noa - 1 an avant l'impact

J'étais là, debout dans mon petit spot parfait, assez proche pour sentir la musique vibrer dans ma poitrine, assez loin pour ne pas être écrasée par la foule. Ma bière à la main, je bougeais légèrement avec le rythme, les yeux fermés, laissant la musique faire son travail d'anesthésie sociale.

Et puis quelqu'un m'a percutée. Fort. Ma bière a volé. Littéralement. Un arc parfait dans les airs, comme au ralenti, avant de s'écraser par terre dans une explosion de mousse pathétique qui m'a éclaboussée de la tête aux pieds.

« *Oh fuck ! Sorry*! »

Je me suis retournée.

Putain.

Ça aurait pu être un gamin, un vieux, un bedonnant, une plouc, mais non ! Un mec. Avec le genre de sourire qui ne veut pas vraiment dire « oups », mais qui veut dire « salut ». Le genre de mec qui sort tout droit d'un catalogue pour destinations exotiques, catégorie « fantasme île paradisiaque ». *Grand.* Vraiment grand, le type. Il m'a fait lever la tête et imaginer un instant que je mesurais un mètre soixante et des poussières. Peau mate, presque dorée, comme si le soleil avait passé des années à la perfectionner. Des tatouages tribaux qui couraient le long de son bras droit, racontaient une histoire, une lignée, des îles du Pacifique. Cheveux noirs. Tenue décontractée. Et ce sourire. *Mama Mia* ce de sourire. Impeccable. Éclatant.

« C'est bon », j'ai dit, regardant ma bière morte sur l'herbe.

« Non, ce n'est pas bon. Je te dois une bière. Minimum. » Il me regardait avec cette intensité décontractée que seuls *les insulaires* maîtrisent — genre « je suis relax, mais je te scanne et j'aime ce que je vois ».

« T'es nouvelle ici ? » a-t-il demandé en me tendant sa bière pendant qu'il partait m'en chercher une autre.

« Ça se voit tant que ça ? »

« Ouais. Nhulunbuy c'est petit. Je connais tout le monde. Toi, je ne t'ai jamais vue. »

Quand il est revenu avec deux bières, une pour moi, une nouvelle pour lui, il s'est installé à côté de moi. Pas trop près. Juste assez. Cette distance calculée qui laisse juste suffisamment de place pour que tu te demandes ce qui se passerait si elle disparaissait.

On est restés là, à écouter la musique, à boire, à parler de rien... d'où je venais, comment je survivais aux buffles, pourquoi Nhulunbuy ressemblait au bout du monde, mais en version paradis tropical. Il riait facilement. Un vrai rire communicatif. Et moi, j'absorbais. Cette légèreté. Cette facilité. Ce truc que je n'avais pas ressenti depuis... euhhh, depuis quand ?

Jusqu'à ce que le groupe joue un truc plus rapide et qu'il me tende la main.

« On danse ? »

J'ai pris sa main.

Et là. *Oh là.*

Il dansait comme un dieu. Hanches qui bougeaient, corps qui suivait la musique comme si elle l'habitait, ce *flow* naturel que certaines personnes ont juste dans le sang. Il m'a fait tourner, m'a attirée contre lui, m'a relâchée, m'a rattrapée. Et moi, je riais. *Je riais.* Vraiment. Pas le rire poli. Le rire qui vient des tripes. *Pourvu que mon rire lui plaise.*

J'étais tellement en manque. De danse. De fun. De bain de foule. De soirées trop fortes où tes oreilles bourdonnent le lendemain. Et lui, il était comme un cocktail tropical : sucré, dangereux, enivrant. C'était exactement ce dont j'avais besoin, juste assez pour me faire oublier quelques minutes que ma vie était un chantier.

Et c'est là que mon cerveau a commencé à me vendre son pitch.

Tu as besoin de ça, Stella. Tu as passé trois semaines enfermée dans une maison violette à faire des crises de panique devant des comédies romantiques. Tu mérites de t'amuser. Tu mérites de te sentir désirable. Tu mérites un mec qui te fait tourner sur une piste de danse comme si t'étais Beyoncé. Ce n'est pas grave si ce n'est pas sérieux. Ce n'est pas grave si c'est temporaire. C'est exactement ce qu'il te faut. Un peu de légèreté. Un peu de fun. Un peu de... lui.

J'ai souri. J'ai bu une autre gorgée. J'ai dansé encore plus proche.

Parce que oui. C'était exactement ce dont j'avais besoin.

Non, mais attends, on parle de quoi là ?

Un *rebound*, c'est cette personne que tu fréquentes juste après une rupture. Pas parce que tu la veux vraiment... mais parce que tu veux oublier l'autre. Le *rebound*, c'est le château gonflable émotionnel. Tu sautes dedans pour ne pas toucher le sol. Parce que tu as peur du vide. Parce que tu veux prouver que tu es encore « désirable ». Parce que tu veux te sentir vivante, éviter la douleur, te venger (oui, soyons honnêtes), te distraire, te rassurer, ou simplement te dire « je suis passée à autre chose », même si ce n'est pas vrai du tout.

Le *rebound*, c'est un pansement émotionnel. Un anti-douleur humain. Un Doliprane sentimental. C'est littéralement : « Je ne veux pas être seule avec moi-même, alors viens me distraire, merci. » C'est le joueur que tu fais entrer sur le terrain juste pour dire que t'as encore une équipe.

Et qui fait ça ? Tout le monde. Absolument tout le monde. Même les gens qui disent « moi jamais ». Les hommes, les femmes, les non-binaires, les célibataires fraîchement divorcés qui pleurent dans des avions. C'est universel.

Et comment ça se passe en vrai ? Mal, dans la majorité des cas. C'est ça qui est drôle. C'est comme manger un kebab à trois heures du matin : sur le moment tu te dis « ça va me sauver », et le lendemain, tu te réveilles en te demandant « mais pourquoi j'ai fait ça ».

Le plan cul te détend. Le *rebound* te détruit. Mais il te fait rire après coup.

Sauf que ce soir-là, on n'a pas fini ensemble.

Après deux pirouettes dans les airs, trois petits tours et puis s'en vont. Il a croisé un pote, m'a fait comprendre qu'il s'éclipsait pour quelques secondes, et je ne l'ai pas revu.

Le concept d'appartenance

Quelques jours plus tard, j'avais enfin réussi à me faire un groupe d'amis. Effet boule de neige : un café devenait barbecue, un barbecue devenait groupe WhatsApp, et soudain, j'étais invitée partout. Miracle : j'avais une tribu.

Et tu sais quoi ? Mon corps s'est métamorphosé. Je respirais mieux. Mon sommeil s'est amélioré. Mon cœur ne battait plus comme une alarme incendie. Mon cerveau a arrêté de tourner en boucle comme une playlist bloquée sur « drame intérieur ».

Pourquoi ? Parce que mon système nerveux venait de recevoir le signal qu'il attendait :

« Tu n'es pas seule. Tu appartiens à un groupe. »

Un besoin fondamental

En 1995, deux chercheurs — Baumeister et Leary — ont publié une étude qui a fait l'effet d'une bombe dans la psychologie : le besoin d'appartenance n'est pas un petit bonus sympa, c'est aussi vital que manger ou boire. Donc, *non négociable*.

Tu n'es pas « trop sensible » quand tu souffres de solitude. Tu n'es pas « faible » quand tu as besoin de connexion. Tu es juste... humaine. Programmée pour survivre en groupe. Pendant des millénaires, être seule = être morte. Les prédateurs, le froid, la faim. On ne survivait *pas* seule. On survivait ensemble. La tribu, c'était notre assurance-vie.

Résultat ? Ton cerveau a gardé cette programmation. Même aujourd'hui, ton amygdale ne fait pas la différence : solitude = danger, appartenance = sécurité.

Trouver sa moitié

Mais ce besoin ne s'arrête pas au barbecue du samedi soir. Au-delà de la tribu, on cherche aussi une personne. Un partenaire. Quelqu'un avec qui former une équipe de deux.

Dans *Attached*, Amir Levine et Rachel Heller expliquent que nous sommes biologiquement câblés pour rechercher un lien proche et stable. Pas n'importe quel lien : un lien sécurisant. Une « base sûre» à partir de laquelle on peut explorer le monde.

Ton cerveau veut quelqu'un qui te dit : « Je suis là. Tu peux y aller. Je te regarde. » Quelqu'un qui te permet de prendre des risques parce que tu sais que si tu tombes, il sera là pour te rattraper. Ce n'est pas de la dépendance affective, c'est de l'intelligence évolutive. Les couples stables avaient plus de chances de protéger leurs enfants et de construire quelque chose de durable. Ceux qui restaient seuls ? Ils étaient désavantagés.

Résultat : nous avons tous hérité de ce câblage. Trouve quelqu'un. Attache-toi. Construis. Mais parfois, ce câblage nous joue des tours. Parce qu'on s'attache à n'importe qui. Juste pour combler le vide. Juste pour que notre amygdale arrête de sonner l'alarme.

L'isolement blesse ton corps (et pas seulement ton ego)

Et le pire ? Ce n'est pas seulement dans ta tête. C'est dans ton corps.

Bessel van der Kolk, dans *The Body Keeps the Score*[3], montre que l'isolement social active les mêmes zones du cerveau que la douleur physique. Être exclu d'un groupe fait mal. Littéralement. Comme une brûlure. Et quand tu restes isolée trop longtemps, ton système immunitaire faiblit, ton niveau de stress explose, ton risque de dépression et d'anxiété grimpe en flèche. Parce que ton corps reste en état d'alerte permanent, comme si tu étais en danger vingt-quatre heures sur vingt-quatre.

La seule chose qui calme ce système ? La connexion. Les relations soutenantes. Le sentiment d'appartenir. Van der Kolk le dit clairement : « Les relations de soutien jouent un rôle central dans le processus de guérison et dans le rétablissement d'un sentiment de sécurité et de connexion. »

Rejoindre une équipe

Dans la semaine, j'ai décidé de rejoindre l'équipe de volleyball.

J'avais vu une page scotchée sur le tableau des petites annonces du supermarché *Woolworths* — entre une offre de garde de chien et une voiture d'occasion. Papier blanc, écriture noire au feutre : « Volley — tout âge, tout niveau — jeudi soir dix-huit heures. » Parfait. Je me suis dit : *allez, bouge ton cul, Stella. Tu arrêteras de raconter ta vie sentimentale aux machines de dialyse... et aux buffles suicidaires.*

---

3 The Body Keeps the Score : Traduit en français sous les titres « Le corps garde le score » et « Le corps n'oublie rien ». Un livre phare sur la manière dont le traumatisme s'imprime dans le corps — et sur le fait que la guérison passe autant par le système nerveux que par les mots.

J'y suis allée en pensant que j'avais toujours un corps de vingt ans. Quelle déception. Je pense que la gravité augmente avec l'âge.

Le gymnase sentait cette odeur universelle des salles de sport — sueur, caoutchouc, et désinfectant qui masque mal la première. Les néons blancs crus faisaient briller le parquet verni. Une dizaine de personnes s'échauffaient déjà, étirant leurs mollets, faisant rouler leurs épaules, tapant dans le ballon avec cette aisance des gens qui font ça depuis des années.

Moi, je portais un vieux short de sport et un débardeur qui avait connu des jours meilleurs. Mes baskets couinaient sur le sol. J'ai rejoint le groupe avec ce sourire mi-confiant mi- « j'espère-que-je-vais-pas-me-ridiculiser ».

Le ballon faisait plus mal que dans mes souvenirs. Beaucoup plus mal. Chaque réception vibrait dans mes avant-bras comme si je stoppais des boulets de canon. Le souffle revenait moins vite — surtout quand tu fumes presque un paquet par jour et que ta seule activité physique récente, c'est marcher pour éviter les crises de panique.

Et on n'était que deux filles. Moi et une Australienne bâtie comme un pilier de rugby qui smashait avec la force d'un cyclone de catégorie cinq. Les ballons fusaient comme des missiles. Mes smashes à moi ? Des caresses de koala comparées aux leurs. Des petites tapes polies qui disaient « pardon, excusez-moi, je suis là ».

Mais je me suis amusée. Vraiment. Je riais quand je ratais. Je criais quand je réussissais. Je sentais mes muscles se réveiller, ma peau transpirer, mon cœur cogner dans ma poitrine — pas d'anxiété cette fois, juste d'effort. C'était bon. C'était vivant. Je savais que les courbatures allaient me hurler dessus toute la semaine, mais j'étais fière de moi.

Jusqu'à ce que.

Un ballon arrive droit sur moi. À toute vitesse. Le genre de trajectoire où ton cerveau calcule en une fraction de seconde : « Tu vas souffrir. » C'était soit mon nez, soit mon pouce.

J'ai levé les mains pour bloquer.

Crac.

Oh *putain* ce que ça fait mal, les doigts.

Une douleur aiguë, électrique, qui a fusé de mon pouce jusqu'à mon coude. J'ai lâché un cri — pas un cri digne, un vrai cri de douleur. Pour l'élégance, on repassera... Je me suis pliée en deux, la main coincée entre mes cuisses, soufflant comme une femme en plein travail, essayant de respirer à travers la douleur qui pulsait, pulsait, pulsait.

« *Fuck. Fuck fuck fuck.* »

Les larmes montaient. Pas parce que je pleurais vraiment, mais parce que mon corps réagissait automatiquement à la douleur. Je serrais les dents, les yeux fermés, essayant de garder un semblant de dignité. Une main s'est posée sur mon épaule. Grande. Chaude. Ferme, mais douce.

« Hey. Ça va ? Viens, faut mettre du froid là-dessus. »

Voix grave. Calme. Le genre de voix qui donne immédiatement envie de faire confiance.

Je l'ai suivi jusqu'à la petite salle à côté des vestiaires — un placard glorifié avec un frigo, quelques chaises pliantes et des affiches jaunies sur les murs. Il a ouvert le haut du frigo, sorti un paquet de petits pois congelés tout givré et l'a posé délicatement sur mon pouce qui était déjà en train de gonfler à vue d'œil, virant au rouge-violet.

Le froid a mordu ma peau. Presque aussi douloureux que le choc. Mais nécessaire.

« Merci », ai-je soufflé, la voix encore tremblante. J'ai relevé la tête.

Et là.

Oh punaise.

J'ai compris l'importance d'avoir sauvé mon nez.

Devant moi : un grand mec. Genre vraiment grand — au moins un mètre quatre-vingt-cinq. Blond. Pas blond décoloré de surfeur, blond naturel doré qui brille sous les néons. Yeux bleus. Bleu clair, presque transparent, avec cette intensité qui te donne l'impression qu'il voit à travers toi. Athlétique. Épaules larges, taille fine, bras musclés sans être trop — le genre de corps qui aime bouger, pas soulever de la fonte dans une salle. À peine la trentaine. Peut-être trente et un, trente-deux maximum. Il portait un tee-shirt gris clair trempé de sueur qui collait à son torse, un short de sport noir, des baskets usées. Ses cheveux étaient en bataille, mouillés sur le front. Et il avait cet air inquiet, concentré sur mon pouce comme si c'était une urgence nationale, ses sourcils froncés, sa bouche légèrement ouverte.

Mon cerveau a fait : *Oh. Oh. Bonjour*.

Ma dopamine a fait : *Yeeesss enfin* !

Mon pouce a fait : *Aïeeeee putain* !

« Ne t'inquiète pas », j'ai dit, essayant de reprendre contenance. « J'ai vu pire. Je suis infirmière. Crois-moi, un doigt gonflé ce n'est rien comparé à... enfin, tu ne veux vraiment pas savoir. »

Il a souri. Un petit sourire en coin qui creusait une fossette dans sa joue gauche.

« Oh, je n'en doute pas. Disons que si tu voulais rentrer à Darwin en auto-stop, ce n'est pas en bonne voie... »

L'humour. L'arme secrète. Le test universel. Si un mec fait de l'humour dans une situation de merde — ou mieux, rit de mes blagues pourries —, c'est bon signe.

J'ai ri. Un vrai rire, même si ça faisait encore mal et que mes larmes coulaient toujours.

« J'espère que ce n'est pas cassé », a-t-il ajouté, ses yeux descendant vers mon pouce avec une vraie préoccupation.

En vrai, tout ce que j'espérais, c'était qu'il reste avec moi le plus longtemps possible. Que ce moment s'étire. Que le froid des petits pois dure éternellement.

Il a tiré une chaise pliante, l'a ouverte avec un claquement métallique, et s'est assis à côté de moi. Assez proche pour que je sente son odeur — sueur propre, déodorant qui s'estompe, quelque chose de frais dessous. Pas de parfum. Juste... lui.

« D'où tu viens ? » a-t-il demandé, s'installant confortablement, comme s'il avait tout son temps.

« France. Mais j'ai déjà vécu cinq ans sur la côte Est. »

« Et comment t'as atterri ici ? À Nhulunbuy, au bout du bout du monde ? »

« Je remplace une collègue pour trois mois, je suis infirmière de dialyse »

Il a hoché la tête. « Ah ouais, je connais. »

« Et toi ? T'es d'ici ? »

« Ouais. Né et grandi. »

J'ai essayé d'imaginer. Une enfance ici. À Nhulunbuy. Sans trains. Sans centres commerciaux où traîner le samedi. Sans parcs d'attractions. Sans cinémas avec écran géant et pop-corn qui coûte plus cher que le billet. Sans métro bondé, sans cafés à chaque coin de rue, sans librairies ouvertes tard le soir. Juste... ça. La brousse. L'océan. Les buffles. Les cyclones. L'isolement.

Comment grandit-on (et reste-t-on) dans un endroit pareil ?

« Je ne peux même pas imaginer », ai-je dit honnêtement.

« C'est différent. Mais c'est bien. T'apprends à apprécier les choses simples. La nature. Les gens. Les vraies connexions. »

On a discuté. Cinq minutes. Dix. Quinze. Je ne voulais pas que ça s'arrête. Je posais des questions. Il répondait. Il posait des questions. Je répondais. Ce flow facile, naturel, où tu sens que l'autre est vraiment là, vraiment intéressé.

Et puis il a dit un truc qui a fait vibrer quelque chose en moi.

« Je suis pilote. »

Mon. Fantasme. Numéro. Un.

Ma belle lectrice, je te laisse les pompiers avec leurs calendriers torse nu. Je te laisse les militaires avec leurs treillis et leurs ordres. Je te laisse les plombiers sexy des pornos. Moi, les pilotes... il y a un truc. Quelque chose que je ne peux pas expliquer rationnellement, mais qui est là, ancré profondément dans mon ADN de femme avec besoin de contrôle.

L'uniforme. Les épaulettes. La casquette. Le cockpit avec tous ces boutons, ces leviers, ces écrans. Cette compétence. Cette maîtrise. Cette responsabilité. Dans un avion, je suis terrifiée, mais s'il y a un pilote sexy aux commandes ? Soudainement ma trouille se transforme en... autre chose. Peut-être est-ce ma peur de l'avion qui rend le métier encore plus sexy. Comme si ma vie était entre leurs mains. Mon corps entre leurs mains. Cette dépendance. Cette vulnérabilité. *Oh là là.*

Stop. Arrête de penser à tout ça. Il va vraiment falloir que tu te trouves un *rebound.*

J'ai même osé lui demander — parce que j'avais besoin de savoir, parce que mon cerveau était déjà en train de calculer les probabilités :

« Le *pool Tinder*[4] ici, c'est comment ici ? Genre, il y a vraiment des nanas avec qui tu n'as pas été à l'école et avec qui tu serais susceptible de sortir ? »

Il a ri. Un vrai rire.

« Trois mille habitants. On fait vite le tour quand tu enlèves les *FIFO*[5] qui ne sont jamais là, les familles avec enfants, les moins de dix-huit ans, les retraités qui jouent au golf, les campeurs de passage, les

---

4 Pool Tinder : Zone de pêche amoureuse locale. Dans une petite ville de 3 000 habitants, ça équivaut à trois poissons dans un lac : l'un est ton voisin, l'autre ton collègue et le dernier est un FIFO qui repart demain.

5 FIFO : Fly-In-Fly-Out : Mode d'organisation du travail (ou navettage aéroporté) où les salariés sont transportés par avion vers des sites isolés pour une période de travail intensif, suivie d'une période de repos à leur domicile.

éternels célibataires qui le sont pour une bonne raison... Ce n'est pas simple, c'est vrai. »

« Donc personne. »

« Donc... on observe. »

Il a changé de ton. Plus sérieux. Plus mature. Presque zen. Ses yeux bleus se sont plantés dans les miens.

« On observe. Ceux qui sont là de passage. Ceux qui restent. Ceux qui débarquent, sèment la pagaille, puis s'en vont en laissant les dégâts derrière eux. Toi, par exemple. »

Il a fait une pause. Délibérée. Puis a ajouté :

« Tu restes combien de temps ? »

« Trois mois. »

Silence. Chargé. Lourd.

« Et tu as prévu de mettre la pagaille en ville ? »

J'ai souri. Pas mon sourire dragueur. Mon sourire honnête.

« Pas volontairement, non. »

Il a souri aussi. Mais son sourire disait autre chose. Il disait : « Je te crois. Mais ça va arriver quand même. »

Moi aussi je souriais. Mais en dessous, je décodais. Le message était clair : pas de fille de passage sur son tableau de chasse.

C'était peut-être un grand sensible. Celui qui tombe amoureux trop vite et se fait démolir quand la fille repart. Ou juste un mec bien. Celui qui a appris à protéger son cœur dans une ville trop petite où tout le monde sait tout.

Il était craquant. Vraiment craquant. Le genre de mec que tu veux ramener chez toi, pas juste pour une nuit, mais pour... plus. Pour des matins paresseux. Pour des dimanches au lit. Pour des conversations qui durent des heures.

Mais il venait de tracer une ligne invisible entre nous. Une ligne qui disait : « Je te trouve belle, mais je ne franchirai pas. »

Il s'est levé. A replié sa chaise avec un claquement métallique.

« Fais attention à ce pouce. Mets de la glace ce soir aussi. Et si demain c'est tout violet et gonflé, va voir un médecin. »

« Oui, docteur », ai-je dit avec un petit sourire.

Il a ri. « Pilote, pas docteur. Mais j'ai des notions. »

« Des notions de premiers secours ou des notions de comment s'occuper des filles qui se blessent au volley ? »

« Les deux. »

Il est parti en souriant sur le terrain où le jeu continuait sans nous.

Je suis restée assise là, le paquet de petits pois décongelés à moitié sur mon pouce, à moitié coulant sur mes cuisses. La porte du gymnase était ouverte. Je le voyais de profil. Riant avec ses potes. Sautant pour smasher. Ce corps en mouvement. Cette aisance.

Mon pouce pulsait toujours. Mais ce n'était plus ça qui occupait mon esprit.

C'était lui.

Alex. Le pilote. Celui qui traçait des lignes pour se protéger. Celui qui était exactement ce dont je n'avais *pas* besoin. Parce que j'étais censée chercher un *rebound*. Pas un mec bien. Pas quelqu'un qui pourrait me faire sentir quelque chose.

Je suis rentrée chez moi ce soir-là avec un pouce violet et un cerveau en ébullition.

Planer entre deux mondes

Le lendemain matin, sur le pont de *La Neuro s'amuse*, c'était encore l'hystérie.

La Neuro s'amuse - Le fantasme du pilote

Le Moussaillon sautillait partout. « Un pilote ! C'est le meilleur jour de l'année ! Il faut absolument qu'on... »

La Vigie l'a coupé net. « Attendez. Il a dit quoi ? "Filles de passage qui sèment pagaille" ? C'est un avertissement. »

Le Stratège a sorti son laser rouge, le pointant sur un tableau invisible. « Analyse : Il est intéressé, mais protège sa position. Profil : mec bien, blessures passées probables, ou peu d'expérience. Règles strictes, ne mélange pas sexe et émotions dans une ville de trois mille habitants où tout se sait. »

Le Capitaine a soupiré, épuisé d'avance. « On fait quoi alors ? »

Lady Sérotonine a haussé les épaules avec un calme olympien. « On attend. On observe. Comme lui. »

Le Moussaillon a boudé, les bras croisés. « Mais... c'est quand même un pilote... »

Je me suis souri à moi-même. Puis j'ai regardé ma patiente.

Elle me fixait comme si j'étais complètement timbrée.

Arrête de partir dans tes pensées, Stella. T'as deux énormes aiguilles calibre quinze à lui planter dans le bras pour qu'elle puisse avoir sa dialyse et vivre. Elle n'en a rien à foutre de ton pilote. Elle veut juste rentrer chez elle dans quatre heures avec son sang propre et ses électrolytes équilibrés.

Puis j'ai réalisé. Son regard n'était pas sur mon visage rêveur. Il était fixé sur l'énorme poupée blanche qui me servait de bandage autour de mon pouce droit. Un truc massif. Genre une patate douce enveloppée de compresses, maintenue par du sparadrap médical que j'avais enroulé avec l'aide de ma main gauche et de mes dents ce matin-là.

Ah oui. On va avoir un problème de pince ergonomique entre l'index et le pouce.

« Ça va aller ? » a-t-elle demandé, la voix teintée d'inquiétude justifiée.

Parce que voilà la vérité : j'étais la seule infirmière de dialyse à mille cent kilomètres à la ronde. La seule. Quatre patients dépendaient de moi. Quatre vies humaines dont les reins ne fonctionnaient plus, qui avaient besoin de moi trois fois par semaine, quatre heures par session, pour nettoyer leur sang, équilibrer leurs fluides, les garder en vie.

On n'a pas le droit d'avoir un rhume. On n'a pas le droit de se casser le pouce à cause d'un stupide ballon de volley. Parce qu'il n'y a personne pour te remplacer le jour-même. Pas de Plan B. Pas de collègue qui peut prendre ta garde. C'est toi ou c'est l'évacuation médicale vers Darwin — quatorze heures de route ou un vol d'urgence à des milliers de dollars — et même là, les patients pourraient mourir en quelques jours sans dialyse. Alors non. Pas le choix.

J'ai souri. Mon sourire rassurant d'infirmière. Celui que j'avais perfectionné au fil des années.

« On improvise. Je vais piquer de la main gauche. »

« T'es gauchère ? »

« Non. Mais je l'ai déjà fait avant. »

C'était vrai. Quand il fallait piquer avec l'appareil à échographie pour repérer les vaisseaux sanguins encore peu développés. Je tenais l'aiguille de la main gauche pendant que ma main droite manipulait la sonde écho. Je m'étais surprise plusieurs fois à pouvoir être ambidextre. Le cerveau s'adapte. Les mains apprennent.

Par contre.

Comment enfiler les gants ?

J'ai regardé la boîte de gants stériles. Taille M. Mes gants habituels. Sauf que maintenant, mon pouce droit ressemblait à une saucisse de Francfort emballée dans du coton.

J'ai pris les ciseaux. Stérilisés. Évidemment. J'ai fait un petit trou dans le pouce du gant. Précis. Chirurgical. Juste assez grand pour que l'énorme patate douce blanche puisse passer sans déchirer tout le gant.

Premier essai : raté. Le trou était trop petit. Le bandage s'est coincé. Le gant s'est étiré comme un ballon sur le point d'exploser.

Deuxième essai : j'ai agrandi le trou. Doucement. Millimètre par millimètre. Cette fois, le bandage est passé. L'énorme masse blanche a émergé du gant comme un champignon difforme.

Puis mes autres doigts. Un par un. Index. Majeur. Annulaire. Auriculaire. Je les ai enfilés avec ma main gauche, tirant le latex, ajustant, lissant.

Et voilà. On va y arriver.

Ma patiente me regardait toujours. Mais cette fois, il y avait quelque chose de différent dans ses yeux. Pas de l'inquiétude. De la confiance. Ou peut-être juste de la résignation — parce qu'elle savait, comme moi, qu'on n'avait pas le choix.

« Prête ? » ai-je demandé, mon gant troué sur la main droite, ma main gauche tenant l'aiguille calibre quinze — cette grosse aiguille métallique qui fait peur à voir mais qui est nécessaire pour créer un débit sanguin suffisant pour la dialyse.

Elle a hoché la tête. Tendu son bras. Ce bras que je connaissais par cœur maintenant. Ses veines. Ses cicatrices. Ses points d'accès.

J'ai palpé. Trouvé le *spot*. Désinfecté. Respiré.

« Allez, on inspire... »

Main gauche. Angle parfait. Pression ferme, mais contrôlée. L'aiguille a glissé dans la peau, traversé le tissu sous-cutané, pénétré la veine.

Flash de sang dans la chambre de l'aiguille. Rouge vif. Parfait. Mission accomplie.

« On est dedans. »

J'ai fixé l'aiguille. Sécurisé avec du sparadrap. Connecté les tubulures. Vérifié le débit. Trois cent cinquante millilitres par minute. Excellent.

Les machines ont commencé à ronronner. Le sang a commencé à circuler — sortant du bras, passant à travers le dialyseur, se purifiant, retournant dans le corps. Ce cycle qui sauve des vies. Ce miracle médical, trois fois par semaine, encore et encore, avec ou sans pouce cassé.

Ma patiente s'est détendue dans son fauteuil. A attrapé la télécommande de la télé. A cherché sa série préférée.

En rentrant chez moi ce soir-là, quelque chose m'a traversé. Pas une révélation dramatique, juste une évidence un peu embarrassante : j'étais capable de gérer quatre vies humaines branchées à des machines, des alarmes, des urgences, des décisions qui comptent vraiment. Je pouvais faire tout ça avec un pouce en vrac et ma main non dominante, et je le faisais bien. Dans mon travail, j'étais solide, compétente, fiable, ancrée. J'avais du contrôle, de la maîtrise, une place claire dans le monde. Je savais qui j'étais.

Mais dès que ça touchait aux hommes, aux relations, à l'amour... je devenais une autre version de moi. Une version floue. Une version qui perd ses repères, qui prend des décisions irrationnelles, qui s'accroche trop vite ou pas du tout, qui se perd. Comment je pouvais être cette femme-là au travail... et cette femme-là en amour ? Comment est-ce possible d'être si solide ici... et si bancale là ? Ce contraste me suivait partout, comme si j'étais deux personnes : celle qui sauve des vies, et celle qui ne sait même pas se sauver d'un *crush*[6] mal calibré, qui retombe aussi vite qu'un canon à confettis.

Noa et le premier baiser

Le week-end suivant, je faisais mes courses. Et j'ai passé un temps fou, vraiment fou, devant le rayon fruits et légumes. À Hermannsburg, on avait trois sacs de patates, des bananes décongelées, une moitié de chou qui tirait la gueule et deux tomates qui se battaient en duel. Là, il y avait des mangues. Des avocats. Des pastèques. Des couleurs. Des odeurs. Un carnaval tropical. J'étais en extase devant des fruits, ce qui en disait long sur ma vie sociale.

Et puis une voix a tout coupé :

« Tu trouves ton bonheur... ou t'es en train de tomber amoureuse d'une mangue ? »

Je me retourne : Noa. Le gars des îles. Le sourire qui te fait oublier ton nom. Il était là, tee-shirt noir moulant qui laissait deviner ces

---

[6] Crush : Phénomène cardio-émotionnel aigu où ton cerveau perd 30 points de QI et ton cœur prend le contrôle du service communication.

tatouages tribaux qui couraient sur ses bras, jean délavé, tongs aux pieds. Décontracté. Magnifique. J'étais en train de caresser une mangue comme une idiote.

« Je... j'hésite entre celle-ci et celle-là », ai-je dit en levant deux mangues comme si c'était une décision de vie ou de mort.

Il a ri. Ce rire grave si *sexy* « Prends les deux. Tu le mérites. »

On a discuté deux minutes, et il m'a proposé de le rejoindre ce soir à une soirée d'anniversaire. Évidemment que j'ai dit oui.

On s'est retrouvés plus tard devant la piscine municipale, cet endroit que j'avais longé cent fois pendant mes marches du soir sans jamais y entrer. L'eau était éclairée par dessous, projetant des reflets bleus dansants sur nos visages. Il portait une chemise blanche entrouverte, et j'avais enfilé un jean et un petit haut qui disait « j'ai fait un effort, mais pas trop ». On a marché jusque chez son pote, à travers les rues silencieuses de Nhulunbuy.

« Il fête ses dix-huit ans », a expliqué Noa. « Je le connais depuis qu'il est gamin. J'ai promis que je passerais. » Trop mignon. Le grand mec des îles qui tient ses promesses aux gamins.

Et là, on débarque dans une soirée avec quarante jeunes bourrés.

Je ne parle pas de « légèrement éméchés ». Je parle de *bourrés.* À danser, sauter, hurler sur de la musique trop forte qui faisait vibrer les vitres. De grands ados de dix-huit ans qui découvraient l'alcool avec l'enthousiasme de prépubères qui découvrent la masturbation.

Son pote tout juste entrer dans l'âge adulte, est venu tout de suite nous accueillir. Lui et Noa se sont sautés dans les bras comme s'ils s'attendaient depuis des années. « Noa ! T'es là ! Qui c'est elle ? Elle est trop belle ! »

Même les parents étaient HS, affalés sur le canapé avec des bières tièdes, ayant visiblement abandonné tout espoir de contrôle parental. C'était le chaos total. Une maison qui tremblait. Des gobelets partout. De la musique qui explosait les tympans. Des rires, des cris, des gens qui tombaient, se relevaient, retombaient, vomissaient.

Je venais de passer des années en mode femme mariée rangée, à enchaîner les dimanches Netflix, les soirées plan-plan, les routines bien pliées comme du linge propre.

Et là, ce bazar, cette énergie brute, cette folie adolescente... c'était comme si quelqu'un venait de rallumer la lumière dans ma vie. Comme si je redécouvrais le monde. Comme si mon corps se souvenait soudain qu'il savait rire, danser, vibrer. Ce soir-là, moi aussi j'avais dix-huit ans. Et c'était génial.

On est restés plusieurs heures. Deux verres. Ou trois. Peut-être quatre. J'ai arrêté de compter. On a joué aux fléchettes. On a ri. Vraiment ri. Des fous rires qui te font pleurer et te déglinguent les abdos. Une légèreté que je n'avais pas ressentie depuis si longtemps. Cette sensation de juste... être. Sans analyser. Sans angoisser. Sans te demander si tu es assez, si tu fais bien, si tu devrais être ailleurs.

Juste là. Avec lui. Avec ces gamins délirants. Avec cette musique trop forte. Et lui... qui m'attrape encore par la main pour aller danser.

Avec Noa, la danse, c'était une religion. Ce n'était pas juste danser. C'était comme si nos corps s'étaient reconnus. Le yin et le yang sur de la musique latine. Ses mains sur mes hanches qui me guidaient plus qu'avec des mots. Mes yeux plongés dans les siens. Mes mains sur ses épaules, parfois autour de sa nuque. Nos corps qui bougeaient en parfaite synchronisation, comme si on avait répété pendant des années. On dansait ensemble. Un seul mouvement. Un seul rythme. Une seule énergie. Nos corps se rapprochant jusqu'à ce qu'il n'y ait plus d'espace entre nous, juste cette chaleur, cette électricité, ce truc indéfinissable qui fait que tu n'as jamais envie que la musique s'arrête.

Je ne peux pas expliquer. C'était instinctif. Magnétique. Et je n'osais même pas imaginer ce que ça donnerait au lit, parce que si nos corps étaient déjà branchés sur du deux cent quarante volts de sensualité comme ça debout, en mouvement, avec des vêtements, alors allongés, nus... Bref. Danger. Danger absolu. Zone rouge. Évacuation recommandée. *Arrête de penser à ça !*

Sauf que je ne voulais pas évacuer. Je voulais rester exactement là, contre lui, à danser jusqu'à ce que mes jambes cèdent ou que le soleil se lève, peu importe ce qui arriverait en premier.

Entre deux verres, entre deux danses, on s'est retrouvés dehors sur la terrasse en bois. L'air était plus frais, chargé de cette humidité tropicale qui colle à la peau. On entendait encore la musique au loin et les cris des gamins qui continuaient leur fête. Noa a allumé une cigarette, a tiré une taffe, me l'a tendue. J'ai pris une bouffée.

« Pourquoi t'es là ? » a-t-il demandé, ses yeux plantés dans les miens. « Je veux dire, à Nhulunbuy. Ce n'est pas vraiment un endroit où les gens atterrissent par hasard. »

J'ai hésité. Puis j'ai parlé. De mon divorce. Pas en mode confession dramatique avec violons et larmes. Juste la vérité, posée là, entre deux gorgées de bière. « Je viens de divorcer. J'avais besoin de partir. De recommencer. Nhulunbuy c'était… disponible. »

Il a hoché la tête. Pas de pitié dans ses yeux. Pas de jugement. Juste de la compréhension.

Et lui m'a parlé d'elle. Une fille à Darwin. Qu'il aime depuis plusieurs années. Le genre d'amour qui te ronge, qui te fait espérer, qui te détruit lentement. Mais de son côté, elle entretient plusieurs relations. Elle est « polyamoureuse ». Libre. Et lui n'est qu'une pièce rajoutée. Un supplément. Un « plus » dans son équation amoureuse. Une option qu'elle garde au chaud quand les autres sont occupés.

« Et tu restes quand même avec elle ? » ai-je demandé, incrédule.

« Ouais. Parce qu'un peu d'elle, c'est mieux que rien du tout. »

Mon cœur s'est serré. Pas pour moi. Pour lui. Pour ce mec magnifique, drôle, attentionné, qui dansait comme un dieu et qui acceptait d'être une option, alors qu'il pouvait être facilement l'entrée, le plat et le dessert à lui tout seul.

Je n'ai jamais vraiment compris les relations libres. Je suis très *old school*, très traditionnelle. Très « une personne à la fois et on se donne à fond ou rien ». Mais je ne juge pas. Vraiment pas. Chacun aime comme il peut. Chacun survit comme il peut. Et au moins, il avait eu le mérite d'être honnête tout de suite. Pas de mensonges. Pas de manipulation. Juste : « Voilà ma situation. Voilà où j'en suis. À toi de décider avec la carte du menu que je te tends. »

On est partis de la soirée vers minuit. Les gamins étaient en train de s'effondrer un par un comme des dominos ivres. On a marché dans la rue déserte, sous les lampadaires qui projetaient nos ombres démesurées sur l'asphalte. Et on a dansé. Là, au milieu de la rue vide, sans musique, juste le bruit de nos pas et nos respirations. On tournait autour des panneaux de signalisation comme deux idiots heureux, comme des personnages de comédie musicale, comme des gens qui ont décidé que la vie est trop courte pour ne pas danser dans la rue à minuit.

À un moment, il a mis son bras autour de mes épaules. Geste simple. Naturel. Mais qui a tout changé. Parce que soudainement, on n'était plus juste deux personnes qui dansaient. On était deux personnes qui marchaient ensemble, qui se tenaient, qui partageaient quelque chose.

Et là, entre l'euphorie de la soirée, la complicité facile qu'on avait trouvée, et cette attirance électrique qui crépitait entre nous depuis le début... j'ai craqué.

« Je peux te demander un petit service ? »

Il s'est arrêté. M'a regardée. « Tout ce que tu veux. »

« Tu peux m'embrasser ? »

Silence. Ses yeux ont cherché les miens, comme pour vérifier que j'étais sérieuse.

« Mais genre... vraiment. Pas un bisou poli. Non, embrasse-moi comme dans les films. »

Et là. Le baiser du siècle. Pas un petit *smack* timide. Pas un truc hésitant où les nez se cognent et où on rit nerveusement. Non. Un vrai baiser. De ceux qui te rappellent pourquoi les gens écrivent des chansons d'amour et des poèmes pathétiques. Ses lèvres sur les miennes, douces, mais fermes, toutes chaudes. Nos langues qui se rencontrent, qui s'entrelacent, qui dansent ensemble comme nos corps l'avaient fait toute la soirée. Son corps contre le mien et cette masse de muscles et de peau qui m'enveloppe complètement. Ses mains, une sur ma nuque, l'autre sur mes hanches, qui me rattrapent comme si j'allais fondre.

Mes mains ont agrippé sa chemise, mes doigts se sont enfoncés dans le tissu comme si c'était la seule chose qui me gardait debout. Mon cœur tambourinait tellement fort que j'étais sûre qu'il pouvait le sentir contre son torse. Ma respiration s'est coupée, puis est revenue en petites bouffées rapides. Tout mon corps était en feu.

Quand on s'est séparés — oui, parce qu'il fallait bien respirer à un moment — j'avais les lèvres gonflées, le souffle court, et cette sensation de vertige délicieux qui te dit que oui, t'es vivante. Et libre. Et badass.

Il m'a raccompagnée jusqu'à ma petite maison violette. On a marché en silence, mais pas un silence gênant. Nos mains se frôlaient à chaque pas. Devant l'allée, devant la jungle miniature de fougères et de palmiers qui entouraient ma maison temporaire, je me suis arrêtée. J'ai respiré un grand coup.

« Je te proposerais bien de rentrer... »

Il a souri. Attendant la suite.

« Mais je ne suis pas sûre d'être prête. J'ai encore besoin d'un peu de temps. »

Il a hoché la tête. Tranquille. Doux. Respectueux. Zéro pression. Zéro déception visible. Juste de l'acceptation, avec la plus grande sérénité dans sa voix :

« Aucun souci. Moi, tu sais, c'est juste pour le *fun*. Je ne cherche rien de sérieux. Mais je suis là quand tu veux. Si un soir t'as besoin, pour parler, marcher, danser, n'importe quoi... tu m'appelles. J'aime bien passer du temps avec toi. T'es une fille bien. »

Il m'a souri. Un sourire qui aurait pu me tuer sur place. Un sourire qui disait « je te comprends » et « je t'attends » et « pas de pression » tout en même temps.

« Bonne nuit, Stella. »

« Bonne nuit. »

Il est parti. J'ai regardé sa silhouette s'éloigner au coin de la rue, ses mains dans les poches, sa démarche décontractée. Puis j'ai sauté comme une ado qui venait de recevoir une lettre d'amour, piétinant quinze fois le paillasson devant la porte. *Pourvu qu'il ne se retourne pas à ce moment-là... non c'est bon.*

Je suis rentrée dans la maison. J'ai fermé la porte. Me suis appuyée contre le mur. Et dans ma tête, un truc s'est mis à tourner en boucle. Quelque part dans ma poitrine, il y avait ces petits papillons, mais aussi cette pierre. Lourde. Froide. Qui me disait que j'avais fait quelque chose de mal.

Pourquoi ai-je l'impression d'avoir trompé mon ex-mari... alors que je venais de divorcer ?

Cette culpabilité inexplicable. Comme si j'avais franchi une ligne invisible. Comme si embrasser quelqu'un d'autre rendait mon divorce réel. Final. Irréversible.

J'étais dans mon lit à regarder le plafond et j'ai compté. Mentalement. En remontant dans le temps comme si je déroulais un fil. Xavier : sept ans. Avant lui, Nathan : trois ans. Avant Nathan, Lucas : deux ans. Avant Lucas, des prénoms dont je me souvenais à peine, mais qui comblaient les trous. Thomas quelques mois. Julien quelques semaines. Des mecs qui servaient de pont entre deux « vraies » relations.

J'ai calculé. Recalculé. Cherché des périodes de solitude. Et j'ai réalisé quelque chose qui m'a glacé le sang. Depuis mes quatorze ans — depuis le premier baiser, le premier amour, la première fois où j'avais senti qu'un regard d'homme me faisait exister — je n'avais jamais été seule plus de trois mois.

Trois mois. C'était mon maximum. Mon record absolu de solitude. Et à Nhulunbuy ? J'avais tenu pile trois mois après le divorce. Trois mois. Encore. Toujours. Comme si mon corps avait un chronomètre de survie qui sonnait l'alarme dès que je restais seule trop longtemps. Je ne cherchais pas l'amour. Je cherchais juste quelqu'un pour ne pas me noyer.

Les soirées dansantes du vendredi soir

Tous les vendredis soir à Nhulunbuy, il y avait la soirée. Celle à ne pas manquer. Celle où tout le monde se retrouvait dans ce bar ambiance vacances qui promettait déconnexion totale, bières qui coulaient à flot, nanas, *FIFO workers*, billard et musique branchée country qui vibrait jusqu'à deux heures du matin.

Et chaque fois — chaque fois — que cette chanson « *Last Night* » de Morgan Wallen, démarrait, celle avec ce riff de guitare *country* qui te prend direct aux tripes, je me levais. Automatique. Je marchais vers la piste comme si j'étais possédée, les bras déjà en l'air, les hanches bougeant avant même d'avoir atteint le centre. Les regards se braquaient sur moi. Je m'en foutais. J'étais libre. J'avais à nouveau vingt ans.

Et Noa me rejoignait. Toujours. Comme s'il avait un radar. Nos corps se trouvaient dans la foule, s'emboîtaient parfaitement, bougeaient ensemble. On n'était pas ensemble, mais tout le monde savait avant nous que ça allait finir par arriver.

Ce vendredi-là n'était pas différent. Même chanson. Même danse. Mais quelque chose avait changé. Dans ses yeux. Dans mes mains qui ne voulaient plus le lâcher. Dans cette tension électrique qui crépitait entre nous depuis des semaines et qui ce soir-là réclamait une résolution.

Quand le bar a fermé, on est sortis. Pas de discussion. Pas de « tu viens chez moi ? ». Juste cette évidence. Il m'a raccompagnée. On savait qu'on ne pouvait plus empêcher ce qui devait arriver.

La paire qui remet en marche

Je suis devant la porte. Je n'arrive plus à trouver la bonne clé. Le trousseau valse dans ma main. Je cherche. J'essaie une clé. Pas la bonne. J'essaie une autre.

Et lui, derrière moi, m'embrasse dans le cou.

Ses lèvres chaudes sur ma peau. Son souffle contre mon oreille. Son corps collé au mien, tout son corps, du torse aux jambes, comme s'il voulait me traverser. Ses mains se referment sur mes hanches, m'attirant contre lui, et quelque chose en moi s'ouvre d'un coup, brutalement, comme un bouchon de champagne qui saute.

« Stella... » Sa voix, rauque, dans mon oreille. « Ouvre cette putain de porte. »

J'ai ri. Nerveusement. J'ai enfin trouvé la bonne clé. L'ai enfoncée dans la serrure. Victoire ! Il m'a poussée violemment contre le mur. Embrassée. Fort. Désespérément. Comme s'il attendait ça depuis des semaines.

Tout devient flou. Les gestes se mélangent. Les vêtements disparaissent sans que je comprenne comment. Le bruit sec d'un bouton qui saute. Les clés qui tombent quelque part dans le couloir. Mon sac qui se renverse. Mon soutif qui atterrit je ne sais où.

On traverse la maison comme une tempête. Une pièce, puis une autre. Une table. Un coin de cuisine. Un bout de canapé. Une visite guidée en accéléré, menée par nos corps plus que par nos têtes. Quelque chose d'instinctif, d'animal, de sauvage, qui nous entraîne sans qu'on puisse l'arrêter.

On a titubé jusqu'à la chambre. Lui marchant à reculons, moi le poussant, nos corps ne se séparant jamais, deux aimants que même la gravité ne pouvait plus séparer. On est tombés sur le lit ensemble.

Et là, un éclat de lucidité m'a frappée. C'était la première fois. La première fois que je faisais l'amour depuis mon divorce. La première fois avec quelqu'un d'autre que Xavier depuis sept ans. Sept ans. Je n'avais pas oublié comment on fait. Mais il fallait bien se l'avouer, j'avais traversé sept années de désert orgasmique.

J'avais même consulté des sexologues. Des thérapeutes. Persuadée que j'avais un problème. Que ma machine était cassée. Que j'étais née avec une pièce manquante.

Mes copines me racontaient leurs orgasmes comme des feux d'artifice du quatorze juillet. Moi ? Je m'étais résignée à l'idée que le sexe, c'était juste un bon moment à passer. Point. Un moment de connexion brève. Pourvu que ça ne dure pas trop longtemps pour que je puisse retourner à mes occupations. Jardiner mes plantes sur mon balcon me donnait autant de plaisir que des roulades sous la couette. Je m'étais convaincue que c'était normal. Que c'était moi. Que certaines femmes étaient juste... pas faites pour ça ou pas nées avec le bon attirail.

Mais là, avec Noa, c'était différent. Un peu comme si tu ajoutais une sauce tomate au vin rouge dans des coquillettes que tu avais l'habitude de ne manger qu'avec du beurre.

Ses lèvres sont descendues dans mon cou. Sur mes seins et j'ai cambré mon dos, surprise par l'intensité de la sensation. Ses mains ont fait glisser mon jean. Ma culotte. M'ont laissée nue sous lui. Il s'est redressé. M'a regardée. Ses yeux parcourant mon corps comme si j'étais une œuvre d'art.

Il a enlevé son jean. Son boxer. Il s'est agenouillé entre mes cuisses. Et au lieu de se glisser en moi, ce que j'attendais ... il est descendu. Sa bouche sur moi. Chaude. Douce. Experte.

Mes mains ont agrippé les draps. Ma tête est tombée en arrière. Il faisait ça comme si c'était sa religion. Sa langue me trouvait, me goûtait, me découvrait. Et quelque chose montait. Quelque chose que je ne connaissais pas. Ou que j'avais oublié. Cette tension qui s'accumulait, qui montait, qui...

« Noa... je... putain... je vais... »

Il s'est arrêté *net*.

« Attends, pas comme ça. » Il a sorti un préservatif du sac juste à côté du lit, l'a enfilé avec une aisance qui laissait sous-entendre qu'il en avait sûrement enfilé des centaines. Et il est venu en moi, tendrement... puis plus fort. Plus sauvage. Nos corps bougeant l'un avec l'autre sur cette danse universelle que nous maîtrisions à la perfection.

Et j'ai explosé.

Une vague m'a traversé tout le corps comme une décharge électrique, un truc qui m'a coupé le souffle et la logique en même temps. Un son m'a échappé, un son que je ne savais même pas être capable de produire. Un truc primal, venu d'un endroit de moi qui dormait depuis des années.

Et au lieu de rester dans la magie du moment, au lieu de flotter dans les endorphines comme une personne qui vient de poser sa main sur le Graal... Mon cerveau a décidé de lancer un diagnostic technique. Un *pop-up* mental. Un truc complètement déplacé.

Merci mon Dieu, ma machine n'est pas cassée !

C'est sorti tout seul. À voix haute. Avec le ton de quelqu'un qui vient de rallumer un appareil électroménager après une longue panne. Mon corps n'était pas ce mystère médical que j'avais cru pendant des années. Juste... un corps normal. Qui répondait. Qui ressentait. Qui explosait. Cette synchronisation parfaite qu'on avait trouvée en dansant et qui se traduisait au lit en quelque chose de magique.

Quand on s'est effondrés, épuisés, suants, satisfaits, je suis restée allongée là, fixant le plafond, réalisant quelque chose de dévastateur. J'aurais pu savourer. J'aurais pu me laisser porter. Mais non. J'étais là, en train de tamponner mentalement un formulaire de remise en service, comme si je validais mon retour officiel dans l'arène des adultes fonctionnels.

C'était un peu comme découvrir, après deux ans, que les chaussures que tu galérais à enfiler avaient un scratch derrière. Le genre de révélation qui te fait rire et pleurer en même temps.

Et là, dans ce lit, avec Noa tout contre moi, dans cette lenteur, cette profondeur, cette douceur qui me ramenait vers un autre sommet que je ne pensais même plus possible... j'ai compris. Ce n'était pas moi qui étais "cassée". Ce n'était pas mon corps qui était défaillant.

C'était juste... une incompatibilité. Une histoire de rythme, de langage, de façon de se connecter à tous les niveaux.

Xavier n'était pas un mauvais mec. Il n'était pas celui dont mon corps comprenait la musique. J'avais simplement essayé d'entrer dans une danse qui n'était pas la mienne.

J'avais porté les mauvaises chaussures pendant sept ans.

Le désordre raconte tout

Le lendemain matin, je me suis réveillée avant lui. Pas par romantisme. Par réflexe. Par curiosité presque scientifique. J'adore ce moment-là. Le moment où tu te lèves, encore un peu bancale, et où tu observes la pièce comme si tu arrivais sur une scène de crime. Le silence. La lumière du matin. Et le chaos. C'est toujours le chaos qui raconte la vérité. C'est un peu comme au Cluedo, chaque indice a son importance. Remonter le couloir avec les objets et vêtements que l'on a laissé tomber derrière nous la veille au soir te replonge dans l'action immédiatement.

J'ai avancé doucement, comme une enquêtrice qui remonte la chronologie d'un événement majeur. Et tout était là, étalé devant moi, comme des indices laissés par deux personnes qui avaient oublié qu'elles avaient un corps, une maison, une gravité. *Miss Scarlett a perdu une boucle d'oreille près de la porte.*

Les clés, abandonnées au milieu du couloir, comme si elles avaient tenté de s'échapper. Mon sac renversé, son contenu éparpillé comme un petit tremblement de terre personnel. Une chaussure, une seule, avait été éjectée près de la table basse, ce qui fit murmurer le Colonel Moutarde dans ma tête : *Hmmm... intéressant.*

Un verre à moitié plein sur la table, un autre complètement vide sur le comptoir de la cuisine, à côté de la bouteille de vin. Et ce détail absurde, celui qui m'a fait rire toute seule : un préservatif encore emballé, posé près du frigo, comme si quelqu'un avait hésité entre « sécurité » et « snack ». Finalement la vraie preuve du crime était collée sur le rebord de la baignoire. Professeur Olive, dans ma tête, a soufflé : *Voilà qui devient intrigant...* On avait découvert la pièce du crime.

Chaque objet racontait une micro-histoire. Chaque trace était une preuve. Chaque désordre était un souvenir. Et je me suis dit, comme à chaque fois, que ce tableau-là, ce paysage du lendemain, en disait mille fois plus sur une relation qu'un selfie de couple parfaitement cadré.

Parce que là, dans ce bazar, il y avait : la spontanéité, la folie, la maladresse, la passion, la vérité. C'était vivant. C'était nous. Je me suis surprise à sourire. À vouloir prendre une photo. À vouloir figer ce moment, pas pour le montrer, pas pour le partager, mais pour me souvenir. Parce que ce désordre-là, ce chaos tendre et hilarant, c'était un polaroïd de ma renaissance.

Je remplissais la bouilloire pour le premier café du matin, je sentais ses bras qui venaient m'enlacer. Son corps chaud se colla au mien... ses cheveux blonds qui me chatouillaient la joue.

« Tu veux un café, Alex ? »

Collectionner les ancrages

Non, je ne me suis pas trompée de prénom... Mais tu sais ce qui est dingue ? Ce matin-là, j'ai réalisé un truc. Je ne cherchais pas un homme. Je cherchais une *distraction*. Un pilote blond pour oublier Noa. Noa pour oublier Xavier. Xavier pour oublier... qui déjà ?

Je sautais d'une bouée à l'autre comme quelqu'un qui a peur de toucher l'eau. Parce que si je m'arrêtais ? Si je flottais toute seule, juste moi ? Je coulerais. Alors je continuais. Un mec. Puis un autre. Puis un autre. Comme une *junkie* de validation externe. Parce que rester seule avec moi-même me terrifiait plus que n'importe quoi d'autre au monde.

C'était comme si j'avais une Converse au pied gauche et une Croc au pied droit. Socialement bancale, mais debout quand même.

La rivière ralentit, comme si elle avait entendu ce que je viens d'avouer. Nos bouées dérivent côte à côte, sans bruit, sans éclaboussures, juste ce silence doux qui arrive quand on arrête enfin de courir. Je regarde l'eau sous nous. Elle est calme. Trop calme pour quelqu'un qui a passé sa vie à sauter de bouée en bouée pour éviter de sentir ce qui se passe en dessous.

« Tu vois... » te dis-je en fixant la surface, « c'est ça, le truc. On croit qu'on cherche l'amour. Mais souvent, on cherche juste un ancrage. Un point d'attache, un amarrage externe, n'importe lequel, pour ne pas flotter seule. »

Une feuille passe entre nous, portée par le courant. On la regarde glisser. Elle ne lutte pas. Elle ne s'accroche à rien. Elle se laisse porter.

Tu comprends. Je le vois dans tes yeux. Parce qu'on l'a toutes fait. Toutes. On a toutes sauté d'un ancrage à l'autre pour éviter de sentir la solitude qui remonte comme une vague froide.

La rivière continue. Doucement. Sans urgence. Comme si elle voulait nous apprendre un truc simple : tu ne coules pas quand tu es seule. Tu coules quand tu t'abandonnes.

Noa met de la distance

Avec Noa, on ne se quittait plus.

Littéralement. Après cette première nuit que nous avions passée ensemble, on était devenus inséparables. Comme deux aimants qui ne peuvent plus se détacher. Matin, midi, soir, nuit. Ensemble. Toujours ensemble.

On baisait trois fois par jour. Minimum. Parfois plus. Comme si on essayait de rattraper sept ans de désert orgasmique en quelques semaines. Comme si nos corps ne pouvaient plus s'arrêter : le matin, avant que je parte au travail. Le soir, sur le canapé, dans la douche, dans le lit. La nuit, quand on se réveillait et qu'on recommençait sans même parler, juste nos corps qui se cherchaient dans le noir. C'était intense. Magnétique. Addictif.

Je riais tout le temps. Vraiment. De ce rire qui vient du ventre, qui te fait mal aux joues. Je me sentais légère. Jeune. Libre. Comme si j'avais retrouvé une version de moi que j'avais oubliée. Ou peut-être découvert une version que je n'avais jamais connue.

On dansait dans ma cuisine en cuisinant. On se baignait nus dans l'océan à minuit. On restait des heures sur le canapé à parler de tout et de rien. On se moquait l'un de l'autre. On se provoquait. C'était facile. Tellement facile. Trop facile, peut-être. Trop vite.

Et puis un soir, on était allongés sur le canapé. Il caressait mes cheveux tendrement. On ne parlait pas. Juste ce silence confortable qui suit le sexe quand tu n'as pas besoin de meubler. On regardait un film qu'on avait tant bien que mal essayé de regarder pour la vingtième fois à cause de pauses indésirables compromettantes...

Et là, il a dit quelque chose qui a tout changé.

« Je crois que je suis en train de craquer pour toi. »

Et le silence gênant s'est invité dans notre soirée.

Pas métaphoriquement. Vraiment. Comme si quelqu'un avait appuyé sur pause. J'ai relevé la tête. L'ai regardé. Ses yeux étaient sérieux. Vulnérables. Ouverts d'une façon que je ne lui avais jamais vue.

« Quoi ? »

« Je sais. C'est con. Je n'aurais pas dû. Mais... je ne peux pas m'en empêcher. »

Il a ri. Mais pas un rire joyeux. Presque triste.

« Moi, le mec qui a des relations libres depuis des années. Qui ne s'attache jamais. Qui a dit que c'était juste pour le fun. Et voilà. Je tombe amoureux d'une Française de passage qui va repartir dans quelques semaines. »

Mon cœur s'est serré. Pas de joie. De panique.

Parce que je ne savais pas quoi répondre. Parce que moi aussi je ressentais quelque chose. Quelque chose de fort. Quelque chose qui ressemblait dangereusement à de l'amour. Ou peut-être juste un réconfort si agréable qu'on ne veut plus que ça s'arrête. Et j'avais peur. Peur de m'attacher. Peur de construire un début de relation juste pour que ça s'effondre encore. Peur de replonger.

« Noa... »

« Non. Ne dis rien. Sérieux. Je voulais juste... je voulais que tu saches. Mais ça ne change rien. On continue comme avant. Promis. »

Il m'a embrassée. Doucement. Comme pour sceller sa promesse.

Mais tout avait changé.

Après cette nuit-là, Noa a mis de la distance.

Pas brutalement. Pas méchamment. Juste... de l'espace. Comme s'il se protégeait. Comme s'il avait compris qu'on était allés trop loin, qu'on s'était trop exposés, et qu'il devait reculer avant de se faire détruire.

Je ne voulais pas forcer. Je ne voulais pas le pousser. Je ne voulais pas être cette fille qui exige, qui supplie, qui s'accroche. Alors j'ai respecté son espace. J'ai continué ma vie. J'ai souri. J'ai fait semblant que ça n'avait pas d'importance.

Mais ça faisait mal quand même. Un rejet. L'abandon. Ou simplement la solitude qui se réjouit d'avance de nos prochaines soirées collées-serrées.

La championne de billard

Deux semaines s'étaient écoulées. Noa avait disparu de mon quotidien. On ne s'était même pas croisés une seule fois. Mes messages restaient sans réponse, mes appels sans victoire.

J'ai décidé d'aller quand même à cette soirée du vendredi. Des collègues de la clinique étaient là et m'avaient proposé de faire une partie de billard, jeu que je maîtrisais à force de passer mes week-ends dans des pubs. Fin de la partie, ils sont partis et m'ont laissée seule.

Il est entré dans le bar. Grand. Blond. Ce sourire en coin. Et il s'est dirigé droit vers moi.

J'ai levé les yeux. Surprise. Amusée.

Alex avait toujours cet élan décontracté et ce charisme qui ne passait jamais inaperçu. Dire que l'on se croisait souvent serait mentir. Disons que l'on faisait en sorte de tomber l'un sur l'autre le plus souvent possible... au sens propre comme figuré. Il était relativement à l'aise pour un mec qui m'avait dit ne pas mélanger sexe et émotions dans une ville de trois mille habitants.

« Il paraît qu'il y a une nouvelle championne de billard en ville. »

« Ah ouais ? »

« Ouais. Et je dois vérifier que je ne vais pas me faire détrôner. »

Il a désigné la table de billard d'un mouvement de tête. Un défi. Direct. Confiant.

« Tu joues ? »

J'ai souri. « Seulement si tu promets de ne pas me laisser gagner par courtoisie. J'ai horreur de ça. »

Il a ri. « Ah, du coup, pas de points pour la galanterie, je vois. Mais alors... comment je peux marquer des points ce soir ? »

Ses yeux. Plantés dans les miens. Ce sourire qui disait exactement ce qu'il voulait dire. Parce que ce n'était pas subtil. Ce n'était pas ambigu. C'était du flirt, version allumez-moi ce bâton de dynamite bon sang ! De la drague. Pure. Directe. Des deux côtés.

On a joué au billard. Enfin, « joué » est un grand mot. On s'est surtout défiés. Provoqués. Frôlés.

Quand il se penchait pour viser, je me mettais juste derrière lui. Juste assez proche pour qu'il sente ma présence. Quand c'était mon tour, il se positionnait de l'autre côté de la table. Ses yeux suivant chaque mouvement de mon corps.

La tension montait. Électrique. Palpable. On a plusieurs fois été à deux doigts de s'embrasser. Nos visages proches quand on se croisait autour de la table. Nos mains qui se frôlaient quand il me passait la craie. Ses doigts qui s'attardaient sur les miens une seconde de trop.

« J'ai soif », il a fini par dire. Sa voix légèrement rauque. « Toi aussi ? »

« Ouais. »

« Reste là. Je reviens. »

Il est parti vers le bar. Me laissant seule près de la table de billard, le cœur cognant, les mains tremblantes, me demandant ce que j'étais en train de faire. Et surtout : ce que j'étais en train de laisser arriver.

Comprendre les types d'attachements

Nos bouées dérivent côte à côte, mais il y avait un espace entre elles. Un espace minuscule, invisible pour quelqu'un qui regarde de loin... mais immense quand tu le ressens dans ton corps.

Je te regarde.

« Tu vois ce qui vient de se passer ? »

Le courant a tiré légèrement sur ma bouée, comme pour m'encourager à continuer.

« Ce n'est pas juste une histoire d'amour. Pas juste une histoire de *timing*. Pas juste une histoire de *trop vite, trop fort*. C'est une histoire de systèmes d'attachement qui s'activent. Le mien. Le sien. Les nôtres. »

Je t'ai montré la surface de l'eau.

« Regarde. Quand l'eau est calme, tout le monde flotte. Mais dès qu'il y a une vague... chacun réagit selon son histoire. »

L'attachement de bébé à adulte et dans les relations

L'enfance — là où tout se construit

L'attachement commence dès la naissance. Littéralement. Dans les premiers mois de vie, ton cerveau de bébé pose une question existentielle : « Est-ce que le monde est sûr ? Est-ce que je peux compter sur quelqu'un ? » Et la réponse que tu reçois — par les actions, pas les mots — va façonner ta façon de naviguer sur les relations pour le reste de ta vie.

Voilà comment ça marche : quand tu pleures et que maman arrive rapidement, te prend dans ses bras et te réconforte systématiquement, de façon prévisible, ton cerveau enregistre : « OK, quand j'ai besoin de quelque chose, quelqu'un vient. Le monde est sûr. Les gens sont fiables. » C'est l'attachement sécure. Tu apprends que tu as de la valeur, que tes besoins comptent, et que tu peux compter sur les autres tout en restant toi-même.

Mais si maman est imprévisible — parfois présente, parfois absente, parfois chaleureuse, parfois froide — ton cerveau panique. Il enregistre : « Je ne sais jamais si quelqu'un va venir. Je dois forcer l'attention. Je dois être *parfaite* pour mériter l'amour. » C'est l'attachement anxieux. Tu apprends que ton existence dépend de ta capacité à plaire, à performer, à ne jamais lâcher prise. Parce que lâcher prise = abandon.

Et si maman est carrément absente, négligente, ou maltraitante ? Ton cerveau se ferme. Il enregistre : « Personne ne viendra. Je dois me débrouiller seule. Les autres sont dangereux. » C'est l'attachement évitant. Tu apprends que compter sur quelqu'un = souffrance.

Le truc dingue ? Tout ça se passe avant que tu saches parler. Avant que tu aies des souvenirs conscients. C'est encodé dans ton système nerveux. Dans ton corps. Pas dans ta tête. C'est pour ça que des années plus tard, à trente-trois ans, tu te retrouves incapable de rester seule plus de trois semaines sans comprendre pourquoi.

L'âge adulte — le pattern continue (à moins que...)

Voilà ce que personne ne te dit : ton style d'attachement de l'enfance ne disparaît pas magiquement à dix-huit ans quand tu quittes le cocon familial. Il te suit. Partout. Dans tes amitiés, tes relations amoureuses, ton boulot, ta façon de gérer le stress. C'est comme un filtre invisible à travers lequel tu vois le monde.

Si tu as un attachement sécure, tu es probablement celle qui gère bien la solitude, qui choisit des partenaires stables, qui communique ses besoins sans paniquer, qui peut être proche et autonome en même temps. Tu existes sans avoir besoin de validation constante. *Lucky you.*

Mais si tu as un attachement anxieux comme moi ? Tu deviens cette femme qui établit dix scénarios catastrophes possibles si l'autre ne décroche pas le téléphone après le second essai. Celle qui interprète chaque silence comme un rejet. Qui se perd complètement dans ses relations parce que ton identité dépend du regard de l'autre. Qui préfère une relation toxique au vide. Qui saute d'une relation à l'autre sans jamais respirer entre deux. Pas par choix — par *terreur*. Parce que ton cerveau primitif croit encore que « seule = mort ».

Et si tu as un attachement évitant ? Tu deviens celle qui fuit dès que ça devient trop proche. Qui sabote les bonnes relations. Qui se convainc qu'elle préfère être seule alors qu'en réalité, elle a juste trop peur d'être blessée. Qui garde tout le monde à distance pour se protéger.

Le pire étant que tu peux passer toute ta vie à répéter ces archétypes sans jamais comprendre pourquoi. Parce que c'est inconscient. Automatique. Ton cerveau reptilien prend le contrôle pendant que ton cerveau rationnel regarde, impuissant, en se disant « mais pourquoi je refais ça ?! »

Est-ce que tu peux changer ? Oui. Mais pas facilement. Pas rapidement. Et certainement pas sans d'abord voir le *modèle*.

Parce que tu ne peux pas changer ce que tu ne vois pas. La thérapie aide. Comprendre d'où ça vient aide. Mais le changement ? C'est du boulot. Des années pour réapprendre à ton cerveau que « seule » ne veut pas dire « en danger ». Que tu peux exister sans validation externe. Que ta valeur est intrinsèque, pas conditionnelle.

Et oui, tu peux l'ignorer toute ta vie. Plein de gens le font. Ils sautent de relation en relation, de crise en crise. Ils ne se demandent même pas pourquoi ils attirent toujours le même type de partenaire, pourquoi ça finit toujours pareil et pourquoi ils se sentent toujours vides. Sans jamais faire le lien avec cette programmation de l'enfance qui tourne en boucle.

Dans les relations — le transfert de la figure d'attachement

Là où ça devient vraiment intéressant, c'est qu'à l'âge adulte, on transfère notre figure d'attachement primaire (généralement maman) sur notre partenaire romantique. Et pas uniquement les attachements anxieux — *tout le monde* fait ça. C'est biologique. Évolutionnaire. Câblé dans notre cerveau.

Pourquoi ? Parce que tomber amoureux active les mêmes circuits neuronaux que l'attachement parent-enfant. Les mêmes hormones (ocytocine, dopamine). Les mêmes zones du cerveau. C'est pour ça qu'on cherche du réconfort, de la sécurité, de la proximité physique chez notre amoureux. On recrée littéralement la même dynamique. Mais en version adulte. Avec du sexe.

Le problème n'apparaît que lorsque ce pilier est instable. Parce que le système d'attachement, lui, ne sait pas lâcher. Il continue de s'accrocher, même quand la structure en face n'est pas faite pour porter.

Pour quelqu'un dont l'attachement est sécure, ce transfert est sain. Le partenaire devient une « base sécurisante » — quelqu'un sur qui tu peux compter, qui te soutient, mais sans perdre ton autonomie. Tu peux être proche et indépendante. L'équilibre parfait.

Mais pour quelqu'un avec un attachement anxieux ? Le partenaire devient ta *source d'existence*. Pas seulement une base sécurisante — ton *oxygène*. Tu transfères ce besoin désespéré de validation que tu avais avec tes parents directement sur ton compagnon. Résultat : tu te perds complètement. Ton identité fusionne avec la sienne. Ses humeurs deviennent tes humeurs. Son absence devient ta panique. Son regard devient ta valeur. Tu t'abandonnes toi-même pour ne pas être abandonnée.

Et ce qui est cruel, c'est que, souvent, les attachements anxieux sont attirés par les attachements évitants. Pourquoi ? Parce qu'inconsciemment, tu recrées la dynamique d'enfance. Le parent imprévisible = le partenaire distant. Et ton cerveau pense : « Ah oui ! Ça, je connais ! Si je peux juste gagner son amour, si je peux juste être assez bien, *alors* je serai validée ! » Tu passes ta vie à essayer de « gagner » un amour qui ressemble exactement à celui qui t'a blessée enfant. La répétition compulsive d'un trauma non résolu.

La dépendance affective

C'est pour ça que certaines femmes — comme moi — deviennent complètement dépendantes émotionnellement de leur partenaire. Pas par faiblesse. Pas parce qu'on est « trop sensibles » ou « demandeuses ». Mais parce qu'on a transféré ce besoin primaire de survie — celui qu'un bébé a pour sa mère — sur un homme qui n'a ni la capacité ni la responsabilité de combler ce vide. Un vide qui date d'avant les mots. D'avant les souvenirs. Un vide qui crie encore : « Ne me laisse pas. Sans toi, je meurs. »

Sauf que maintenant, tu ne meurs pas. Tu es adulte. Tu peux te nourrir. Te protéger. Survivre. Mais ton cerveau primitif ne le sait pas. Alors il panique. Il s'accroche. Il sacrifie ton intégrité juste pour garder cette personne près de toi. Parce que la perdre = revivre l'abandon primaire. Et rien — rien — n'est pire que ça.

La bonne nouvelle ? Quand tu vois le pattern, tu peux commencer à le défaire. Pas en trouvant le « bon » partenaire. Mais en devenant ta propre figure d'attachement. En apprenant à te donner la sécurité, la validation, l'amour que tu cherches chez les autres. En parentant à nouveau cette partie de toi qui croit encore qu'elle ne peut pas survivre seule.

C'est long. C'est dur. Mais c'est possible. Et c'est exactement le chemin que j'ai dû faire. Après avoir expérimenté plusieurs désastres amoureux.

Le GAP, avec un grand A

« J'ai réservé ton vol pour Elcho Island dans deux semaines, et tu sais quoi ? »

Alex avait cette façon de balancer les bonnes nouvelles comme d'autres distribuent des bonbons à Halloween : avec enthousiasme, générosité, et zéro conscience des dégâts potentiels. Elcho Island était ma prochaine destination, trois mois pour remplacer une autre collègue de dialyse.

« Nooooon ?! »

« Il y a de très fortes chances que ce soit moi qui assure ce vol. »

Je l'ai regardé, un sourcil levé. « Ah ouais ? Donc, je vais avoir un pilote sexy qui pourra me faire visiter le hangar version VIP après l'atterrissage ? »

Il a ri. Moi aussi, j'ai ri. Mais en vrai, j'avais la trouille. Les avions et moi, c'était une relation à sens unique depuis toujours. Mais là... j'avais un pilote. *Un* pilote ? Mon pilote ! Un pilote qui dormait dans mon lit depuis presque dix jours. Un pilote qui allait m'emmener vers Elcho Island, une destination qui sonnait déjà comme un chapitre important de ma vie.

La soirée d'hier avait été encore un franc succès. Avec Alex nous nous affichions de plus en plus en public. J'étais encore vaseuse, les cheveux en bataille, vêtue de son tee-shirt trop grand qui me servait de pyjama. J'ai enfilé ma tenue d'infirmière pendant qu'il rangeait ses affaires dans son sac. Il devait bosser l'après-midi, un vol vers Darwin. On s'est installés sur le balcon, chacun avec sa tasse de café. L'air était chaud, humide, chargé de cette odeur tropicale qui caractérisait Nhulunbuy. Les perroquets nous rendaient visite et se posaient sur la rambarde juste devant nous. Le soleil tapait déjà fort, même à six heures du matin. C'était parfait. J'ai sorti mes toasts du grille-pain, tartiné le beurre généreusement, ajouté de la confiture Bonne Maman — celle aux fraises. Mon rituel sacré du matin, celui qui me remet en vie après des soirées un peu trop folles de la veille.

Et c'est là qu'il a lâché la bombe.

« Tu verras, quand tu auras trente ans, tu comprendras pourquoi les gens ne sortent plus en semaine. »

Ma tartine a glissé de mes doigts. Au ralenti. Comme dans un film catastrophe où tu vois la balle partir en *slow motion* et que tu ne peux rien faire pour l'arrêter. Elle a atterri face confiture sur la table. Évidemment. Parce que les lois de la physique et de l'humiliation adorent faire équipe.

« Pardon ? » J'ai sorti ça, la bouche pleine de pain. « Parce que... tu penses que j'ai quel âge ? »

Il a haussé les épaules. Tranquille. Décontracté. Comme si on discutait de la météo.

« J'sais pas... vingt-six ? Vingt-sept ? Ce n'est pas important. »

Pas important.

Mes mains sont devenues moites. Mon cœur a raté un battement — non, plusieurs battements. J'ai eu la même sensation que le jour où j'ai découvert mon premier cheveu blanc dans le rétroviseur de la voiture : un mélange de panique existentielle, de déni agressif, et de « non, mais ce n'est pas possible, c'est le début de la fin ! »

Sur le pont de La Neuro s'amuse, La Vigie a lâché ses jumelles.

« Alerte ! Alerte ! Il pense qu'on a vingt-six ans ! »

Le Moussaillon a applaudi.

« Cool ! On rajeunit ! »

Mais Le Stratège a sorti son laser rouge, le pointant directement sur un tableau mental.

« Attendez. Attendez. D'après mes calculs on va avoir un sérieux problème. »

Silence. Lourd. Étouffant.

« Attends. Si tu penses que j'ai vingt-six, vingt-sept ans... ça veut dire que *toi*, tu as quel âge ? »

Il a pris une gorgée de café. Lentement. Trop lentement. Le genre de lenteur calculée qui précède les aveux embarrassants.

Un silence.

Un vrai.

Celui où tu entends les oiseaux chanter, le vent dans les palmiers, et ta dignité qui se prépare à sauter du balcon.

« Ah... tu sais les chiffres... parfois... »

Il a grimacé. Plus il attendait, plus mon cerveau créait des scénarios catastrophes. *Brace ! Brace !*[7] Impact imminent !

« J'ai... vingt et un ? »

J'ai cligné des yeux. Une fois. Deux fois. Trois fois. Comme si le fait de fermer et rouvrir les paupières allait changer la réalité.

« C'est une question ou une affirmation ? »

« Je viens d'avoir vingt et un ans. Il y a trois mois. »

Et là. Mon corps a décidé de faire un reboot complet.

---

[7] Brace : Expression utilisée dans l'aviation quand l'impact est inévitable. Dans mon cerveau, c'est le protocole de crash déclenché par La Vigie quand elle sent qu'on va percuter un iceberg émotionnel.

Chaleur. Une vague de chaleur monumentale qui monte du ventre, traverse la poitrine, explose dans le visage. Vertiges. Le balcon s'est mis à tanguer légèrement. Ma vision s'est rétrécie — ce truc où les bords deviennent flous et où tu vois juste un tunnel. J'ai cru que j'allais m'évanouir. Littéralement. Face la première dans ma confiture Bonne Maman.

« Oh putain... j'ai chaud, là... »

Sur le pont de La Neuro s'amuse, c'était l'apocalypse.

La Vigie hurlait. « Vingt et un ! Vingt et un ans ! Il a vingt et un ans ! On va finir en prison pour détournement de mineur ! Notre visa va être annulé ! On va être déportés ! »

Le Capitaine a lâché la barre. « Quoi ?! On a couché avec un gamin ?! Dieu merci on a évité de justesse la catégorie pédophilie ! »

La Bibliothécaire feuilletait frénétiquement ses dossiers. « Attendez, attendez, attendez... il est né en... 2003 ?! 2003 ?! On était déjà au lycée en 2003 ! »

Le Stratège calculait à toute vitesse. « Douze ans de différence. Douze ans. La prochaine fois, tu demandes une pièce d'identité avant qu'il pose un pied sur le paillasson. »

Le Moussaillon paniquait. « Mais il est majeur ! C'est bon ! C'est légal ! En plus il est grand ! »

La Vigie : « Légal, mais immoral ! Cougar involontaire ! Moralement, c'est discutable. »

Le Conteur dramatique s'est effondré. « On va finir en prison. Ou pire : dans la presse à scandale ! »

« Ça va ? » a demandé Alex inquiet, se penchant vers moi.

« Ah non, là... » J'ai réussi à articuler entre deux toussotements parce que les dernières miettes de pain étaient coincées dans ma gorge.

« Tu peux m'apporter dix paquets de petits pois *immédiatement*, là, c'est une urgence. Je crois que je vais faire un malaise. »

Il a éclaté de rire. Ce satané rire insouciant de quelqu'un qui n'a aucune idée de l'ampleur du désastre.

Moi, j'étais en train de revoir défiler chaque moment des dix derniers jours. Chaque fois qu'on avait fait des galipettes sous la couette comme des ados. Chaque conversation. Chaque geste tendre.

Et maintenant, tout prenait une teinte différente. Une teinte légèrement criminelle.

« Donc... j'en déduis que t'es un peu plus âgée ? » Il a dit ça avec cette innocence. Cette candeur.

Puis, après une pause, comme si l'idée venait juste de lui traverser l'esprit :

« T'as pas quarante ans, au moins ? »

« *Quoi* ?! »

J'ai failli l'assassiner avec ma cuillère. Vraiment. J'ai visualisé le mouvement. La cuillère plantée dans son œil.

« Non... j'en ai trente-trois. »

Il a hoché la tête, parfaitement détendu, comme si je venais de lui dire que j'aimais le café au lait.

« Ah bah ça va. »

« *Ça va* ?! »

J'étais outrée. Scandalisée. Horrifiée. Mon radar était en panne, clairement !

« Non, mais je ne comprends pas... t'as dit que t'étais pilote ? Tu voles avec un A au cul de ton avion ou quoi ? »

Il riait encore. Comme si la situation était plus comique que dramatiquement inappropriée.

« Je vole depuis que j'ai quatorze ans. »

J'ai posé ma tête dans mes mains. Non *non non non non*... Quatorze ans. Il volait depuis l'âge de quatorze ans. Ce qui voulait dire qu'il avait... sept ans d'expérience de vol. Ce qui semblait beaucoup jusqu'à ce que je réalise que moi, j'avais sept ans d'expérience de mariage raté, qui ont défilé à la vitesse éclair. J'ai marmonné d'une voix triste, mais certaine :

« Je ne suis pas sûre de vouloir monter avec toi pour aller à Elcho. »

Les yeux toujours cachés dans mes mains. Parce que si je le regardais, j'allais voir ce visage. Ce visage de gamin. Ce visage que j'avais embrassé. Léché. Mordu.

« Ce n'est pas personnel », ai-je ajouté. « C'est mathématique. »

Il a souri. Ce sourire en coin qui avait déjà causé trop de dégâts. Ce sourire qui maintenant me semblait suspect.

« Stella. J'ai plus de cinq mille heures de vol. Je suis certifié commercial. J'ai volé dans des tempêtes, des cyclones, avec des pannes moteur. Je sais ce que je fais. »

« Ouais, mais tu ne peux pas encore louer de voiture. »

« Quoi ? »

« Tu n'as même pas l'âge légal pour louer une voiture. »

Je continuais, le visage toujours dans mes mains. Finalement, c'était moi la gamine à ce moment-là, et je continuais à m'enterrer devant lui qui restait stoïque, plus amusé de la situation que je ne l'aurais imaginé.

« Aux États-Unis, t'es même pas censé boire ! T'as besoin d'un bracelet pour entrer dans un bar ! Et moi je t'ai... on a... putain ! »

« Relax Stella, c'est bien dans ton pays que le président et la première dame ont quelques années d'écart non ? Au début c'est bizarre et puis tout le monde s'habitue. »

Sur le navire, tout le monde avait la mâchoire décrochée. L'équipage entier s'était figé, comme si le Capitaine avait appuyé sur pause.
Le Stratège essayait de calculer les implications sociales. « Si on reste avec lui, les gens vont penser qu'on est sa mère. Ou pire. Sa *sugar mama*. On va devenir une anecdote embarrassante qu'il racontera à ses potes. "Ouais, quand j'avais vingt et un ans, j'ai baisé une vieille de trente-trois ans." Vieille ! À trente-trois ans ! »

Et moi, j'étais là. Sur mon balcon. Avec ma tartine suicidée face confiture. Mon café qui refroidissait. Ma dignité qui avait effectivement sauté du balcon et gisait quelque part sur le trottoir.

Et la révélation que je venais de passer dix jours — dix jours — avec un homme qui était né quand moi, j'avais déjà été dans une discothèque. Un homme qui avait quatre ans quand moi je perdais ma virginité. Qui regardait *Bob l'éponge* pendant que j'étais à l'école d'infirmière. Oh là là, ça recommence... les vertiges... le coup de chaud.

Un moment inoubliable. Un moment Stella Smith. Un moment où la vie te dit : « Tu voulais de l'aventure ? Tiens, prends ça. Chaussure pointure enfant ! *Bam* ! »

La Boule de démolition à paillettes

Il était un peu plus de vingt heures et j'étais chez moi, seule, en pyjama, dans ce mélange de confort et de négligence qui n'appartient qu'aux soirées où l'on n'attend personne. Un short trop grand, un débardeur usé, les cheveux attachés n'importe comment. J'étais affalée dans le canapé, un livre dans une main, une tasse de thé dans l'autre. Alex était resté à Darwin pour éviter un vol de nuit, et j'avais la soirée pour moi, une soirée simple, silencieuse, agréable. La solitude et moi étions devenues de vieilles alliées ; elle ne me faisait plus peur comme avant, surtout depuis qu'un pilote blond m'envoyait une dizaine de messages par jour pour me rappeler que j'existais pour quelqu'un. C'était paisible. Exactement ce dont j'avais besoin.

Puis quelqu'un frappa à la porte. Pas un petit toc hésitant. Non. Un coup franc, assuré, presque impatient.

Mon cœur a fait un bond étrange. Qui venait chez moi à cette heure-ci sans prévenir ? Une seconde, j'ai imaginé Alex, un retour surprise, un vol avancé, un sourire derrière la porte.

J'ai ouvert.

« *Noa* ?! »

Il était là. Devant ma porte. Planté devant moi, comme si l'univers avait décidé de tester ma capacité à rester en vie. Son tee-shirt noir moulait son torse, son jean avait cette usure parfaite, ses cheveux en bataille semblaient avoir été sculptés par le vent, et ses yeux sombres... *Oh my*... Ses yeux sombres étaient fixés sur moi avec une intensité qui me traversait. Il n'y avait pas de sourire, pas de politesse, pas de distance. Juste quelque chose de brut, de tendu, de chargé. Un mélange de désir, de frustration, de colère peut-être, mais surtout ce besoin silencieux qui vibrait dans l'air entre nous.

Je devais dire non. Fermer la porte. Être adulte, responsable, cohérente.

Alors, je me suis écartée. Et il est entré.

Il a refermé la porte derrière lui, lentement, trop lentement, comme quelqu'un qui se retient, qui sait qu'il est à deux doigts de perdre le contrôle. On s'est retrouvés dans le couloir étroit, face à face : nos souffles trop bruyants, nos regards trop lourds, et cette attraction physique entre nous qui pulsait, comme si elle attendait le bon moment pour exploser.

Deux semaines.

Deux semaines sans se voir, sans se parler, sans se toucher.

Deux semaines depuis ce « je craque pour toi » qui avait tout fait basculer. Puis ce silence qu'il avait imposé pour se protéger, nous protéger, pour éviter de franchir une ligne qu'il savait dangereuse.

Mais là, dans ce couloir, il n'y avait plus de ligne. Plus de distance. Plus de logique.

D'un mouvement vif, il a saisi mon visage entre ses mains et m'a embrassée, devinant à mes yeux que je n'attendais que ça, et à mon regard, qui glissait sans cesse vers sa bouche.

« Dis-moi d'arrêter. Dis-moi de partir. S'il te plaît. Parce que si tu ne dis rien, je vais... »

Il n'a pas fini sa phrase.

Parce que je n'ai rien dit.

Et ce silence a été la permission.

Il s'est rapproché d'un coup, comme si quelque chose en lui avait cédé, et j'ai senti son souffle, sa chaleur, cette tension accumulée qui se déversait enfin. Mes mains se sont accrochées à sa nuque sans que je ne m'en rende compte, comme si mon corps avait décidé pour moi. Je voulais le sentir, le retrouver, combler ce manque absurde qui nous avait rongés depuis des jours. Le sentir revenir vers moi, c'était effacer son rejet.

Il m'a attirée contre lui, m'a plaquée doucement, mais fermement contre le mur du couloir, son front contre le mien, nos respirations mêlées, trop rapides, trop proches. Ses mains glissaient dans mes cheveux, défaisant mon élastique, libérant tout ce que j'avais tenté de maintenir en place. Je sentais son corps trembler légèrement, cette tension contenue qui vibrait entre nous, cette manière qu'il avait de me tenir comme si j'étais quelque chose qu'il avait perdu et qu'il retrouvait enfin.

Je me suis simplement laissée aller contre lui, portée par ce désir qui dépassait la raison, par cette évidence dangereuse qui nous ramenait toujours l'un vers l'autre.

« Tu m'as manqué. » Ses mots murmurés contre ma bouche entre les baisers. Ses hanches se pressant contre les miennes. Mes mains ont glissé dans son jean. Sa peau brûlante. Ses muscles qui se contractaient sous mes doigts. Son pantalon est tombé au sol. D'un coup de pied élégant, mon short a été jeté quelque part dans le couloir, créant la première pièce maîtresse pour le *Cluedo* de demain matin.

Ses lèvres ont glissé plus bas : mon cou, mes épaules, puis entre mes seins. Il m'a soulevée d'un seul geste, mes jambes se refermant autour de sa taille, mon dos plaqué contre le mur du couloir. Ses mains sous mes fesses me soutenaient, me maintenaient là, me pressant contre lui.

« Préservatif ? » Le mot s'est échappé de sa bouche entre deux baisers.

Et là, mon cerveau s'est allumé. Une seconde. Juste une seconde. Parce que mes préservatifs étaient dans ma chambre. Dans le tiroir.

À côté du lit. Là où Alex avait dormi... et m'avait fait grimper aux rideaux quelques heures plus tôt.

« *Merde !* »

Sur le pont de La Neuro s'amuse, c'était le chaos.

La Vigie hurlait. « Stop ! Stop ! Les draps ! L'odeur d'Alex ! Ce n'est pas normal ! »

Le Capitaine essayait de reprendre le contrôle. « On arrête ! On arrête maintenant ! Là c'est du grand n'importe quoi, on franchit toutes les limites ! »

Mais le Moussaillon criait plus fort. « On s'en fout ! On le veut ! Maintenant ! Geyser de dopamine, yeeeheewww ! »

Le Stratège calculait frénétiquement. « Si on va dans la chambre, il verra le lit défait. L'oreiller avec l'empreinte de sa tête. Il sentira son odeur. Il faut trouver un autre champ de bataille, immédiatement ! »

« Chambre », j'ai murmuré. « Tiroir. »

Il m'a portée jusqu'à la chambre sans que je trouve la force — ou la volonté — de l'arrêter. Mes bras étaient autour de son cou, son visage tout près du mien, nos respirations se mélangeaient dans un rythme trop rapide pour être innocent.

On a traversé le salon comme si nos corps avaient pris le relais et que nos cerveaux couraient derrière, incapables de suivre.

Et là. Le lit.

Défait. Les draps froissés. Les deux oreillers... avec l'empreinte distincte de deux têtes. Celle d'un autre homme. L'odeur d'Alex. Partout. Son gel douche. Sa sueur. Lui. Parce que douze heures plus tôt, c'était lui qui était en moi. Dans ce même lit. Sur ces mêmes draps.

Noa s'est arrêté. À peine. Une micro-seconde d'hésitation. Je sais qu'il l'a senti. Ou peut-être que je l'ai imaginé. Je ne veux pas savoir.

Il n'a rien dit. Il m'a simplement déposée sur le lit, sur ces draps, dans cette odeur qui n'était pas la sienne.

Et j'ai fermé les yeux très fort, comme une enfant qui croit qu'en ne regardant pas, elle peut empêcher la réalité d'exister.

Il a ouvert le tiroir de ma table de chevet, a trouvé ce qu'il cherchait, et quand il est revenu vers moi, son visage avait cette expression étrange : un mélange de désir, de détermination et d'une ombre que je n'avais jamais vue chez lui. Une question silencieuse. Une douleur peut-être. Ou simplement la conscience que quelque chose n'allait pas. À moins que je ne me fasse des idées. Mais j'aurais dû dire non. J'aurais dû arrêter. J'aurais dû lui dire la vérité.

Mais je l'ai attiré vers moi. Il s'est glissé en moi. Nos yeux verrouillés. Mes mains agrippant ses épaules. Parce que c'était différent. C'était intense. C'était comme rentrer chez soi après avoir été perdu.

Il a commencé à bouger. Lentement. Profondément. Ses yeux ne quittant jamais les miens. Sa main caressant chaque centimètre de mon corps comme si j'étais quelque chose qu'il ne voulait pas perdre. Mais même pendant que nos corps bougeaient ensemble dans cette synchronisation parfaite qu'on avait toujours eue, mon cerveau ne s'arrêtait pas. La culpabilité montait. Vague après vague. Écrasante.

Sur le pont de La Neuro s'amuse, c'était l'effondrement total.

Le Capitaine avait abandonné le gouvernail. « On a perdu le contrôle. Abandonnez le navire ! »

La Bibliothécaire feuilletait frénétiquement ses manuels. « Qui fait ça ?! Qui couche avec deux mecs en moins de 24 heures ?! On a déjà fait ça ? Non, c'est du jamais vu, je ne sais même pas de quelle couleur l'écrire ! »

Le Stratège se cognait la tête sur son tableau. « Analyse : on détruit tout. Nous-mêmes. Eux. Nos valeurs. Tout. »

La Vigie pleurait. « Qu'avez-vous fait de Stella ?! Où est la fille qui avait des principes ?! Qui sommes-nous devenus ?! »

Et moi, j'étais là, prise entre deux réalités : celle de mon corps, qui répondait encore à Noa comme si rien d'autre n'existait, et celle de mon esprit, qui se débattait dans une mare de honte et de confusion.

Noa a accéléré. Ses mouvements devenant plus urgents. Plus désespérés. Comme s'il sentait que je glissais quelque part où il ne pouvait pas me suivre.

« Reste avec moi », il a murmuré. « Stella. Reste avec moi. »

« Je suis là. » Mais je mentais.

Parce qu'une partie de moi était ailleurs. Dans la culpabilité. Dans l'horreur. Dans cette question qui hurlait : *qui suis-je ?*

Parce que son désir me faisait exister. Parce que ses mains sur moi prouvaient que j'avais de la valeur. Parce que tant qu'il me voulait, je n'avais pas à affronter le vide du divorce. Le vide de moi-même. Celui qui transforme le désir de l'autre en oxygène. Et quand tu ne peux plus respirer seule, tu prends l'air où tu peux. Même si c'est toxique. Même si c'est contre nature. Même si ça détruit tout sur ton passage.

Il a glissé sa main entre nous. A commencé à me caresser en cercles précis pendant qu'il continuait à bouger en moi. L'orgasme montait malgré tout. Malgré la culpabilité, malgré l'horreur, mon corps répondait. Toujours. À lui. Automatiquement.

« Laisse-toi aller », a-t-il ordonné.

Et j'ai explosé. Violemment. Mes ongles griffant son dos. Mes jambes se serrant autour de lui. Il a joui avec moi. Ses mouvements erratiques. Son visage enfoui dans mon cou. Son corps tremblant contre le mien. Murmurant mon prénom comme une prière.

Puis, il a roulé sur le côté. M'a attirée contre lui. A embrassé mon front. Mes cheveux. Ma joue.

Quelques minutes plus tard, j'avais la nausée. Cette sensation de rejet physique que le cerveau déclenche quand le navire n'est plus d'accord avec ta trajectoire interne.

Je me suis dégagée. Doucement. Je me suis assise sur le bord du lit. Dos à lui. Mes mains tremblaient.

« Qu'est-ce qu'il y a ? »

« Je... je ne peux pas faire ça. »

« Quoi ? »

« Ça. Nous. Je ne peux pas. »

Le silence qui a suivi était lourd, presque palpable. Je sentais son regard dans mon dos, comme une brûlure.

« Pourquoi ? »

J'ai respiré profondément, comme si j'essayais de rassembler les morceaux de moi-même. « Parce que je vois quelqu'un. »

Silence. Il a répondu avec un air étonné, presque moqueur.

« Euh... OK. Moi aussi je vois quelqu'un. »

« Oui, mais... moi, je ne suis pas habituée à ça. J'ai l'impression de vous trahir tous les deux. De *me* trahir. »

Noa me regardait avec ce sourire attendrissant, j'imaginais presque qu'il allait me sortir un truc du genre *bienvenue dans le monde moderne*.

« Ce n'est pas important. À moins que tu veuilles en parler. »

« Non, pas vraiment. »

« Cool, alors on va pouvoir passer au deuxième round ? »

Ce soir-là, il s'est endormi, collé à moi. Nos corps entrelacés ne faisaient qu'un, dans ces draps qui sentaient maintenant les deux. Alex et Noa. Mélangés. J'ai regardé mes mains. Ces mains qui avaient touché deux hommes en moins de 24 heures. Ces mains qui avaient griffé deux dos différents. Ces mains qui ne me semblaient plus être les miennes.

Qui suis-je ?

Tu peux faire autant de galipettes que tu veux avec autant de partenaires différents, ça n'effacera pas qui tu es. Tu es la fille qui a peur d'être seule. Qui saute d'un mec à l'autre parce qu'elle ne peut pas supporter le vide. Qui détruit tout sur son passage parce qu'elle ne sait pas comment s'arrêter.

Qu'avez-vous fait de l'autre Stella ?

Celle qui disait « je ne suis pas un sac qui change d'épaule ». Celle qui jugeait les femmes qui faisaient exactement ce que je venais de faire.

Le bouquet final de la discorde

Le lendemain soir, vendredi. Le bar habituel. Celui qui promettait déconnexion totale, bières qui coulaient à flot, et musique country qui vibrait jusqu'à deux heures du matin. Alex m'avait proposé de venir jouer au billard. J'avais dit oui. Parce que j'avais besoin de me changer les idées. Parce que je voulais arrêter de penser à Noa. À son visage la veille quand... *Non, stop !* Cette culpabilité qui me rongeait les tripes depuis que j'avais fermé la porte derrière lui ce matin.

J'avais balancé les draps dans la machine, comme si ajouter une douce odeur de lessive pouvait faire disparaître le côté absurde et clairement immoral de la situation.

Alex était déjà là quand je suis arrivée. Souriant. Décontracté. Cette carrure athlétique, cette taille immense... un vrai régal pour une fille comme moi, qui rêvait encore de se sentir petite. Ses yeux bleus qui s'allumaient quand il me voyait. Il m'a embrassée. Doucement. Sur la bouche. Devant tout le monde. Pas gêné. Pas hésitant. Juste... heureux.

Et moi, j'ai souri en essayant d'ignorer la petite voix dans ma tête qui murmurait : *il y a vingt-quatre heures, c'était Noa qui t'embrassait.*

C'était décidé. Je ne pouvais pas garder ça pour moi. Ce soir, j'allais lui parler. Lui avouer. *Tout !* Mais pas là, en public, non ! Ce soir, calmement, à la maison. Avant qu'on salisse à nouveau d'autres draps. Avant que lui aussi ne s'attache à moi. Il fallait qu'il voie la fille monstrueuse qu'il avait laissé l'attendrir et qui allait peut-être bientôt lui briser le cœur.

« On joue ? » a-t-il demandé, désignant la table de billard libre dans le coin, éclairée par cette lampe suspendue qui projetait un cercle de lumière dorée sur le feutre vert.

« Ouais. Mais je te préviens, je vais te défoncer. »

Il a ri. « On verra ça. »

On a commencé à jouer. C'était exactement ce dont j'avais besoin. Cette légèreté. Cette facilité. On se taquinait sur nos coups ratés. On riait quand la boule blanche tombait dans le trou pour la quatrième fois de suite.

« Je pensais que tu savais jouer », me dit-il en faisant les gros yeux. Ses mains qui caressaient les miennes quand il me passait la craie bleue. Ses yeux s'attardaient sur moi quand je me penchais pour viser, concentrée, la queue de billard entre mes doigts. C'était naturel et simple. Et dans quelques heures, j'allais tout gâcher.

À mi-partie, alors que j'étais en train de calculer mentalement l'angle parfait pour empocher la boule rayée numéro 10, Alex a posé sa queue de billard contre le mur, s'est tourné vers moi avec ce sourire décontracté qui ne présageait rien de bon, et a lâché :

« Au fait, j'ai invité un pote. Il devrait arriver dans pas longtemps. »

Mon cœur a fait un petit saut. Juste un petit. Parce que Nhulunbuy, c'est petit. Trois mille habitants. Tout le monde connaît tout le monde. Mais quand même. Quelles étaient vraiment les chances que ce soit... ? Non. Impossible. L'univers n'était pas si cruel. Pas à ce point.

« Cool », j'ai dit, essayant de garder ma voix normale, légère, innocente. « C'est qui ? »

« Un mec que je connais depuis toujours. Un de mes meilleurs potes, en fait. Tu vas l'adorer. Il est cool, tu verras. »

Oui super, ne me le vends pas trop non plus, ce n'est pas le moment d'ajouter une troisième perle au collier.

J'ai visé ma boule. Raté. Complètement raté. La boule blanche est partie dans la direction opposée, a rebondi mollement contre la bande, et s'est arrêtée au milieu du tapis comme un symbole pathétique de mon état mental.

Dix minutes plus tard, Alex avait soif. Moi aussi, d'ailleurs. Très soif. Une soif qui n'avait rien à voir avec la déshydratation et tout à voir avec cette anxiété sourde qui commençait à monter.

« OK, c'est mon tour d'aller chercher des bières », ai-je dit. « Tu veux quoi ? »

« La même que toi. »

« Parfait. Je reviens. »

Je suis partie vers le bar, me frayant un chemin à travers la foule qui commençait à s'épaissir, saluant des gens au passage, grand sourire, me disant que tout allait bien. Que j'étais parano. Que son pote, c'était juste... un mec lambda. Un *FIFO.* Un golfeur à la retraite. N'importe qui. Littéralement n'importe qui sauf... *Non. Arrête. Respire.*

Paf ! Le barman a posé deux bières devant moi. J'ai attrapé les deux pintes puis me suis dirigée vers la table de billard. Au même moment... la porte du bar s'est ouverte.

C'est là que Noa est arrivé.

Il a traversé le bar comme si c'était chez lui, en tongs. Décontracté. Souriant. Ses tatouages tribaux ultra sexy brillaient sous les néons colorés qui clignotaient au rythme de la musique. Il avançait avec cette démarche fluide. Ce sourire facile. Cette présence magnétique. Ce truc qui fait que tu ne peux pas détacher tes yeux. Et il se dirige tout droit vers Alex.

« Ouais, Alex mon pote, ça faisait longtemps, mec ! Tu ne sors plus en ce moment, t'étais passé où ? » Cette accolade masculine brutale. Ces tapes viriles dans le dos. Ces rires complices. Alex l'a serré dans ses bras.

« Noa ! Mon frère ! Ça fait trop longtemps, mec ! »

Mon sang s'est glacé. Quelqu'un avait ouvert un congélateur directement dans mes veines. *Oh my... Non non non non non. Ce n'est pas possible. L'univers est méga sadique. Oh non. Il faut que je disparaisse. Maintenant ! Tout de suite !*

Sur le pont de La Neuro s'amuse, c'était encore l'apocalypse en direct.

La Vigie a lâché ses jumelles qui ont roulé sur le pont avec un bruit métallique. « Code rouge ! Code rouge absolu ! C'est lui ! C'est Noa ! Le pote d'Alex, c'est Noa ! »

Le Capitaine a lâché le gouvernail qui s'est mis à tourner librement, le navire partant dans tous les sens. « Comment ?! Comment est-ce statistiquement possible ?! On est dans une ville de trois mille habitants et les deux mecs qu'on fréquente sont meilleurs potes ?! »

Le Stratège pointait son laser rouge dans toutes les directions, affolé. « Probabilité : 0,0001 % ! C'est statistiquement improbable, mais pas impossible ! Moi je dis qu'on devrait jouer au loto au lieu de collectionner les catastrophes ! »

La Bibliothécaire a jeté tous ses manuels par-dessus bord. « Vous avez un protocole pour la fille qui se tient debout devant la scène avec ses deux bières ? Non ! Évidemment que non ! Parce que personne n'est assez *con* pour se mettre dans cette situation ! Personne sauf nous ! »

Le Conteur dramatique s'est effondré sur le pont, bras en croix. « On va mourir. On va littéralement mourir ici, ce soir, dans ce bar, devant tout le monde. Notre dignité s'est déjà barrée sous le jukebox. »

Le Stratège : « Mais ils n'ont pas presque vingt ans d'écart, les deux, là, du coup ? »

Après une longue accolade qui montrait le mode *bromance* activé… ils partirent dans leurs échanges… moi, je suis plantée là comme un Windows 97 qui active Tinder pour la première fois… *oh non, trop de données d'un coup, là…* J'ai chaud ! Et eux, tout décontractés :

« Ah mec, tu sais ! J'ai accumulé pas mal d'heures ces derniers mois. »

« Ouais, c'est ça, moi, je parie qu'il y a une fille derrière cette excuse de merde, je te connais ! »

Alex a souri. Puis il m'a vue. Ses yeux ont trouvé les miens.

« Stella ! Viens ! Je te présente mon pote ! »

Puis Noa s'est retourné. Et il m'a vue. Et j'ai vu.

Puis il a compris. Tout. D'un coup. Son sourire s'est figé. Juste imperceptiblement. Parce que vingt-quatre heures plus tôt, c'était ce même visage qui était au-dessus du mien, murmurant mon prénom en pleine collision physique.

Et pendant une fraction de seconde — une microseconde suspendue dans l'espace-temps — le monde entier s'est arrêté. J'ai voulu disparaître. Me cacher derrière une plante en plastique poussiéreuse.

Creuser un trou dans le sol collant de bière renversée et m'y enfouir.

Me dissoudre dans l'air saturé de fumée de cigarette et de parfums bon marché.

Devenir un grain de poussière.

Un courant d'air.

Un concept abstrait.

N'importe quoi, sauf cette version de moi-même qui se tenait là, coincée entre deux hommes, avec une bière dans chaque main comme une serveuse de tragédie grecque.

Noa a forcé son sourire à revenir. Un sourire parfait. Impeccable. Celui qu'il réservait aux étrangers. Pas celui qu'il m'avait donné la veille en entrant chez moi.

« Noa, je te présente Stella. Stella, Noa. »

Le silence.

Juste une demi-seconde.

Mais qui a duré une éternité. *Ça y est, étais-je tombée dans un trou noir ?* Une éternité où j'ai vu ma vie entière défiler. Mes erreurs. Mes mensonges par omission. Mes choix catastrophiques. Cette situation impossible que j'avais créée sans même m'en rendre compte.

Le moment où on a tous compris a été d'une violence cosmique indescriptible.

Un silence.

Un *micro-freeze*.[8]

Un bug collectif.

Puis Alex a brisé le malaise :

« Ah... vous vous connaissez ? »

Puis Noa :

« ...ouais. Un peu. »

Puis moi :

« ... je vais vomir. »

---

[8] Un micro-freeze : Moment où ton cerveau décide de quitter la conversation sans prévenir. Plus de pensées, plus de mots, juste un écran noir intérieur et un seul message : « Erreur fatale. Redémarrage émotionnel nécessaire. »

On a bu.

Beaucoup.

Trop.

Parce que quand la vie te met dans une situation pareille, tu n'as que deux options : fuir, ou boire.

On a choisi l'option numéro deux.

Bière après bière. Shot après shot. Comme si l'alcool pouvait effacer cette situation improbable. Comme si être bourrés rendrait les choses drôles et plus acceptables. Comme si on pouvait noyer cette absurdité dans de la Great Northern et du Jack Daniel's.

Vers minuit, on était tous les trois complètement ronds comme des queues de pelle. Alex avait les yeux brillants et ce sourire idiot qu'il avait quand il était bourré. Noa riait de tout et de rien, ce rire grave qui résonnait dans tout le bar. Et moi, j'avais perdu le compte de mes verres et j'étais à deux doigts de m'endormir sur le comptoir.

On avait abandonné le billard. On était juste assis autour d'une petite table collante, nos chaises trop proches, nos genoux qui se touchaient, nos bières qui s'accumulaient comme des trophées de mauvaises décisions.

Et ils parlaient. De tout. De rien. De leur enfance. De leurs conneries. De cette fois où ils avaient volé la voiturette de golf du club et l'avaient conduite jusqu'à la plage. De cette autre fois où ils s'étaient battus pour une fille au yacht-club et avaient fini tous les deux à bosser gratos pour son père.

« Elle n'était même pas canon ! » riait Noa.

« Si ! Arrête ! C'était un avion de chasse ! » protestait Alex.

« Mec, elle avait un appareil dentaire et des lunettes épaisses comme des pare-brise ! »

« Ouais, mais un joli nez ! »

Ils explosaient de rire. Se tapaient dans les mains. Comme deux idiots heureux.

Et moi, je les regardais, et quelque chose d'étrange se passait. Malgré l'horreur de la situation, malgré la culpabilité, malgré tout... c'était beau. Leur amitié. Leur complicité. Leur histoire.

Je les regardais rire ensemble. Meilleurs potes depuis toujours. Et moi, la fille de passage qui avait bien failli tout détruire.

Pas parce que j'étais méchante. Pas parce que je m'en foutais.

Mais parce que j'en avais besoin. Besoin qu'on me voit. Besoin qu'on me désire. Comme si je pouvais multiplier ma valeur en multipliant les hommes qui me voulaient. C'était mathématique. Pathétique. Mais c'était ma survie.

Et quand tu mélanges ces deux effets dans un triangle amoureux non assumé, tu obtiens... ça.

À une heure du matin, le bar fermait. On était les derniers. Le barman nous a gentiment, mais fermement virés.

On est sortis dans la rue déserte de Nhulunbuy. L'air chaud et humide était encore là, même au beau milieu de la nuit. Tout était silencieux sauf nous.

Parce qu'on a commencé à chanter.

Des chansons de merde.

Du fin fond de nos tripes.

Des trucs qu'aucun être humain sobre n'assumerait jamais.

Alex a commencé avec *Country Roads*, complètement faux. Noa a enchaîné avec du Bob Marley massacré. J'ai contribué avec une version catastrophique de *I Don't Want to Miss a Thing*.

On marchait bras dessus bras dessous. Les trois. Moi au milieu. Eux de chaque côté. Comme une ligne de danse déséquilibrée. Comme un symbole vivant de tout ce qui n'allait pas.

On riait. On criait. On titubait. On ressemblait à un trio sorti d'un film indépendant mal monté sur la vie dans l'Outback. On s'en foutait. Le monde n'existait plus. Juste nous trois, la nuit, et nos horribles chansons.

Et puis on s'est arrêtés. Au milieu d'un carrefour. Parce qu'il fallait choisir une direction. Droite : la maison d'Alex. Gauche : celle de Noa. Tout droit : la mienne.

Le silence est tombé. L'atmosphère est soudain devenue lourde.

Alex a regardé Noa. Noa a regardé Alex. Puis ils m'ont regardée tous les deux. Et Alex, avec ce sourire ivre qui creusait ses fossettes, a dit :

« Bon. Question importante. Qui va chez Stella ? »

Oh non, mais c'est teeelllement gênant ! Ma bouche a juste fait : « Quoi ? »

« Bah ouais » a ajouté Noa, « c'est la question à mille dollars. Qui rentre avec toi ce soir ? »

« Moi, je vote pour moi », a dit Alex, levant la main comme un gamin à l'école, oscillant légèrement sur ses pieds. « Parce que techniquement, je l'ai invitée ce soir, donc priorité. »

« Faux », a répondu Noa, croisant les bras sur son torse, essayant d'avoir l'air sérieux, mais ratant complètement à cause de son sourire ivre. « Moi, je l'ai rencontrée en premier. Historiquement. Donc ça compte. »

Ils riaient. Merde, ils *riaient*. Comme si c'était une blague. Comme si j'étais un trophée à partager. Comme si cette situation était drôle.

« Ça ne marche pas comme ça, mec ! »

« Si ! Premier arrivé, premier servi ! C'est une loi universelle ! »

« Ce n'est pas une loi ! T'inventes ! »

« Les gars... » J'avais peur qu'à cause d'une phrase ce si beau moment tourne en vraie catastrophe, agrémentée de coups de poing et d'insultes...

Mais sous l'humour ivre, je sentais autre chose. De la tension. De la compétition. Du ressentiment mal caché. Cette amitié qui commençait à craquer sous le poids de ce triangle impossible.

« Non, non », ai-je dit en reculant, levant les mains comme un policier en intervention. « Les garçons. Stop. Je rentre seule ce soir. Je crois que c'est bon, là. Je suis vaccinée. Complètement vaccinée. »

Alex a ri. « Vaccinée contre quoi ? Nous ? Ooooh, noooonnn ! »

Noa s'est tourné vers Alex. Les yeux brillants. Ce sourire complice ivre. Et il a dit :

« On peut faire une garde alternée sinon ? »

Mon sang s'est figé.

« *Hein* ?! »

« Ouais ! » Alex a enchaîné, entrant dans le jeu avec enthousiasme. « Genre... Noa le matin, moi le soir ? »

« Ou moi le lundi, mercredi, vendredi, toi le mardi, jeudi, samedi ? On suit tes roulements de dialyse ! » A surenchérit Noa.

« Et le dimanche ? »

« Ah non, le dimanche, c'est le jour du Seigneur ! »

Ils ont explosé de rire. Se sont tapé dans la main. Se sont fait une accolade masculine.

« On est frères, mec », a dit Noa, passant son bras autour des épaules d'Alex, tous deux oscillant dangereusement. « On partage tout. »

« Tout ! » Alex a confirmé, levant son verre de bière vide comme si c'était une déclaration solennelle. « Les jouets quand on était petits, les filles au lycée, la voiturette de golf volée, tout ! »

« Pourquoi pas Stella ? »

« Exactement mec ! Logique imparable ! »

Sur le pont de La Neuro s'amuse, c'était l'hécatombe.

Le Capitaine était assis par terre, la tête dans les mains. « J'abandonne. Que quelqu'un d'autre prenne le gouvernail parce que moi, j'en peux plus. »

La Vigie sanglotait. « Ils font des blagues sur comment nous partager ! Comme une pizza ! Comme une voiture en leasing ! »

Le Stratège avait brûlé tous ses tableaux. « Il n'y a plus de stratégie. Il n'y a plus de plan. Juste le chaos. Ceci est officiellement la scène la plus improbable de notre existence. »

La Bibliothécaire lançait ses livres un par un dans l'océan. « Aucun manuel ne couvre ça ! Aucun ! Parce que cette situation est unique dans l'histoire de l'humanité ! »

Le Moussaillon était recroquevillé dans un coin. « On peut rentrer, maintenant ? »

Je suis partie. Sans me retourner. Mes pieds trébuchant sur le trottoir inégal. Mon regard flou. Mon cœur en miettes. Ma dignité gisant quelque part près du bar qu'on venait de quitter.

J'ai regardé cette scène. Eux. Bras dessus bras dessous. Riant. Complices. Moi. Au milieu de la rue. Seule malgré leur présence. Horrifiée. Mortifiée. Et étrangement... touchée aussi. Parce que même dans leur stupidité alcoolisée, il y avait de l'affection. De la tendresse. De l'humour.

Derrière moi, je les entendais. La voix d'Alex, basse. « Mec... putain... »

« Je sais, mon pote. Je sais. »

Autre silence.

« Tu l'aimes ? » demanda Noa. Direct. Brutal.

Pause.

J'ai accéléré. Je voulais plus entendre. Je ne pouvais pas.

Je suis rentrée chez moi. Seule. Pour la première fois depuis des semaines.

J'ai regardé le couloir. La table. Le canapé.

Tous les endroits où j'avais baisé avec Noa.

Tous les endroits où j'avais baisé avec Alex.

Parfois les mêmes. Parfois à quelques heures d'intervalle. J'étais assise par terre. Dans le silence. La consternation totale ! L'incompréhension de qui j'étais devenue. De ce que j'avais fait. De cette Stella que je ne reconnaissais plus.

L'Arène des mauvais jours

La rivière avance tranquillement, nos bouées glissant sans effort sur l'eau tiède. On ne parle pas. On écoute juste le clapotis, ce bruit doux qui ressemble à une respiration. Puis, au loin, quelque chose apparaît sur la rive : une forme massive, circulaire, comme un colisée posé en plein milieu de nulle part.

Je te vois plisser les yeux et je souris. « Je sais. Tu te demandes ce que c'est. »

On continue d'avancer, portées par le courant, et l'arène se précise : des gradins, des torches, des silhouettes qui s'agitent comme des ombres impatientes. « Ne t'inquiète pas... on n'y va pas aujourd'hui. » Je baisse un peu la voix, comme si l'arène pouvait nous entendre. « Ça, c'est l'arène des gladiatrices. Le lieu réservé aux jours où tu aurais mieux fait de ne pas quitter ton lit. Les jours où tout part en vrille. Les jours Murphy. »

Une vague minuscule soulève nos bouées et je te fais signe de te pencher un peu, pour rester discrètes, comme si on passait devant un nid de guêpes. « Aujourd'hui, on passe juste devant.

N'attire pas leur attention. On ne sait jamais... »

On flotte en silence, l'arène derrière nous, les tambours étouffés par la distance. La rivière retrouve son calme, comme si elle nous félicitait d'avoir traversé la zone sans déclencher une bataille. Je te lance un regard complice. « Ne t'en fais pas. On ira un jour. Mais pas aujourd'hui. Aujourd'hui, ce n'est pas un bon jour pour collectionner les ennuis. »

La loi de Murphy : ou l'art de poser chaque pied dans un creux différent

Qui n'a pas vécu une journée où la loi de Murphy semble orchestrer un ballet de catastrophes ? « Tout ce qui peut mal tourner... finira par mal tourner. » Ouh là là. Flippant comme définition, non ? On dirait presque une menace sortie d'un vieux grimoire.

Ma maman a une autre version. Pour elle, la loi de Murphy, ce sont des lutins farceurs. Une bande de petits cons qui se sont donné rendez-vous pour rendre ta journée absolument inoubliable... mais pas du bon côté de la vague.

Moi, j'ai une autre image. Plus cinématographique. Plus héroïque. Pour moi, la loi de Murphy, c'est comme si l'univers organisait en douce un concours de « comment tester ta patience aujourd'hui version *warrior* des temps modernes ». Et toi, tu deviens malgré toi le gladiateur en slip de cuir, bondissant de creux de vagues en creux de vagues. Chaque pas sert à prendre de l'élan pour propulser ta lance imaginaire sous les yeux d'un public invisible en délire.

Parce que si la vie est faite de haut et de bas comme la houle, il y a des jours où tu ne surfes pas les vagues... tu les prends en pleine figure. Quand ça peut foirer, ça foire. Et pas qu'une fois, non. En rafale. Comme si l'univers avait décidé de transformer ta journée en sketch géant pour amuser les astres.

Alors imagine ta journée de merde version premium comme une nouvelle discipline olympique : le cent mètres haies de la loose. Et toi, héroïne malgré toi, tu continues la course désespérée, mais toujours debout à te démener pour chaque épreuve, sous les applaudissements d'une foule imaginaire sans pitié.

Tu prends un peu de vitesse avec tes petites sandales de cuir, et à chaque obstacle, tu t'écrases avec une grâce douteuse dans le creux le plus profond des vagues.

Le public retient son souffle.

Les tambours résonnent.

Les gradins sont pleins à craquer.

Il y a même un jury sévère, façon patinage artistique, qui note chaque raté : « 9,8 pour la chute spectaculaire dans la flaque, mais seulement 7,2 pour l'élégance de la glissade. »

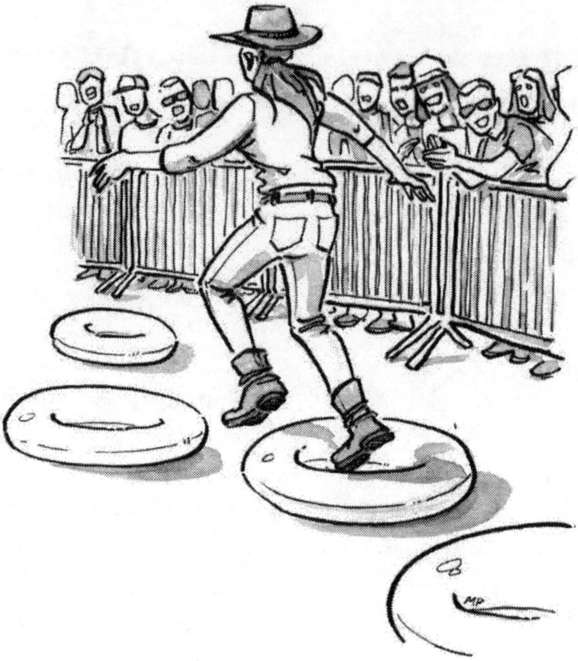

Sous les yeux de ce public fictif, les épreuves s'enchaînent :

Épreuve 1 : Le café renversé sur la chemise blanche, puis sur le clavier d'ordinateur — *standing ovation* du public, qui applaudit les taches comme une œuvre d'art contemporaine.

Épreuve 2 : Le mail envoyé au mauvais destinataire — cris d'horreur dans les gradins, ralenti dramatique sur l'écran géant.

Épreuve 3 : Le bus raté d'une seconde — la foule se lève, certains pleurent, d'autres hurlent « Allez, cours ! » alors que le chauffeur ferme la porte avec un sourire sadique.

Épreuve 4 : Le parapluie qui se retourne — ton entrée dans le stade prend des allures de tragédie grecque, les spectateurs brandissent des pancartes « On y croit ! Continue ! »

Épreuve 5 : Le téléphone qui tombe dans les toilettes — silence religieux, puis explosion de cris : médaille d'or incontestée, record du monde battu.

Le stade est en liesse. Les gradins tremblent. Une ola démarre... mais s'arrête net au troisième rang parce qu'une spectatrice a renversé son Coca sur la tête de son voisin. Le public rit, reprend, rate encore. Bref, une ola de Murphy !

Dans la cabine des commentateurs, l'un d'eux s'étrangle de rire :

« Mesdames et messieurs, quelle journée historique ! Jamais nous n'avions vu une telle succession de catastrophes exécutées avec autant d'élégance ! C'est la plus belle journée de ma carrière ! »

Son collègue, plus sérieux, ajoute :

« Et rappelons que cette glissade spectaculaire vous est offerte par... l'Association Internationale des Tasses Bancales. Parce qu'un café ne se renverse jamais par hasard. »

Les tambours résonnent. Le jury brandit ses notes :

9,9 pour le toast carbonisé qui déclenche l'alarme incendie — « une intensité dramatique rarement atteinte », commente un juge italien.

9,7 pour la fermeture éclair coincée pile avant un rendez-vous important — « un suspense insoutenable, digne d'un Hitchcock », souffle le jury français.

Aïe, par contre, c'est un 6,3 pour avoir déposé le petit chez le véto — « manque d'originalité », précise un juge russe.

Puis vient le moment solennel. Tu montes sur le podium, trempée, décoiffée, la chemise tachée de café, mais victorieuse. Le public se lève. Les projecteurs s'allument. Et au lieu de l'hymne national, un remix improbable de *Highway to Hell* joué à la flûte traversière envahit le stade. Les spectateurs agitent des pancartes : « Team slip de cuir ! »

Tu lèves ta lance imaginaire, les bras tremblants, mais fière.

Et c'est là que ça devient intéressant. Parce que quand ton système d'attachement est en panique totale — quand tu cherches un ancrage, n'importe lequel, juste pour ne pas couler — tu n'attires pas l'amour. Tu attires... la loi de Murphy. Non pas parce que tu es maudite, mais parce que quand ton cœur cherche désespérément un repère, tu poses chaque pied dans un creux différent.

Tu confonds excitation et connexion, présence et attachement, attention et amour. Et c'est exactement ce qui m'est arrivé après Noa. Et après Alex. Et après la révélation de l'âge du premier. Et après celle qu'ils étaient meilleurs potes. Bref : un festival.

Alors laisse-moi te raconter ce qui se passe quand ton système d'attachement prend le volant... et que l'univers décide de t'offrir un abonnement premium à la loi de Murphy.

Le chaos comme fuite

La veille de mon départ de Nhulunbuy, mes amis avaient organisé un petit repas au Boat Club. Coucher de soleil derrière la ligne d'horizon de l'océan qui éclairait les palmiers d'un rose doré magique. J'avais le cœur lourd, je ne voulais pas partir et en même temps il était temps de voler vers de nouveaux horizons, de nouvelles aventures. D'essayer de réapprivoiser la solitude. De vaincre cette habitude malsaine de ne pas vouloir rester seule plus de trois mois.

Noa était assis à côté de moi. J'avais passé la semaine seule après cette soirée inoubliable. Alex avait dû partir deux jours avant pour des vols sur la côte ouest. Je ne savais même pas s'il allait revenir ou si c'est lui qui allait piloter l'avion qui m'emmènerait à Elcho Island. Les messages avaient été épars. De l'un comme de l'autre. Et j'avais pu remettre un peu d'ordre dans mes idées… et dans ma vie.

J'avais quand même le cafard en partant ce soir-là. Le lendemain, départ à 5 h 20, je ne pouvais pas rester trop tard. J'ai dit au revoir à tout le monde. Noa m'a raccompagnée à la voiture, m'a pris le visage entre les deux mains et m'a embrassée. Un vrai baiser d'au revoir… avec ce pincement au cœur, mais cette certitude que je ne pouvais pas rester en ville et tout démolir sur mon passage. Je le regardai une dernière fois dans les yeux.

« *It was fun* ![9] » a-t-il dit. Oui, voilà ce qui résume bien ces trois derniers mois.

Pas de regrets, pas d'attaches. Pas de projets. Une relation mise en pause sans certitude qu'un jour on se recroiserait. C'est peut-être ça, la clé du bonheur. Vivre au jour le jour sans penser au lendemain.

J'avais un groupe d'amis, des activités, des habitudes, un travail que maintenant je connaissais par cœur, des patients auxquels je m'étais attachée. Il fallait partir et recommencer à zéro. Comme si mon activité professionnelle et ma vie amoureuse étaient un éternel carnet avec des pages illimitées. Dès que les choses deviennent trop familières et agréables, c'est qu'il est temps d'entamer une nouvelle page.

---

[9] It was fun! : Expression polie pour clôturer un chapitre sans promesse. Façon élégante de dire : « On a fait n'importe quoi, mais on a passé un bon moment. »

Décortication

Et puis il y avait ça. Cette sensation bizarre que j'avais eue toute la soirée. Cette espèce de... soulagement malsain. Et maintenant cette hantise, que le calme et la solitude allaient emménager à nouveau chez moi.

Parce que tant qu'il y avait du drame — tant que je devais gérer Noa *et* Alex dans le même espace-temps, tant que mon cerveau était occupé à calculer qui savait quoi, qui pensait quoi, comment ne pas tout faire exploser — je ne pensais pas au divorce.

Je ne pensais pas à Xavier.

Je ne pensais pas à ces sept années envolées.

Je ne pensais pas à la maison vide que j'avais laissée derrière moi.

Je ne pensais pas à cette version de moi qui s'était mariée à vingt-six ans en croyant que c'était pour toujours.

Tant qu'il y avait du chaos externe, je n'avais pas à affronter le vide interne. Tant qu'il y avait du désir, je n'avais pas à ressentir la douleur.

Tant qu'il y avait de la validation — Noa qui me désirait, Alex qui me voulait — je n'avais pas à me demander qui j'étais sans eux.

C'était comme une drogue. Une anesthésie. Le chaos me gardait occupée. La tragédie me gardait en mouvement. Et tant que je bougeais, je n'avais pas à m'arrêter et à regarder ce qui restait de moi.

Un mécanisme de défense. Créer des problèmes pour ne pas affronter *le* problème.

Et *le* problème ? C'était encore et toujours le même : je ne savais pas qui j'étais sans un homme à mes côtés.

La palette d'attachements Sécurisés

Tu sais, parfois je repense à Noa et Alex comme on repense à deux bouées différentes dans la même mer. Deux présences qui n'avaient rien de toxique, encore moins de dangereux. Deux hommes qui, chacun à leur manière, m'ont montré ce qu'était un attachement qui ne fait pas mal. Et pourtant... je n'ai pas su m'y accrocher. Pas vraiment.

Noa, par exemple. Noa, c'était le « sécurisé » avec tempérament indépendant. Le genre d'homme qui peut être proche sans paniquer, et loin sans disparaître. Le genre qui dit ce qu'il veut, qui ne joue pas, qui ne manipule pas, qui ne teste pas. Quand il mettait de la distance, ce n'était pas une fuite. C'était juste... lui. Son rythme. Son mode de vie. Sa façon d'être. Il était présent quand il était présent, absent quand il était absent, sans ambiguïté, sans brouillard, sans montagnes russes. Il y a des « sécures » qui sont stables, mais ternes, et puis il y a des « sécures » qui sont stables, mais fun. Noa était de ceux-là.

Et moi ? J'aurais pu être bien avec lui. Si j'avais été sûre de moi-même. Mais je ne l'étais pas. Alors sa distance naturelle réveillait une petite anxiété en moi — pas énorme, juste assez pour que je cherche une deuxième source de validation : Alex.

Alex, lui, c'était le « sécure » jeune. Vingt et un ans. À cet âge-là, ton penchant n'est pas encore complètement formé. Il n'a pas dû avoir assez d'expériences pour transférer sa figure d'attachement sur une partenaire adulte. Mais il avait déjà tous les comportements de base de l'attachement sécurisé aussi. Il était présent, enthousiaste, ouvert, simple. Pas de jeux, pas de fuite, pas de complications. Il répondait. Il souriait. Il était heureux d'être là. Et moi, je me sentais bien avec lui. Trop bien, peut-être. Pas assez « accrochée ». Pas assez stimulée. Pas assez en danger pour que mon système d'attachement se réveille. Alors je l'ai utilisé comme validation. Et j'ai culpabilisé. Beaucoup.

Et parfois, je me demande encore : est-ce que mon chaos, mon triangle, ma confusion ont laissé une trace sur lui ? Quel type de réflexions ou de souvenirs indélébiles ai-je imprimé sur son système d'attachement lors d'une étape de sa vie où les relations façonnent la façon dont on interagit avec nos partenaires.

Et c'est là que j'ai compris un truc que personne ne m'avait jamais expliqué : on ne traverse pas la vie en restant chimiquement identique. On s'influence. On se module. On se décolore. On se recolore. On peut avoir une base sécure et développer des tendances anxieuses. On peut être anxieux et glisser vers de l'évitement. On peut être évitant et retrouver des réflexes plus stables. Pas parce qu'on « change de style », mais parce que nos relations nous sculptent. Comme les personnalités, les styles d'attachement ont des déclinaisons, des intensités, des variations. Il y a des anxieux très anxieux, des évitants très évitants, des « sécures » plus indépendants, d'autres plus fusionnels. Et tout ça dépend aussi des gens auxquels on se frotte.

Chaque relation laisse une trace, minuscule ou immense. Chaque lien nous déforme ou nous répare. C'est ça, l'impact — le vrai. Celui qu'on assène sans le vouloir, celui qu'on reçoit sans le voir, celui qui réécrit nos tendances d'attachement bien plus subtilement qu'on ne le croit.

Encore plus fascinant : ni Noa ni Alex n'ont déclenché mon côté anxieux. Et ce n'est pas parce qu'ils étaient parfaits. C'est parce qu'ils n'étaient ni évitants, ni désorganisés. Ils n'avaient pas la clé chimique qui ouvre la porte de la danse toxique. Celle que tu vas découvrir bientôt.

Noa et Alex étaient des pansements temporaires sur une plaie que je refusais de regarder. Des bouées auxquelles je me suis accrochée juste assez longtemps pour respirer... avant de replonger là où mon système d'attachement voulait retourner.

Là où le danger ressemblait à de l'amour. Là où l'intensité ressemblait à de la passion. Là où la tempête ressemblait à la maison.

Retiens juste une chose : Un homme paraît souvent ennuyeux, lorsqu'il ne déclenche pas cette danse toxique addictive. Peut-être est-il fiable, mais pas attirant, car trop stable. Toi, tu rêves d'une histoire d'amour passionnée et intense. Et avec ces croyances, ton système nerveux n'a pas encore appris à reconnaître la sécurité comme quelque chose de désirable.

Partie 3

Les eaux qui brûlent

Le Pilbara, Western Australia

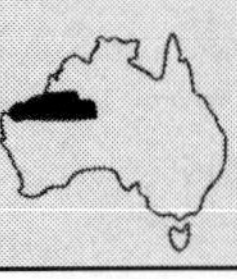

Changement de décor, changement de danger – 9 mois avant Impact

La rivière a changé de visage. Nous quittons les eaux chaudes du Top End. Derrière nous, Nhulunbuy et Elcho Island s'estompent dans la brume. Là-bas, la rivière était large, généreuse, entourée de végétation qui débordait de partout, les mangroves s'accrochaient aux berges comme des doigts têtus, et l'air sentait la pluie avant même qu'elle n'arrive.

Les buffles ont disparu. Les oiseaux se sont tus. La rivière rétrécit. Se resserre. Devient plus étroite. Le vert luxuriant laisse place au rouge. À l'ocre. Au brun brûlé.

La végétation se fait rare. Les arbres disparaissent un par un, comme s'ils n'avaient pas survécu au voyage.

Les berges s'éloignent, deviennent rocheuses, hostiles. L'eau elle-même change de couleur, de texture, de température. Elle n'est plus cette masse verte et opaque qui cache ses prédateurs. Elle devient transparente. Impitoyable. Sans nulle part où se cacher.

Bienvenue dans le Pilbara.

Ici, plus de crocodiles qui te happent en silence. Ici, le danger rampe : serpents qui se fondent dans le sable, lézards préhistoriques qui fixent sans cligner des yeux, chameaux sauvages qui surgissent comme des mirages. Le désert ne te dévore pas d'un coup. Il t'assèche. Lentement. Inexorablement.

Ma bouée flotte différemment. Moins de résistance. Comme si la rivière elle-même était fatiguée par la chaleur étouffante. Ici, il fait plus de quarante degrés huit mois dans l'année. Il n'est pas rare que cette région d'Australie explose les records de températures. On navigue prudemment vers le *Wild Wild West*. Vers l'inconnu.

Le courant n'est plus le même. Il est plus sec, plus imprévisible, plus silencieux. Il ne te porte pas : il te teste. Je ne le sais pas encore, mais cette portion de rivière va tout changer.

Et moi, sur ma bouée, je sens que quelque chose bascule. Je ne suis plus dans des eaux familières. Je flotte dans un territoire où je vais devoir apprendre de nouveaux repères. Un endroit où la solitude n'est plus un choix, mais un climat constant.

Alors ouais, sors ton appareil photo, on arrive dans un de mes endroits préférés !

Bienvenue au parc zoologique des relations toxiques

Qui n'aime pas aller au zoo ? Sérieusement ?

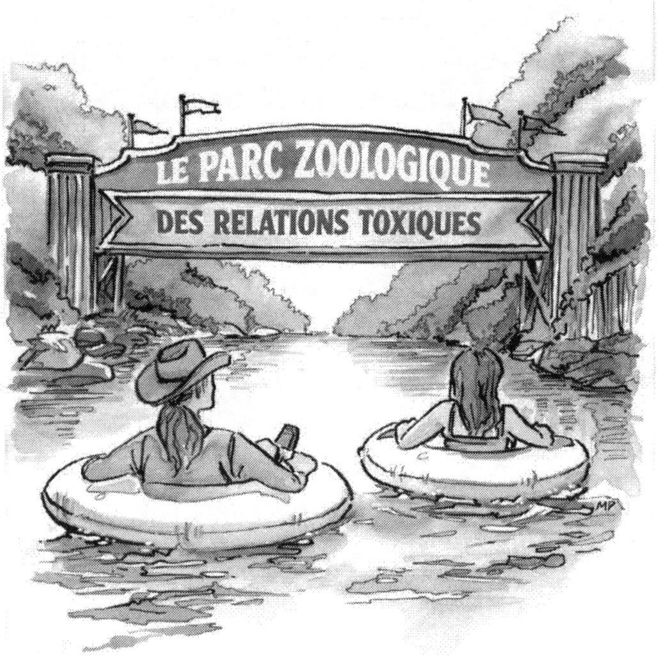

Rencontres en milieu (très) sauvage

Ici, les prédateurs ne rôdent pas dans l'ombre. Ils sont bien en vue, derrière des vitres épaisses, étiquetées et répertoriées.

Tu peux les observer aussi longtemps que tu le souhaites, apprendre à reconnaître leurs signaux, et repartir avec tes deux mains et ton cœur intacts. À l'entrée, un grand panneau t'accueille :

Ne pas nourrir l'ego. Garder vos limites à portée de main. En cas de morsure, appliquez immédiatement votre rituel de survie.

On ne pouvait pas manquer ça, pas vrai ? Alors, par quoi on commence ?

À gauche, le pavillon des reptiles affectifs : crocodiles destructeurs, serpents charmeurs, scorpions de velours... des maîtres de l'embuscade émotionnelle, toujours prêts à happer les imprudents.

À droite, la Grande Volière des paons autocentrés : toujours en parade, jamais en écoute, plumage impeccable, mais empathie en option.

Plus loin, tu croiseras aussi :

L'enclos des charognards sociaux : se nourrissent des failles et des confidences mal protégées.

Le bassin des méduses manipulatrices : transparentes... mais urticantes, elles piquent là où ça brûle le plus.

Et puis entre nous... si je connais aussi bien ces espèces, c'est parce que je les ai croisées.

Pas dans un zoo.

Dans ma vie.

Dans mes relations.

Dans mes moments de panique, de solitude, de vulnérabilité.

Quand mon attachement anxieux clignotait comme un sapin de Noël sous amphétamines, j'étais littéralement un buffet à volonté pour certains prédateurs émotionnels.

Ici, on ne vient pas pour craindre ces chasseurs diaboliques, mais pour les reconnaître, les nommer et repartir avec la certitude qu'aucun d'eux ne pourra plus te surprendre.

Chaque enclos est accompagné de son panneau explicatif : Description de l'espèce — Comportements typiques — Zone d'impact — Phrases signature — Parade intérieure (ton protocole de survie émotionnelle).

Petit rappel : tu es ici en tant que visiteuse, pas comme une proie. Observe, note, et surtout... ne tends pas la main. Si un spécimen te rappelle quelqu'un, respire : tu as déjà la carte et les clés pour rester hors de portée. Fais-leur ton plus beau sourire, ils détestent ça !

Suis-moi ! on va commencer par la volière.

Fiche complète : L'amour en vitrine, zéro profondeur

Espèce : Le paon autocentré

Camouflage préféré : parade affective ultra stylée, stories calibrées, discours sur « l'amour, le vrai »... mais jamais de place pour toi dans le cadre. Ses bras ne sont pas assez longs pour t'inclure sur ses selfies.

Comportement typique : T'écoute juste assez pour rebondir sur lui-même. Te fait croire que tu es « privilégiée » de l'avoir dans sa vie. Ne pose jamais de questions profondes, mais adore parler de ses « valeurs ». T'utilise comme miroir flatteur, jamais comme partenaire réelle.

Zone d'impact : perte de confiance, sentiment d'invisibilité, confusion entre admiration et amour, fatigue émotionnelle à force d'applaudir sans retour.

Phrase signature : « Je veux quelqu'un qui me tire vers le haut ». Traduction : tu peux m'admirer sans trop me déranger.

Parade intérieure : Réponse mentale : « Je ne suis pas un podium pour ton ego. » Et si besoin, voici une pirouette verbale : « Tu sais, j'ai préféré investir dans une relation réciproque plutôt que dans ton fan-club. »

Fiche complète : L'amour façon mâchoire, sans échappatoire

Espèce : Le crocodile affectif

Camouflage préféré : te vend monts et merveilles au début, te fait miroiter un amour rare et précieux... puis te tire dans l'eau trouble de ses mensonges. Quand tu commences à te noyer, il te dit que tu nages mal.

Comportement typique : Séduction intense au départ, promesses grandioses, futur commun déjà dessiné. Mensonge et trahison soigneusement dissimulés... jusqu'à ce que tout éclate. Négation des faits, puis tentative de récupération quand il sent qu'il perd son emprise. Retour en force avec discours larmoyants, juste assez pour que tu cèdes. Une fois revenu, te fait passer pour instable ou « folle» parce que tu n'as plus confiance. Te laisse tomber brutalement, puis retourne vers la personne avec laquelle il t'a trahie.

Zone d'impact : perte de confiance en soi, confusion émotionnelle, culpabilité induite, difficulté à se reconstruire après morsure.

Phrase signature : « Tu es la femme de ma vie... », mais son comportement te montre le contraire. « Tu inventes des problèmes qui n'existent pas. » « Tu es trop émotive, c'est pour ça que tu souffres. » « Tu dramatises toujours tout. » « Tu es trop intense, personne ne pourrait supporter ça. » « Si tu m'aimais vraiment, tu tournerais la page. »

Parade intérieure : Sourire contenu façon survivante qui a nagé et rampé hors des marécages. Pirouette verbale : « J'ai réappris à danser sur la terre ferme, et toi, tu ne sais mordre que dans la boue. »

Et là, je te vois déjà froncer les sourcils :

« Mais... et les autres animaux du parc zoologique ? On ne leur rend pas visite ? »

Non. Pas maintenant. On n'a pas le temps. Tu pourras tous les retrouver à la fin du livre, juste après le casting complet de *La Neuro s'amuse*. Promis, ils n'auront pas bougé. Ils ruminent, ils complotent, ils jacassent... Ils sont prêts pour leur grand défilé final.

On vient de débarquer dans le Pilbara, ma belle.

Il faut qu'on visite la ville, qu'on repère les rues poussiéreuses, qu'on sache où aller chercher nos patients pour la dialyse, et surtout... qu'on se trouve un groupe de potes pour survivre aux trois prochains mois.

La solitude, c'est l'appât le plus efficace du parc. Tu crois que tu vas juste regarder. Tu crois que tu vas rester derrière la vitre. Et puis quelqu'un te sourit... et ton cerveau fait : « *Oh mon Dieu, une présence humaine.* » La vulnérabilité, c'est le parfum préféré des prédateurs. Ils arrivent en courant, repartent en rampant, reviennent en volant. Ton système nerveux adore. Ton cœur, moins. Le vrai danger ? C'est quand tu commences à croire que ce zoo, c'est la norme.

Je ne suis pas une proie. Je suis la gardienne de mon territoire. Et l'accès est sur invitation.

Tu vois, c'était sympa. On sort du parc zoologique, persuadées d'avoir compris les prédateurs. Sauf que — sauf que... la théorie, c'est mignon. La pratique, c'est autre chose. Ce soir-là, j'allais entrer dans leur enclos. J'ai poussé la porte du pub local. Et là, j'ai compris : j'étais passée du zoo... au safari sans jeep.

AMBIANCE CARNIVORE — 8 mois avant l'impact

Quand tu débarques dans une ville minière de la côte ouest australienne, tu sais ce que tu vas trouver : du rouge. De la poussière rouge. Des mines rouges. Un soleil rouge qui cogne. Et des hommes. *Beaucoup* d'hommes.

Genre 95 % d'hommes. Bienvenue dans le paradis du déséquilibre démographique.

La première semaine avait filé comme une routine mécanique : boulot, maison, boulot, maison. Les patients étaient sympas, le travail était top. Mais le soir, je comptais les heures en écoutant le vent soulever la poussière. Juste moi, mon frigo vide et le tic-tac de l'horloge.

Alors le premier samedi soir, j'ai craqué. Ma mission : trouver du bruit. Et je fais ce que tout le monde fait : je vais au pub. Oui le bar du coin. J'avais juste envie de voir des gens, de les entendre rire. Peut-être faire une partie de billard, peut-être juste me fondre dans le brouhaha, une bière dans la main, levée comme une médaille de fin de semaine.

Je n'avais pas sorti la robe de soirée ni les talons. Juste un jean, un haut simple, les cheveux attachés comme d'habitude. Rien d'extravagant. J'ai vérifié trois fois que j'avais mes clés, mis un petit coup de parfum comme si c'était une armure. Et me voilà devant l'endroit dont tout le monde parle.

« Oh mon Dieu, mais qu'est-ce que je fous là ? »

Mon cœur tambourinait, ma respiration s'accélérait. C'est facile d'aller au ciné seule, on est dans le noir. C'est facile de s'asseoir au resto seule, derrière un livre. Mais pousser la porte d'un pub un samedi soir... ça, c'est une autre histoire. Là, tu n'as pas d'écran ni d'assiette pour te protéger. Tu es exposée. Visible comme une cible mouvante sur un terrain de snipers.

Ma main hésitante agrippa la poignée.

Je pousse la porte.

Et là... je bascule dans un *autre* monde.

Un steak géant au milieu de lions affamés

Chaque table était prise d'assaut par de grands groupes bruyants, tous portant le même uniforme jaune fluo à bandes réfléchissantes, tel un club de Minions tout droit sortis de la mine. L'odeur de bière tiède mélangée à celle de friture me levait presque le cœur.

Imagine la scène : il y a 25 mètres entre la porte que tu viens miraculeusement de franchir… et le comptoir. Ta jambe droite a l'air plus courageuse que la gauche et enclenche le pas. Tu es engagée physiquement dans ta mission : aller chercher cette bière. Plus que 23 mètres à parcourir…

Et là, tu *sens*. Tous les regards. *Tous*. Qui se tournent vers toi.

Les conversations stoppées nettes. Les bières figées à mi-chemin entre la table et la bouche. Comme si j'étais entrée au ralenti dans un film américain, guitare électrique en bande-son.

Tellement *gênant*.

Imagine le projecteur au-dessus de ma tête avec un panneau clignotant :

Nouvelle en ville. Célibataire. Disponible.

Je te jure. Certaines femmes comprendront.

Tu te sens comme un steak géant qui traverse une cage pleine de lions affamés.

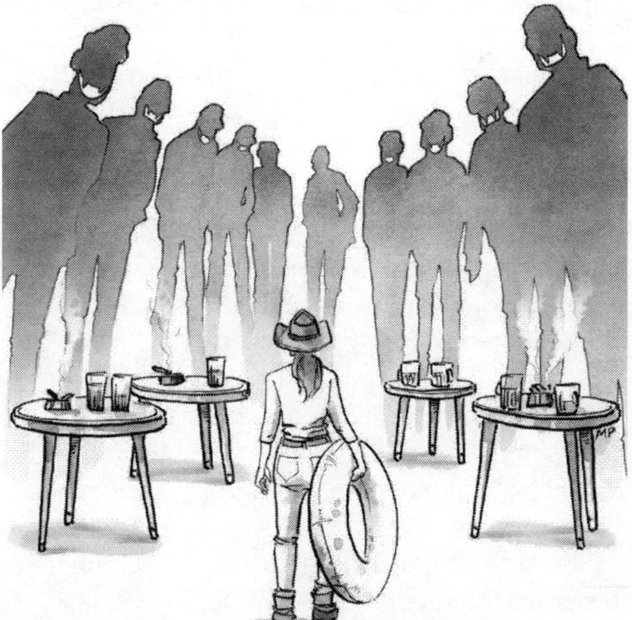

Mes jambes progressaient toutes seules comme si elles connaissaient déjà l'itinéraire idéal vers le comptoir. Mais mon cerveau, lui, était en pleine crise. L'amygdale avait passé tous les signaux au rouge, la salle des machines était en surchauffe... Le Capitaine et tout l'équipage planqués dans la cale !

Marche normalement, Stella. Pas trop vite, t'es pas en train de faire ton jogging. Pas trop lentement non plus, t'es pas en défilé Victoria's Secret. Swingue un peu des bras... non, pas comme ça. On dirait un pingouin militaire. Surtout, ne roule pas du cul ! Tu signerais ton arrêt de mort ! Ah oui, mais là on dirait que tu as un bâton dans... Respire aussi ! Mais pas trop fort, ils vont croire que tu es asthmatique.

Putain, mais qu'est-ce que je suis censée faire avec mes yeux ? Si je regarde à gauche, est-ce que je déclenche la chasse ? Si je souris, est-ce que je viens de signer un contrat de mariage ? Si je regarde le plafond, est-ce que je passe pour une illuminée ? Ou alors le sol ? Ah non, ils vont croire que je compte les carreaux.

Je tremblais tellement que je ne pouvais même pas imaginer commander une boisson et m'installer seule à une table.

IM-PO-SSIBLE !

J'arrive devant le barman. « Bonsoir, qu'est-ce que j'vous sers ? »

Et là, grand moment de bravoure : je bafouille.

« Bonsoir... euh... vous pouvez me dire s'il y a un bureau de poste en ville ? »

Un bureau de poste. À 20 h. Un samedi soir. Dans un pub.

Stella. Sérieusement.

Le barman me regarde, sourcil levé. Il me répond poliment. Je marmonne un « merci » et je *fuis*. Retour dans ma chambre. Porte verrouillée. Rideau tiré. Fin du spectacle.

Voilà ma première sortie dans le Pilbara.

Ce soir-là, je croyais juste aller boire une bière. En réalité, j'étais en train de rejouer mon pattern : vouloir être libre tout en paniquant d'être seule. Le cocktail parfait pour attirer exactement ce que je ne comprenais pas encore. Je pensais juste chercher du bruit. En vrai, j'étais un panneau lumineux ambulant : « Je suis indépendante, mais j'ai peur du silence, merci de venir combler le vide. »

Et ce que je n'avais pas encore compris, c'est que cette scène — moi, tremblante dans un pub poussiéreux, sous les regards de quarante mineurs en déséquilibre démographique majeur — n'était pas un épisode isolé.

C'était un avant-goût. Un *teaser*. La bande-annonce d'un film dont je n'avais pas encore lu le script. Parce que ce pub n'était pas juste un pub. C'était la porte d'entrée d'un parc animalier grandeur nature. Et les lions du pub ? Des chatons, comparés à ce qui m'attendait dans les quelques mois qui ont suivi.

Bambi parachuté dans Jurassic Park

Fiche complète : La biche hypervigilante en faux mode indépendant

Espèce : Cervus Anxietus Libertatis.

Type : créature douce, rapide, lumineuse... mais dont le système nerveux est réglé sur « alerte rouge permanente ».

Camouflage préféré : Se présente comme une exploratrice libre, sauvage, autonome. Mais ses oreilles émotionnelles captent le moindre bruit, le moindre silence, la moindre variation de ton.

Comportement typique : Avance vers les autres avec curiosité. Recule dès qu'on s'approche trop. Revient si on s'éloigne. Fuit si on insiste. Revient encore si on la laisse seule trop longtemps. Se raconte qu'elle est indépendante alors qu'elle cherche désespérément un endroit où se sentir en sécurité.

Zone d'impact : relations amoureuses déséquilibrées, solitude, choix de partenaires, intensité émotionnelle, confusion entre liberté et fuite.

Phrase signature : « Je suis très bien toute seule... enfin je crois. » « Je veux quelqu'un, mais pas trop près. » « Je suis indépendante, mais pourquoi ne m'écrit-il plus ? » « Je veux être libre, mais j'ai peur d'être seule. »

Parade intérieure : « Je peux être libre *et* en sécurité. » « Je peux m'approcher sans me perdre. » « Je peux rester sans m'effondrer. » « Je peux être seule sans mourir. »

Particularité : La biche hypervigilante attire naturellement les prédateurs émotionnels... non pas parce qu'elle est faible, mais parce qu'elle rayonne une disponibilité affective qu'elle ne voit pas elle-même.

Et maintenant : *Avertissement officiel du parc zoologique relationnel* : Si tu ne veux pas que Bambi finisse coupé en rondelles et dévoré façon chèvre dans *Jurassic Park*, tu as intérêt à repérer les prédateurs avant qu'ils ne te repèrent. Garder tes limites affûtées comme des sabres. Ne pas confondre intensité et amour. Ne pas confondre attention et sécurité. Ne pas confondre « je suis vue » avec « je suis en danger ». Apprendre à rester seule sans paniquer. Devenir ta propre forêt, ton propre refuge, ton propre territoire. Ta propre figure d'attachement.

Isolement et solitude

Le Pilbara, ce n'est pas un décor de carte postale. C'est l'un des endroits les plus reculés d'Australie. Le genre de désert humain où tu roules trois heures sans croiser une seule voiture. Où le centre commercial le plus proche est à 600 km et où, entre les deux, ton téléphone capte peut-être une barre (si t'as de la chance).

Les gens qui viennent ici ne sont pas en vacances. Ils sont là pour bosser. Point. Mineurs. Infirmières. Routiers. Mécaniciens. Des journées de douze heures. Quinze jours d'affilée. Parfois trois semaines. Parfois un mois. Pas le temps d'avoir envie de divertissements.

Et moi ? Infirmière de dialyse itinérante, je partais dans des communautés aborigènes encore plus isolées. Parfois à une journée entière de route de la ville la plus proche. J'étais à 16 000 km de ma famille et de mes amis. Le décalage horaire qui rend les appels compliqués. Pas de Zara pour me remonter le moral avec un nouveau pull tout doux. Pas de ciné pour m'échapper deux heures. Pas de terrasse de café où je peux juste m'asseoir et regarder les gens passer. Ici, il n'y a rien de tout ça.

Ce type d'isolement, ça te teste.

Pas juste mentalement. Physiquement. Émotionnellement. Existentiellement. C'est dans ces moments-là que la façade d'indépendance se fissure et que le système d'attachement reprend le gouvernail. De la fille forte, je replonge dans celle qui panique quand elle est seule.

Chaque journée se ressemblait. Le même désert. Les mêmes visages. Le même pub le samedi soir, et encore, c'est si tu as de la chance, car l'alcool est interdit dans la majorité des communautés. Et cette sensation sourde, persistante, qui te suit partout : tu es *loin*. Vraiment loin. De tout. Et quand tu es loin de tout, ton système d'attachement se met à hurler comme un détecteur de fumée.

Les premières semaines, tu te dis « Chouette ! C'est une aventure ». Tu es excitée. Courageuse. Pionnière. Exploratrice. Puis le deuxième mois arrive. Puis le sixième. Puis la première année. Et tu réalises que ce n'est pas une aventure temporaire. C'est ta *vie*. Et cette vie ? Elle est dure.

Pas parce que le boulot est difficile ou que la chaleur est insupportable, même si parfois ça l'est. Mais parce que l'isolement te bouffe de l'intérieur. Et plus les semaines passaient, plus mon attachement anxieux se réveillait comme une bête affamée. Je croyais devenir plus forte. En réalité, je devenais plus vulnérable. Mon indépendance commençait à ressembler à une fuite maquillée en courage.

Tu peux être entourée de gens au pub le samedi soir. Ça rigole. Ça boit. Ça joue au billard. Mais derrière la bonne ambiance, ça sent la solitude. Parce que tout le monde est ici temporairement. Tout le monde compte les jours avant de retourner « chez soi ». Tout le monde garde ses distances émotionnelles parce que « à quoi bon s'attacher si tu repars dans trois semaines ? »

C'est un désert relationnel. Pas uniquement géographique.

Les *FIFO workers* débarquent pour deux semaines, trois semaines, un mois max. Ils bossent comme des dingues. Gagnent des masses de fric. Et dépensent tout au pub le samedi soir. Alcool. Drague. Coucheries sans lendemain. Histoires pas très catholiques. Mecs qui jonglaient entre trois nanas dans trois villes différentes. Promesses jamais tenues. Cœurs brisés à la chaîne.

Les filles du coin m'avaient prévenue : « Méfie-toi. Ils disent tous qu'ils cherchent quelque chose de sérieux. Mais dès qu'ils remontent dans l'avion pour Perth ou Brisbane, tu n'existes plus. Next. »

Alors les mecs d'ici ? Merci, mais non merci.

Je n'avais pas divorcé pour reconstruire une cage. Je n'étais pas venue en Australie pour briser le cœur de quelqu'un — ou me faire briser le mien. J'étais là pour *vivre*. Profiter. Rattraper ces sept années où j'avais oublié qui j'étais.

Mais tu vois, ton cerveau, lui, il ne comprend pas la nuance. Il ne fait pas la différence entre « tu es seule parce que c'est temporaire » et « tu es seule parce que tu as été rejetée ». Pour ton amygdale, solitude

= danger. Point. Ton système nerveux reste en alerte. En permanence. Parce qu'il détecte que tu es *isolée*. Loin de ta tribu. Loin de ta famille. Loin de tout ce qui devrait te rassurer.

Et dans cet état de vulnérabilité, quand quelqu'un t'apporte de l'attention, de l'affection ou une échappatoire temporaire, ton cerveau s'accroche. Désespérément. Ce n'est pas romantique. C'est biologique.

Parce que ton cerveau est programmé pour survivre. Et que dans le désert, la solitude tue.

Et c'est exactement dans cet état-là que l'on confond attention et sécurité. J'étais prête à m'accrocher à n'importe quelle autre bouée, juste pour ne plus dériver seule. Je ne cherchais pas l'amour. Je cherchais la régulation. La différence ? Tu vas droit dans le mur tout en ayant l'impression de vivre un conte de fée.

Super Mario dans les starting-blocks

Noël est arrivé. Et pour la première fois depuis mon arrivée dans le Pilbara, j'étais entourée. De gens formidables. De rires. De vie. Bon, évidemment, il y avait quelques lions dans le lot. Mais je les ignorais. Je souriais poliment à leurs compliments. Je répondais « non merci » à leurs invitations.

À quoi bon leur donner de l'espoir ? Dans trois mois, je repartirai dans un mini-avion à travers l'Outback pour une autre communauté, avec ma petite valise de vingt kilos. Comme toujours. Les joies de vivre sans racines.

Sept semaines que je disais non. À lui. Aux autres. À tous. Je protégeais ma liberté comme un trésor. Pas question de la brader pour un mec. Surtout pas ici, au pays des travailleurs FIFO et de leurs promesses qui s'évaporent dès qu'ils remontent dans l'avion.

J'étais fière de moi. Fière d'être enfin cette femme qui n'a besoin de personne. Qui tient toute seule. Qui dit non sans culpabiliser.

Et puis la soirée de Noël s'est terminée. Tout le monde est parti. Je suis rentrée dans ma petite maison qui sentait le renfermé.

Le silence est tombé comme mes niveaux de dopamine et d'ocytocine.

J'ai retiré mes chaussures, mes boucles d'oreilles, mon sourire. Et là, assise sur mon canapé, dans cette maison vide, après une soirée entourée de monde, je me suis sentie plus seule que dans une église un mardi matin.

Et vu que le cerveau adore sortir le dossier le plus douloureux au pire moment possible, c'est évidemment là que j'ai commencé à penser à Xavier. C'était notre premier Noël chacun de son côté. Est-ce qu'il pensait à moi en ce moment ? Est-ce qu'il m'en voulait encore ? Est-ce qu'il avait déjà tourné la page ? Est-ce qu'une autre fille préparait le repas de Noël avec lui ?

23 h 47.

Ça fait deux heures que mes yeux sont scotchés au plafond. Le téléphone vibre.

Kyle : « Rejoins-moi demain au terrain de moto si ça te dit. » Cinquième tentative. J'admirais son sens de la persévérance. On avait au moins ça en commun.

Mon pouce planait au-dessus du clavier. Dis non. Comme d'habitude. C'est facile. Tu l'as fait vingt fois. J'ai tapé : « Non Kyle, toujours pas intéressée. Mais merci pour l'invitation. » Envoi.

Deux minutes plus tard. « Je comprends. Je me doutais que t'étais pas vraiment une fille tout-terrain. »

J'ai fixé l'écran. Ce petit con venait de me lancer un défi. Et moi ? Je n'ai jamais su résister à une provocation bien envoyée.

Mais ce n'était pas que ça. Ce soir-là, seule dans cette maison vide, avec Xavier qui tournait en boucle dans ma tête et ce silence qui me bouffait… Chaque rapprochement humain, c'est un shot de dopamine. Une échappatoire. Une preuve d'existence.

Kyle n'avait rien de spécial. Son humour faisait parfois mouche, son charme marchait un jour sur deux, et sa moustache… sa moustache, franchement, je ne m'y suis jamais faite. Elle m'empêchait même de l'imaginer comme un potentiel candidat : chaque fois que je le regardais, je voyais Super Mario Bros, salopette bleue comprise, prêt à m'entraîner dans un wagon bancal pour courir après des pièces dorées comme si sa vie en dépendait. Et pourtant… malgré cette moustache criminelle et son charme approximatif, il avait ce petit truc qui accroche, sans qu'on sache pourquoi.

Il était juste là. Au bon moment. Avec les bons mots. Comme une bouée qui passe à côté de toi pile quand tu commences à couler.

« OK pour demain. »

Envoi.

Dérapage Contrôlé – 8 mois avant impact

En arrivant au terrain abandonné, l'odeur d'essence et de terre brûlée m'a frappée. Du rouge partout. La poussière qui colle à la peau. Lui, avec sa motocross, son sourire charmeur, son énergie de mec qui ne tient pas en place.

Il avait cette présence impossible à ignorer. Pas du genre bruyant ou prétentieux — non, quelque chose de plus subtil, de plus magnétique. Une énergie qui vibrait autour de lui, comme si son corps n'avait jamais vraiment appris à rester immobile. Le genre de mec qui sourit avec les yeux avant la bouche, et dont le rire te traverse comme une rafale chaude du désert. Il dégageait cette combinaison rare de douceur et de danger, de légèreté et de profondeur, qui te fait dire *merde... je suis foutue*.

Je ne suis jamais montée sur une moto de ma vie. J'en avais vu trop, des accidents. Des gars qui arrivaient en réa avec la peau arrachée comme un papier cadeau qu'on aurait ouvert trop vite. Des familles détruites et des vies brisées sur un virage mal négocié. Rien que le bruit d'un moteur me donnait des frissons, mais pas les bons. Certaines images me hantaient encore. Sa voix fissura ces souvenirs.

« Tu es prête ? » Non. Mais j'ai dit : « Ouais. »

La vigie était déjà prête à sonner l'alarme sur le navire : « Stella. Non. Tu vas mourir. »

Il s'est reculé et a tapé sur le siège devant lui.

« Viens. Monte devant. »

« Pardon ? »

« Devant. Tu vas conduire. »

« Mais je t'ai dit... je n'ai *jamais...* »

« Justement, il y a une première à tout. »

Son sourire. Ce foutu sourire.

Je suis montée. Maladroite. Les jambes qui tremblaient déjà. Il s'est glissé derrière moi. Collé contre mon dos. Ses cuisses contre les miennes. Sa chaleur à travers le tissu. Son torse contre mes omoplates.

« Détends-toi. »

Facile à dire. Ses bras sont venus entourer les miens. Ses mains ont recouvert les miennes sur le guidon. J'avais les mains moites... et du mal à réaliser que j'étais en train de faire ce que je m'étais promis de ne jamais faire !

« Là, c'est l'embrayage. » Sa voix tout près de mon oreille. Son souffle contre ma nuque. « Là, l'accélérateur. Frein avant. À ne surtout pas utiliser aujourd'hui. »

Première vitesse enclenchée. Ses mains ont pressé les miennes. J'ai tourné la poignée. À peine. Un quart de tour.

On a démarré. Lentement. Prudemment. Et puis... accéléré. Un peu. Encore un peu. Et là...

Mes pieds ne touchent plus le sol. *Liberté totale.*

Le moteur rugit, je sens chaque vibration. Le vent claque. La poussière vole. Puis il a lâché une main. Puis l'autre.

« C'est toi qui conduis maintenant. »

Mes mains tremblaient sur le guidon. Mais la moto répondait. À chaque mouvement. Chaque pression. Chaque accélération.

« Vas-y. Plus vite. »

J'ai tourné la poignée. Le moteur a hurlé. La terre rouge a explosé sous les roues. Le vent a claqué contre mon visage. La poussière volait derrière nous comme une traînée de fumée.

Ses mains ont glissé de mes bras à ma taille. Fermement. Me tenant contre lui pendant que la moto dévorait le désert.

« *Plus vite* ! »

J'ai accéléré. Un peu plus.

Le monde s'est effacé. Il n'y avait plus que ça : le rugissement du moteur, le souffle du vent, la chaleur de ses mains sur mes hanches, cette sensation de voler au-dessus du sol.

Liberté. Totale. Absolue. Violente. C'était *dingue*. C'était *inoubliable*. C'était exactement ce pourquoi j'étais venue en Australie.

La table de pique-nique

Après deux tours de piste, on pose la bécane et on part s'asseoir sur une vieille table de pique-nique en bois. Le genre qui a survécu à dix ans de soleil australien, avec des initiales gravées partout et des échardes qui attendent leur moment. La peinture verte écaillée collait aux cuisses. Le bois brûlait sous mes paumes. Il a sorti deux bouteilles d'eau tiède de son sac à dos.

Le silence du désert pouvait nous faire croire que nous venions juste d'atterrir sur Mars. Le vent transformait la poussière en mini-tornades. Le soleil continuait sa course et nous brûlait les joues.

L'adrénaline de la moto pulsait encore dans mes veines. Je sentais mes cheveux poisseux qui collaient au casque, ma peau couverte d'une fine couche de sable. J'étais électrique. Je ne voulais pas que ça s'arrête.

Il a bu une longue gorgée. A essuyé sa bouche du revers de la main. M'a regardée avec ce sourire en coin que j'avais appris à reconnaître de loin pendant ces sept dernières semaines. Je n'avais pas encore réussi à le catégoriser dans mon parc zoologique. Vu le moment qu'il venait de me faire passer, il aurait aussi bien pu faire partie des licornes que ça ne m'aurait même pas étonnée.

J'ai essayé de l'observer discrètement ces dernières semaines. C'était le genre de gars ultra serviable, très populaire. Celui qui exprime sans craintes ses propres opinions et guide le groupe dans des explorations inimaginables. De loin, il avait l'air clairement inoffensif. Sauf que là, on était proches. Et on était seuls. Pas de foule pour me protéger. Pas d'excuse pour partir. Juste nous deux. Le désert. Et cette conversation qui s'ouvrait comme une porte qu'on ne referme plus.

« Alors, t'en as pensé quoi ? » Il parlait de la moto. Mais je savais qu'il parlait d'autre chose aussi. De ce moment. De nous. De cette après-midi qui avait fait basculer quelque chose.

« C'était dingue. » Ma voix sonnait bizarre. Trop enthousiaste. Trop vraie. « Genre... je ne savais même pas que je pouvais faire ça. »

« Tout le monde peut. Suffit d'oser. » Il a dit ça simplement. Comme une évidence.

« T'es toujours comme ça ? » ai-je demandé. « À pousser les gens à faire des trucs fous tout le temps ? »

Il a ri. Un vrai rire. Plutôt agréable à entendre. Même sexy sur le moment. « Ouais. J'aime bien voir les gens se surprendre eux-mêmes. Parfois il ne faut pas grand-chose. »

Le soleil tapait. Mon tee-shirt collait dans mon dos. Une mouche tournait autour de ma bouteille d'eau. Je l'ai chassée machinalement. Entre deux phrases, il n'y avait que le sifflement du vent à travers les spinifex. J'étais détendue. Pas sur mes gardes. Pas en mode survie sociale. Juste... là. Présente. Avec lui. À savourer chaque seconde d'attention, comme une perfusion de paillettes en intraveineuse.

« Et toi ? » ai-je dit. « T'es là depuis combien de temps ? »

« Trois ans. » Il a gratté une écaille de peinture sur la table. « J'ai acheté ma maison l'année dernière en ville. »

Maison. Le mot m'a surprise. Les lions n'achètent pas de maisons. Les prédateurs ne restent pas au même endroit. Ils chassent. Ils mangent. Ils partent.

« Ah ouais ? » J'ai essayé de garder un ton détaché. « T'es du genre à t'installer, alors. »

« Ouais. Je n'ai pas envie de bouger toute ma vie non plus. » Il a haussé les épaules. « J'aime l'aventure. Mais j'aime aussi savoir où je rentre le soir. »

Il a dit ça en regardant l'horizon. Pas moi. Et c'est peut-être pour ça que ça a frappé si fort. Parce que ce n'était pas une phrase de drague. C'était juste... lui. En train de parler. De sa vie. De ce qu'il voulait.

« Ma famille vient me voir en mars. » Il sourit. « Mes parents n'ont jamais mis les pieds ici. Ça va être marrant. »

Famille. Parents. Projets. Des mots qui construisent. Rien à voir avec les autres lions.

Je l'ai regardé. Vraiment regardé. Pas le mec que j'avais catalogué pendant sept semaines, celui que j'avais repoussé à coups de « non » répétitifs. Et là, j'ai été surprise. Il était juste... lui. Un mec simple, fun et beau qui venait de m'offrir mon baptême de moto, qui avait acheté sa maison, qui parlait de ses parents avec affection, qui avait des objectifs dans la vie.

Et là, dans ma tête, quelque chose s'est déclenché.

« Et toi ? » Il m'a regardée cette fois. Droit dans les yeux. « T'es là pour combien de temps ? »

« Deux mois encore. » J'ai senti ma gorge se serrer. « Après, je repars. Une autre communauté. Plus au nord, je crois. »

« Toujours en mouvement. »

« Ouais. »

« Pourquoi ? »

La question m'a prise au dépourvu. Personne ne me demandait pourquoi. Les gens trouvaient ça cool. Aventurière. Libre. Mais lui, il me demandait *pourquoi*.

« Parce que... » J'ai cherché mes mots. « Parce que c'est ce que je suis venue faire. Bouger. Explorer. Vivre des trucs. »

« Mais tu ne fuis pas quelque chose aussi ? »

Personne ne m'avait jamais demandé ça. Lui ? Il creusait.

« C'est tellement cliché comme question. » Ma voix est sortie plus douce que prévu. Presque vulnérable. « En fait, je cherche quelqu'un. »

Il a levé un sourcil. Genre : « Ah ouais ? »

Ne te réjouis pas trop vite, jeune homme. « Moi. »

Un silence. Il a juste hoché la tête. Lentement. Comme s'il comprenait exactement ce que je voulais dire.

« Et tu as prévu de lancer une équipe de recherche ? » On souriait tous les deux.

« Moi aussi j'ai fait ça. » Il a bu une gorgée. « Bouger à travers tout le pays. Jamais au même endroit plus de trois semaines. C'était génial. »

« Pourquoi t'as arrêté ? »

« Parce qu'à un moment, tu te rends compte que bouger tout le temps, c'est aussi une façon de ne pas choisir. De ne pas s'engager. De garder toutes les portes ouvertes. Sauf que... » Il a encore gratté la peinture. « Sauf que parfois, fermer des portes, ça libère de l'énergie pour en ouvrir d'autres. Des vraies. »

Je l'ai fixé. Bouche légèrement ouverte. Parce qu'il venait de mettre des mots sur un truc que je ressentais depuis des mois sans oser le formuler. Il avait l'air tellement différent. Je buvais chacune de ses paroles comme s'il récitait un texte spécialement écrit pour moi. Le vent a soufflé plus fort. J'ai fermé les yeux une seconde. Quand je les ai rouverts, il me regardait.

« T'es pas ce que j'avais imaginé », ai-je dit sans réfléchir.

« Toi non plus. » « Je ne pensais pas que t'étais le genre à vouloir rouler dans de la boue, déjà. »

« Il ne faut pas se fier aux apparences. »

« Je suis bien d'accord là-dessus. »

On est restés comme ça. Quelques secondes. Peut-être plus. Le désert autour de nous. Le soleil qui descendait. La table en bois qui craquait sous nos poids. Et cette sensation bizarre. Celle d'être *vue*. Pas jugée. Pas chassée. Juste... vue. Comprise. Cernée.

Mon cerveau a commencé à partir en vrille. Pas tout de suite. Lentement. Comme une fusée qui s'allume... d'abord sans bruit.

Est-ce qu'il va vouloir me revoir ? Où est-ce que ça pourrait nous emmener ? Est-ce que je me vois vivre dans cet État isolé de l'Ouest ? Est-ce que je suis prête pour une nouvelle relation ?

Mon corps a dit oui avant que mon cerveau finisse de calculer. Mon cœur battait plus fort. Pas comme sur la moto. Autrement. Plus profond. Plus dangereux.

« On devrait y aller », a-t-il dit. « Le soleil va bientôt se coucher. »

« Ouais. »

Mais aucun de nous n'a bougé.

On est restés encore quinze minutes. Vingt, ou peut-être trente. À parler de tout. De rien. De nos vies. De nos rêves. De nos peurs. Comme si on se connaissait depuis des années. Comme si cette table de pique-nique écaillée était un confessionnal sans jugement.

Quand on est remontés sur la moto pour rentrer, j'ai posé mes mains autour de sa taille. Plus assurée que tout à l'heure. Plus confiante. Et il a mis sa main sur la mienne une seconde. Juste une seconde. Avant de démarrer. Un courant électrique m'a parcouru tout le corps.

Ça avait tout d'un début de conte de fées.

Le trajet retour a duré vingt minutes. Mais dans ma tête, j'étais déjà partie. Déjà projetée. Déjà mordue. Mon cœur avait basculé. Ma bouée avait changé de cap.

Et je ne savais pas encore que cette table de pique-nique écaillée, au milieu du désert rouge, sous un soleil australien qui cognait trop fort, serait le point de départ de mon plus grand naufrage.

CONCEPT DE RÉGULATION post chaos

Il existe un phénomène neuropsychologique qui explique parfaitement pourquoi je me suis remise en couple aussi vite. Ce n'était pas de l'appartenance. Ce n'était pas que de la solitude. Ce n'était pas de la naïveté, ni même de la dépendance affective. C'était quelque chose de beaucoup plus profond, beaucoup plus universel, beaucoup plus biologique : le rebond neurochimique.

Je venais de survivre à un divorce, un triangle amoureux, un déracinement, un burn-out, un changement de territoire et mon cerveau était en manque de tout : dopamine, ocytocine, sérotonine, sécurité, prévisibilité. Alors forcément, dès qu'une personne est arrivée avec un minimum de douceur, d'attention, de stabilité apparente, mon système nerveux a sauté dessus comme sur une bouée en pleine tempête.

Un système nerveux en survie ne cherche pas un amoureux. Il cherche un régulateur externe. Ce n'est pas un choix conscient : c'est un réflexe de protection archaïque. Ce n'était pas non plus le besoin d'appartenance. L'appartenance, c'est social. La régulation, c'est biologique. Je n'avais pas besoin d'un groupe. J'avais besoin d'un système nerveux calme à proximité. Et Kyle offrait ça.

Ce n'était pas un coup de foudre. C'était un atterrissage d'urgence.

Ce concept, je l'ai compris bien plus tard. Mon cerveau faisait exactement ce pour quoi il est programmé : me maintenir en vie. Et ce mécanisme-là prépare le terrain pour tout ce qui va suivre.

Les éclairs en haut de la colline - 8 mois avant l'impact

Il conduisait. Je regardais par la fenêtre. En réalité, chaque cellule de mon corps était orientée vers lui. Vers ses mains sur le volant. Vers la façon dont ses doigts tapotaient doucement au rythme d'une chanson que je n'entendais pas. Vers ce léger sourire en coin qu'il avait quand il pensait que je ne le regardais pas. Il avait enfin rasé sa moustache ridicule. Je le trouvais encore plus attirant.

Les éclairs claquaient de tous les côtés. Le ciel s'illuminait toutes les trois secondes. Noir, Blanc. Blanc, Noir. Comme un stroboscope géant au-dessus du désert. Il m'avait promis quelques heures plus tôt de m'emmener au point le plus haut de la ville pour aller regarder cet orage arriver. Et j'avais compté les heures jusqu'à ce qu'il se gare devant chez moi. Cette impatience... celle qui monte à l'intérieur. Celle qui te donne envie de sauter par-dessus le levier de vitesse et de...

« Tu vas bien ? »

Sa voix. Grave. Calme. Comme s'il savait exactement ce qui se passait dans ma tête.

« Ouais. » Ma voix est sortie bizarre. Trop aiguë. Trop rapide. Je me suis raclé la gorge. « Ouais, ça va. »

Il a souri. *Mama mia !* Ce sourire... Celui qui dit : *je ne te crois pas une seconde, mais je ne vais pas insister.*

J'étais terrifiée. Pas de lui. De moi. De cette façon dont mon cœur s'accélérait quand il souriait. De cette façon dont mon ventre se tordait quand il me regardait. De cette façon dont mon cerveau s'éteignait complètement quand il me touchait — même accidentellement, même juste son bras contre le mien. Je savais que je pouvais être une vraie boule de démolition... et la dernière chose que je voulais, c'était laisser une allée de cœurs brisés dans le Pilbara après mon passage. *Je suis indépendante, libre, et je viens de divorcer.* Je me répétais ça comme pour me convaincre que c'était une virée entre potes. Mais mon corps ? Mon corps disait autre chose. Mon corps hurlait : *lui. Maintenant. Tout de suite.*

La pluie commençait. Doucement. Quelques gouttes sur le pare-brise. Puis plus forte. Le rythme s'accélérait. Comme un battement de cœur qui panique. Sa main a quitté le volant. Juste une seconde. Pour monter le chauffage. Ses doigts ont frôlé mon genou. L'électricité s'est répandue dans toute ma jambe. Mon souffle s'est coupé. Mes cuisses se sont serrées. Mon corps tout entier s'est tendu comme une corde de guitare. Est-ce qu'il l'avait fait exprès ? Est-ce que c'était un accident ? Est-ce que j'avais imaginé cette micro-pause, cette fraction de seconde où sa main était restée là, juste là, avant de repartir vers le tableau de bord ? J'ai regardé son profil. Il fixait la route. Mâchoire serrée. Une veine pulsait sur son cou. Il l'avait senti aussi.

Il s'est garé en haut de la colline et a coupé le moteur. Tambourinage de la pluie sur le toit. Le grondement du tonnerre se rapproche. Le bruit de nos respirations s'intensifie.

Un éclair a explosé juste au-dessus de nous. Si proche que j'ai vu les ramifications, les branches de lumière qui cherchaient le sol comme des doigts affamés.

J'ai commencé mon monologue intérieur... Kyle, mon système d'attachement vient de se rallumer comme un panneau de Las Vegas et je ne sais pas comment l'éteindre. Kyle, arrête de me regarder comme ça parce que je vais faire quelque chose de stupide.

Ses mains ont lâché le volant. Lentement. Il s'est tourné vers moi. Ses genoux contre les miens. Sa chaleur qui irradiait à travers l'espace minuscule entre nous.

« Ce n'est pas une bonne idée. »

« Non. » Il s'est rapproché. Imperceptiblement. « Terrible idée. »

« On avait dit qu'on était amis. »

« Ouais. » Sa main s'est posée sur l'accoudoir. À trois centimètres de la mienne. « Juste amis. »

Sa main a bougé. Un millimètre. Puis un autre. Ses doigts ont frôlé les miens. Ce n'était pas un accident. Ce n'était pas un frôlement innocent. C'était une question. Une invitation. Un test. J'aurais pu retirer ma main. J'aurais dû. J'étais censée être forte. Indépendante. Libre. Pas prête pour ça. Trop tôt. Trop vite. Trop risqué. Mais je n'ai pas bougé. Ses doigts se sont entrelacés aux miens. Ma peau brûlait là où il me touchait. Juste nos mains. Juste nos doigts. Et pourtant, c'était comme si tout mon corps était branché sur une prise électrique.

« On est vraiment en train de foirer notre amitié, là », ai-je murmuré.

« Ouais. » Un demi-sourire. « Complètement. »

Mon cerveau hurlait. Toutes les alarmes. Tous les signaux. Rouge partout.

La Vigie : Danger ! Danger ! Proximité émotionnelle détectée !

Le Capitaine : On maintient la distance de sécurité. C'est un ordre.

Miss Oxytocine : Oh mon Dieu, embrassez-vous !

Adrénaline : Plus près ! Plus près ! C'est intense !

Le Conteur : Et c'est à cet instant précis, sous l'orage, en haut de la colline, que leurs lèvres...

Il s'est rapproché encore. Son souffle contre mon visage. Et l'instant d'après... ses lèvres étaient sur les miennes. Le monde a explosé. Ce n'était pas un baiser timide de première fois. C'était sept semaines de tension compressée en une seule seconde. C'était tous ces regards échangés, tous ces frôlements « accidentels ». C'était dévorant. Sa main a quitté la mienne pour glisser dans mes cheveux. Mon corps a réagi avant mon cerveau. Mes mains ont trouvé son cou. Sa nuque. Ses cheveux.

Nos corps expérimentaient un pas de deux où chaque sensation comptait : le goût de sa bouche, la texture de ses lèvres, la chaleur de sa paume contre ma joue, le poids de son corps qui se penche vers moi, l'odeur de sa peau, le son de nos respirations, le bruit de la pluie — martelant, comme mon cœur.

Et enfin je lâchais prise, retrouvant un socle auquel me raccrocher. Je n'essayais pas de nager. Je me laissais flotter... glisser sur l'eau avec lui. Volontairement. Délicieusement.

Sa bouche a quitté mes lèvres pour glisser le long de ma mâchoire. Puis mon cou. Des baisers. Pas doux. Pas tendres. Voraces. Comme s'il voulait me dévorer. J'ai basculé la tête en arrière. Offerte. Vulnérable. *Je suis indépendante. Je n'ai besoin de personne.* Mais mon corps criait autre chose. Mon corps suppliait : *plus. Encore. Ne t'arrête jamais.* Sa main a glissé sous mon tee-shirt. Juste ses doigts contre ma peau. Rien d'indécent. Rien de trop. Mais bon sang. Le contact. Peau contre peau. Chaleur contre chaleur. J'ai cambré mon dos. Mes ongles se sont plantés dans ses épaules. À travers le tissu de son tee-shirt, que j'aurais voulu arracher sur le champ. J'aurais voulu sentir son poids sur moi. Tout de lui. Maintenant.

Et puis... le tonnerre a explosé. Si fort que la voiture a tremblé. Nous avons sursauté, nous sommes écartés d'un coup, le souffle court. Ses yeux dans les miens. Cheveux en bataille. Et cette prise de conscience qui nous a frappés en même temps : nous venions de franchir une ligne. Une ligne qu'on ne peut pas effacer. Une ligne qu'on ne retraversera pas. Mon cœur cognait si fort que j'avais mal à la poitrine. Mes mains tremblaient. Tout mon corps tremblait.

Qu'est-ce que je viens de faire ?

Miss Oxytocine : Oh là là... Je crois que je vais m'évanouir...
Adrénaline : C'était incroyable ! On recommence ?!
Le Conteur : Et ils vécurent heureux et eurent beaucoup...
Le Capitaine : La ferme !

Un souffle suspendu a envahi la voiture. Mais différent de celui d'avant. Ce n'était plus de la tension sexuelle. C'était de la terreur. Pure. Mutuelle. Parce que nous savions tous les deux. Ce baiser. Ce n'était pas juste un baiser. C'était un basculement. Un point de non-retour. Une porte qui s'ouvrait sur quelque chose de beaucoup trop grand, beaucoup trop intense, beaucoup trop dangereux.

« Je... » ai-je commencé.

« Moi aussi. » Il a posé son front contre le mien. Ses yeux fermés. Sa respiration encore saccadée. « Je sais, moi aussi. »

Nous sommes restés comme ça. Front contre front. Respirations mélangées. Les mains toujours entrelacées. Tant que nous ne nommions pas ce qui venait de se passer, nous pouvions encore faire semblant que c'était contrôlable. Mais nous savions. C'était déjà trop tard.

Le glissement silencieux

Après ça, tout est allé vite.

Une soirée « je reste juste une heure » qui s'est transformée en « je dors là ». Un tee-shirt oublié sur mon canapé « par accident » est devenu un tiroir qui se libère « si tu as besoin ». Une brosse à dents achetée « au cas où » a évolué en son shampoing préféré sur la liste des courses.

Et moi, qui ne voulais surtout pas m'attacher...

Il était déjà en train de s'installer dans mon quotidien... et moi de glisser dans ses projets sans que l'on s'en rende compte. Simplement parce qu'aucun de nous deux n'avait envie de ralentir... prendre son temps. Réfléchir. Pourquoi faire ? Pour répondre aux standards de qui ? On était bien. C'était le bonheur absolu.

Et en trois mois, sans bruit, sans drame, sans plan... il s'est installé dans ma vie comme si la place l'attendait.

Mais en vérité ?

La place ne l'attendait pas.

Je l'avais construite pour lui.

La Neuro s'amuse — Il y a de l'amour dans l'air

Sur le pont du navire, tout était calme. Trop calme. Le genre de calme qui précède soit une révélation... soit une catastrophe.

Miss Oxytocine débarque en robe à fleurs, pieds nus, sourire béat. « Oh. Mon. Dieu. Il t'a regardée comme si tu étais un lever de soleil. On s'attache. On fusionne. On fait un potager ensemble. » Elle jette des pétales partout. Personne ne lui a rien demandé.

Le Moussaillon bondit hors de la cale, yeux brillants. « Une main sur la tienne ! Une seconde de contact ! C'est le destin ! On part en lune de miel ! » Il court en rond, renverse des tonneaux, grimpe au mât.

La Vigie regarde la scène, confuse. « Euh... normalement je hurle danger... Mais là... Je crois que... Je... Je ne comprends pas ce qui se passe. » Elle baisse ses jumelles. Elle sourit. C'est suspect.

Lady Sérotonine arrive en manteau de velours, voix grave, posée. « On respire. On s'ancre. On savoure. C'est rare, ce calme-là. Profite. » Pour une fois, tout le monde l'écoute.

Noradrénaline ajuste sa lunette de visée. « Zoom sur sa main. Zoom sur son regard. Zoom sur la façon dont il a dit à ce soir. Analyse : il est intéressé. Très intéressé. »

Le Conteur ouvre son grand livre étoilé. « Je propose un scénario : vous tombez amoureux. Vous construisez une cabane dans le désert. Vous adoptez un dingo. Vous vieillissez ensemble. » Personne ne l'arrête. Erreur fatale.

Adrénaline surgit en hurlant. « On ressent des trucs ! C'est intense ! C'est dangereux ! J'adore ! »

Le Capitaine tente de garder la barre. « OK, OK, on se calme. On ne connaît pas ce gars. On ne sait rien. On... »

Le Moussaillon : « On s'en fout ! On est amoureux ! »

Miss Oxytocine : « On pourrait déjà choisir les prénoms des enfants. »

Le Conteur : « Je prends des notes. »

Le Capitaine : « ... Et ça recommence. »

Le chant des sirènes

Nous entrons dans une portion de rivière où l'atmosphère change radicalement. La lumière se fait plus basse, comme si le ciel lui-même se refermait sur nous. Une brume épaisse s'accroche aux falaises, glisse sur l'eau, efface l'horizon. L'air sent l'humidité, le mystère. Ce parfum de suspension, comme si le temps hésitait à continuer. Le soleil vient de disparaître derrière la ligne des arbres, et déjà, l'obscurité s'installe par nappes.

Ta bouée tangue doucement. Tu sens ce balancement hypnotique qui pourrait presque t'endormir... si ce n'était ce frisson qui parcourt ta nuque. Quelque chose approche.

Écoute.

Un son flotte au loin. Une mélodie qui semble naître de l'eau elle-même, comme si chaque vague portait une note. Chaque note devient une caresse.

Elles sont là.

Tout d'abord, on les perçoit à peine. Ensuite, une forme sombre se faufile entre deux rochers. Trop tard : elles nous ont déjà repérées.

Leurs voix ne frappent pas nos tympans, elles les caressent. Elles ne commandent pas, elles invitent. Elles glissent sur l'eau comme des éclats de lumière au crépuscule, douces, irrésistibles... et dangereuses comme un courant invisible. Est-ce que tu reconnais le chant des sirènes ?

Tes repères se dissolvent comme de l'encre qui saigne dans l'eau, et bientôt, il ne reste qu'une teinte diffuse sans contours... où tout se confond. Tu succombes à l'enchantement et le temps s'effiloche comme des fils d'or happés par le courant, et tu flottes, suspendue, sans savoir si tu avances ou si tu es déjà sous leur emprise.

Elles promettent chaleur, réconfort, fusion. À peine crois-tu effleurer leurs mains divines qu'elles t'attirent déjà vers les abysses de tes vieux schémas inconscients. Le danger réside dans le fait qu'on ne réalise pas qu'on s'éloigne du droit chemin avant de heurter les rochers.

Les sirènes, ce ne sont pas des étrangères. Ce sont tes anciens mécanismes affectifs déguisés en berceuse — ces réflexes enfouis qui te murmurent que tu as besoin de quelqu'un pour exister, que la solitude te tuera, que t'accrocher c'est survivre. Elles ne viennent pas de l'extérieur. Elles nagent en toi depuis toujours. Et c'est pour ça qu'elles sont les seules à pouvoir te noyer.

Ces créatures ne se laissent pas enfermer, il est impossible de les confiner au parc zoologique. Elles sont bien trop magistrales, trop habiles. Elles sauraient charmer n'importe quel gardien pour obtenir ce qu'elles veulent. Elles nous connaissent par cœur. Elles flairent la faille, ce minuscule endroit en toi qui réclame une main tendre, et elles s'y engouffrent.

Sous leur emprise, il devient presque impossible de s'échapper. Leur intensité est à la fois irrésistible et désarmante. Elles savent se glisser dans tes pensées, se lover dans tes besoins les plus intimes, jusqu'à ce que tu ne saches plus distinguer ce qui vient d'elles et ce qui vient de toi.

Eh ?! Où est-ce que tu vas ? Reste sur ta bouée, oh ?!

Elles ont bien failli t'avoir ! C'était moins une ! Un peu plus et tu partais tête la première dans les abysses marins.

Reste concentrée ! Je sais que c'est extrêmement tentant ! Le seul moyen de ne pas sombrer, c'est d'apprendre à reconnaître leur chant. De savoir quand cette douceur est en réalité un piège. De rester assez consciente pour ne pas replonger dans ces mécanismes rassurants... et pourtant destructeurs.

Alors, accroche-toi à ta bouée. Respire. Écoute. Ma voix... pas leur chant !

Le pot palmiers bleu - 6 mois avant l'impact

Je tiens le pot dans mes mains. La terre est encore humide. Il vient de l'acheter. Il contient une plante. Quelque chose qui *vit*.

Quelque chose dont je dois prendre soin. Quelque chose qui a besoin de *temps* pour grandir. Comme nous.

« Pour ton nouveau chez-toi », dit-il avec ce sourire qui me fait fondre à chaque fois.

Les mots résonnent. Parce que ce matin encore, je ne savais pas si j'allais rester. Mon contrat de trois mois touchait à sa fin. J'avais une décision à prendre : partir vers une autre communauté, reprendre ma valise de vingt kilos et mon identité de femme libre... ou rester. Pour lui. Avec lui.

Cette décision n'a pas été facile. Elle m'a déchirée. Pendant des nuits, j'ai fixé le plafond en me demandant qui j'allais trahir : la femme que j'étais venue chercher en Australie, ou celle que je pourrais devenir avec lui.

Partir, c'était retrouver l'Outback. Les communautés isolées. Les routes rouges sans fin. Les levers de soleil sur des horizons où personne ne m'attendait. C'était continuer à être cette femme libre, sauvage, qui n'appartenait à personne. Celle qui traversait le désert avec son bagage et une bouée cabossée. Celle qui existait pour elle-même, par elle-même.

Rester, c'était autre chose. C'était renoncer à cette liberté que je venais tout juste de reconquérir après mon divorce. C'était troquer l'aventure contre la stabilité. Le mouvement contre l'ancrage. L'indépendance contre l'appartenance. C'était devenir celle qui attend. Celle qui construit. Celle qui dit « nous » au lieu de « je ».

Pourtant, quand il me regardait, j'existais. Pas juste comme une silhouette qui passe. Non. J'existais *vraiment*. Dans ses yeux, j'étais désirable. Précieuse. Choisie. Il me présentait à sa famille. Il parlait de moi à ses collègues. Il réservait des billets d'avion six mois à l'avance pour venir rencontrer ma famille en France. Il m'offrait une plante. Il me disait « reste ». Et pour la première fois de ma vie, quelqu'un voulait que je reste. Pas par obligation. Pas par habitude. Mais parce qu'il me voulait, *moi*, dans sa vie.

Alors j'ai fait le calcul. Le calcul tordu que font toutes les femmes qui se perdent pour être aimées. Je me suis dit : « Si je pars, je serai libre... mais seule. Si je reste, je renonce à une part de moi... mais je le gagne lui. Je nous gagne nous. Je gagne une place dans une vie partagée. »

Et au fond, je n'ai jamais vraiment eu le choix. Parce que comme toi, et beaucoup d'autres femmes, j'avais appris que pour être aimée, il fallait être celle qu'on garde. Celle qui s'adapte. Celle qui enfile les rôles comme des costumes sur mesure. La copine parfaite. La future belle-fille adorable. L'épouse dévouée qui prépare le dîner. Celle qui dit oui. Celle qui reste.

Alors oui, j'ai hésité. Oui, je me suis demandé si je n'étais pas en train de répéter mes vieux schémas Disney ou faire un ballet d'aquagym avec les sirènes. Si je n'étais pas Ariel qui abandonne sa voix pour des jambes. Cendrillon qui attend qu'un prince valide son existence.

Non cette fois, j'étais convaincue que c'était différent. Que *lui* était différent. Qu'il ne me demandait pas de renoncer à moi. Juste de construire avec lui. Qu'on pouvait avoir les deux : l'aventure *et* la stabilité. La liberté *et* l'amour. Alors j'ai demandé trois mois supplémentaires pour rester ici, dans le Pilbara. Pour voir. Pour nous laisser une chance. Parce que j'avais besoin d'y croire. Je ne tombais pas amoureuse. Je tombais en apaisement.

Je me suis menti à moi-même. Parce que c'est plus facile de croire au conte de fées que d'admettre qu'on est en train de s'abandonner. Encore. Je ne m'attachais pas à lui. Je m'attachais à la version de moi qui respirait mieux à côté de lui.

Je tenais ce pot comme on tient une bouée : avec l'illusion que quelque chose, quelque part, pouvait me retenir à la surface.

J'ai choisi de rester - 6 mois avant impact

Debout dans *ma* cuisine, je réalisais : j'étais en train de planter des racines. Moi. La fille nomade accro à l'exploration. J'avais maintenant quelque chose dont je devais prendre soin. Quelque chose qui avait besoin de moi pour survivre. Cette relation... et cette plante... qui s'enracinait dans ce superbe pot bleu avec des motifs de palmiers. Et j'ai réalisé que moi aussi j'étais en train de m'enraciner. Pour lui. Et le plus fou ? Je n'avais pas peur. Pas une seconde. J'avais enfin des papillons dans le ventre ! Les vrais, les sauvages, ceux qui te réveillent le matin et qui te collent un sourire débile toute la journée.

Ceux qui m'avaient abandonné rapidement après mon mariage, pour laisser place à la stabilité du « sécure » mou. Mais là, avec Kyle ? Papillons matin, midi, soir. Un élevage complet. Que demander de plus.

Et quand mon entourage me disait : « Tu n'as pas peur que ça aille trop vite ? Tu devrais prendre ton temps. » Je riais. Après toutes les relations que j'avais vécues, si j'avais dû développer un tempérament traumatisé par les ruptures, je serais déjà en train d'élever des chèvres perdues dans les Alpes, loin de tout être humain et de tout risque émotionnel. Alors non. Je n'avais pas peur. J'étais vivante.

Lorsqu'il rentra à la maison ce soir-là, je l'attendais avec le sourire le plus attendrissant. Mes bras s'enroulèrent autour de son cou. Je l'embrassais avec toute cette énergie naissante que faisait naître cet avenir que nous dessinions. Et yeux dans les yeux, je lui glissais :

« *I'm all in*[10]. » Coup de poker assumé... tous mes jetons sont sur la table.

Pour la première fois depuis des mois, je choisis de poser ma valise. De construire quelque chose qui a besoin de temps pour grandir. Je regardais la plante. Ses feuilles vertes, charnues, gorgées d'eau. Faites pour survivre dans le désert. Faites pour résister. Faites pour durer. Comme nous.

Et ma bouée ? Celle que je trimbalais partout depuis toujours ? Je l'ai posée quelque part. Peut-être dans un placard. Ou sous le lit. Ou dans le garage. Je ne sais plus exactement. Quelque part où je ne la voyais plus. Parce que je n'en avais plus besoin. J'avais trouvé mon port. J'étais ancrée. Stable. En sécurité.

Romance, Vomito et Projet de Vie - 5 mois avant l'impact

Le deuxième jet explosa contre les parois des toilettes. Heureusement, mes mèches rebelles n'eurent pas le temps de s'inviter dans le carnage, car Kyle était là. Je me suis toujours dit que le vrai test du prince charmant n'était pas le bal ou le carrosse, mais sa capacité à tenir tes cheveux quand ton estomac décidait de repeindre la cuvette façon fusil à pompe.

Un vrai conte de fées, n'est-ce pas ?

« J'espère que tu es enceinte », dit-il au milieu de ce chaos.

---

[10] I'm all in : expression signifiant « je mise tout sur toi », émotionnellement, logistiquement et parfois même contre mon meilleur jugement. Équivalent relationnel de : sauter dans une piscine sans en vérifier la profondeur, mais avec enthousiasme.

Je savais pertinemment que c'étaient les gâteaux à la crème de la veille achetés dans sa boulangerie douteuse préférée, mais je ne voulais pas ternir l'atmosphère de ce moment déjà si... spécial.

On dit que les enfants, c'est la joie de vivre. Moi, je dis que c'est la joie de fuir. Le mot maternité n'a jamais déclenché chez moi des frissons d'excitation, mais plutôt un soupir résigné. Me coller un bébé dans les bras a le même effet que de me confier une grenade dégoupillée. Petite, je n'ai jamais joué à la poupée. J'étais toujours entourée de garçons : je jouais au foot et construisais des cabanes. La fibre maternelle ? Jamais entendu parler.

Mais lui avait déclenché quelque chose en moi. Avec lui, l'idée d'une famille ne ressemblait plus à une contrainte ou à une peur, mais à une promesse de joie, de complicité, de renaissance. Il avait cette façon unique de croquer la vie à pleines dents, de transformer chaque instant anodin en souvenir magique. Et maintenant que la balance pro/perso était rééquilibrée, ces nouveaux projets aiguisaient ma curiosité.

Je me sentais désormais dans une phase de ma vie où j'étais prête à redécouvrir le monde à travers les yeux de mes propres enfants. À me ré-émerveiller des petites choses simples grâce à la lumière dans leurs yeux, leurs grimaces d'étonnement, leurs rires spontanés.

Kyle savait comment me faire imaginer des scènes dignes des plus beaux portraits de famille : nos gamins casse-cou courant sur la plage, cheveux au vent, sourires jusqu'aux oreilles, avant de sauter avec leur père sur le jet-ski ou de partir à la pêche au harpon. Moi, les regardant avec une robe bohème blanche dont les froufrous s'envolaient avec la brise, le soleil glissant sous l'horizon. Encore mieux que le conte de fées, non ?

L'esprit d'aventure qui m'avait portée à travers vingt-six pays murmurait désormais une autre mélodie. Pouvais-je vraiment troquer le frisson de l'inconnu contre la chaleur d'une famille ? Cette pensée me terrifiait autant qu'elle m'enivrait.

Sa présence était comme un phare me guidant à travers le brouillard de l'incertitude. Avec lui, j'imaginais un autre type de voyage : un voyage où je n'étais plus la seule capitaine. Je le regardais, ses yeux reflétant la promesse d'un avenir partagé. Avec lui, l'idée de me fixer dans cette partie du pays ne ressemblait pas à une cage, mais à une nouvelle aventure. Pourtant, une part de moi s'accrochait encore à la liberté que j'avais toujours chérie.

Étais-je prête à laisser partir la femme qui s'épanouissait dans l'indépendance ?

Sa proximité, son regard, son sourire charmeur... tout ça me faisait l'effet d'un jackpot émotionnel. Avec lui, je me sentais comme la fille la plus chanceuse, la plus aimée du monde. Et lui, il donnait l'impression d'avoir attendu ce moment toute sa vie. Seulement quelques mois venaient de s'écouler, et pourtant, c'était clair : on s'était enfin trouvés.

Rencontrer sa famille, c'était comme tomber sur une oasis au milieu du désert. Pas de grands discours, juste des rires et cette énergie qui te laisse penser que tu peux poser ton sac et respirer. Pour la première fois depuis longtemps, j'ai ressenti ce sentiment d'appartenance. Avec eux, la peur de la maternité commença à se fissurer, remplacée par l'idée rassurante que je ne serais pas seule dans ce nouveau chapitre de ma vie. Leur soutien était solide, un rappel que je n'avais pas à affronter les défis de la parentalité en solo.

J'ai compris qu'avoir une famille ne voulait pas dire perdre ma liberté, mais élargir mon monde. C'était ouvrir une nouvelle aventure, faite de moments partagés, de complicité, et d'une force collective qui donnait envie d'y croire.

Il m'avait embarquée visiter le quartier où il avait acheté sa maison. On venait de la visiter, pièce par pièce, et il m'avait demandé au moins dix fois si je me verrais vivre ici. Je riais, mais au fond... la réponse était évidente. Avec lui qui rentrerait tous les soirs, la question ne se posait même pas.

Puis il m'avait emmenée sur la plage juste en face. Une de ces plages du Western Australia où tu peux rouler en 4x4 sur le sable et te sentir comme si le monde entier t'appartenait.

Sur cette plage au coucher du soleil, il déroulait ses projets de vie comme on déroule un tapis rouge. Et moi, je me laissais happer, un plan après l'autre, dans cette promesse de rêve qu'on était en train de bâtir. Enfin, j'avais trouvé celui qui savait me voir, me comprendre, m'accepter. Ce n'était pas juste le soulagement de ne pas finir seule. Non. C'était plus grand que ça : enfin je pouvais baisser ma garde.

Je n'avais plus besoin de jouer la femme forte, celle qui a migré seule dans un pays où obtenir un visa permanent fut une guerre acharnée de douze ans, celle qui traverse l'Australie à travers des avions biplaces vers des endroits extrêmement reculés. Avec lui, je pouvais lâcher l'armure. Faire tomber le masque. Casser la forteresse. Aimer de tout mon cœur. Redevenir vulnérable.

Brrrzzzz. Bip bip.

Mon téléphone me sortit de mes pensées comme un vieux réveil qui t'arrache d'un rêve :

« Tu t'es fait bouffer par un crocodile ou quoi ? Ça fait deux semaines que tu ne postes plus rien ni sur les réseaux ni sur le blog. J'espère que tout va bien, bisous. » la copine qui s'inquiète.

Ah oui... c'est vrai que dans ce tourbillon de bonheur, j'avais un peu laissé mes projets sur le bas-côté.

Quand tu te laisses happer par ce tourbillon, tu perds vite de vue tes propres rêves. Ma réalité s'était dissoute dans la sienne. Mon emploi du temps orbitait autour de lui comme une planète, aspirée par sa gravité. La passion et la complicité grandissaient, pendant que mes anciens projets disparaissaient, jusqu'à devenir de lointains souvenirs. Dans ce vertige d'amour naissant et de promesse d'avenir partagé, mes rêves persos commençaient à passer au second plan. Le blog qui avait autrefois partagé mes aventures et mes aspirations dormait à point fermé. Tout comme l'image de mon retour sur une plage de surf dans le Queensland. Tout ce que j'avais projeté en solo ces trois derniers mois, ressemblait de plus en plus à l'écho lointain d'une vie que je laissais filer.

Et clairement, ce week-end, je n'allais pas rattraper mon retard dans mes articles. Il y avait le speedway : cette course de bagnoles cabossées qui tournent en rond à toute allure, soulevant derrière elles des nuages de poussière rouge.

Peu de filles traînaient là-bas, mais moi, j'y étais. Jean serré, bottes poussiéreuses, brushing impeccable. Le maquillage autour des yeux calibré pour un effet envoûtant garanti... ou du moins espéré. On était installés au bord du grillage, nos 4x4 garés derrière nous, à regarder ces vieux tas de ferraille ambulants se retourner comme des tapettes à souris qui se déclenchent seules. Chaque tonneau me laissait le cœur suspendu, mais soyons honnête : l'objectif principal, c'était d'être là, avec lui. D'avoir la validation de son entourage. Et de lui montrer que mes talents de caméléon pour me fondre dans son univers n'avaient aucune limite.

Plongée dans son monde, je découvrais que j'aimais le frisson de nos aventures partagées. Le rugissement des moteurs, la poussière rouge, l'adrénaline qui monte : flippant, excitant, addictif. J'y prenais plaisir. Mais ce n'était pas vraiment mon terrain naturel.

Une petite voix intérieure me rappelait les rêves que j'avais laissés derrière moi. Cette prise de conscience était à la fois libératrice et terrifiante. J'étais à la croisée des chemins : entre mon identité réelle et la vie qu'on était en train de tisser ensemble.

Alors j'ai endossé le rôle de la copine parfaite. Celle qui recouvre ses bottes de poussière rouge au bruit strident des moteurs, une bière à la main et un sourire calibré pour que tout le monde répète qu'il avait trouvé la fille idéale. Celle qui change ses plans à la dernière minute pour coller aux siens. Et c'est là que j'ai compris à quel point ma transformation identitaire avait franchi un seuil de non-retour. Et pourtant, à ses yeux, ce n'était jamais assez.

Chaque moment passé ensemble, malgré ses heures interminables de boulot, je le prenais comme un cadeau impossible à refuser. J'étais celle qui prépare le dîner tous les soirs. Celle qui pense à ce dont il a besoin quand je fais les courses... et qui oublie ses propres affaires...

J'étais en mission commando pour devenir la fille la plus irremplaçable possible. Celle qui ne râle pas. Ne se plaint pas. Ne parle plus. Ne pense plus. Ne se choisit plus. La fille la plus fantastique qu'il ait jamais rencontrée. Je devinais ses besoins avant lui. Je respirais son bonheur. Il était ma béquille quand je flanchais, ma lumière dans le noir, mon antidote contre tous mes démons intérieurs.

Je n'étais plus seule... et pourtant, je me noyais dans un océan de solitude. Il m'apportait tout ce dont je rêvais, et en même temps, je sentais que je me vidais peu à peu.

Je me reposais sur lui pour tout. Je n'étais plus « moi », j'étais « nous ». Et je me persuadais que j'étais tellement parfaite qu'il serait idiot de me laisser filer. *Aucune autre fille ne sera aussi cool et facile que moi. Personne ne pourra jamais égaler la copine parfaite que je suis devenue. Il ne me quittera jamais.*

Le Point de Non-Retour Émotionnel - 5 mois avant l'impact

Je repensais à notre soirée de la veille... On s'était baladés sur cette rivière sèche à quelques minutes en voiture de Newman. Le Pilbara regorge d'endroits où l'on peut soit se baigner après de fortes pluies.

On peut même y camper la nuit, garer le 4x4 dans un lit de rivière sableux et sec qui s'étend à perte de vue. Il a sorti une bouteille de champagne de son sac à dos. Déjà fraîche. Déjà préparée. Deux verres en plastique. Pas glamour. Mais parfait.

Le bouchon sauta. Le liquide doré moussa dans les verres. On s'est assis sur le sable. Côte à côte. Face à l'horizon.

« À nous », a-t-il dit.

« À nous. »

On a bu. Le champagne pétillait sur la langue. Le soleil plongeait lentement, comme à regret, dans l'océan.

Puis il s'est tourné vers moi. Visage sérieux. Yeux brillants.

« Stella... ces derniers mois avec toi, ce sont les meilleurs de ma vie. Tu le sais, ça ? »

Ses mots ont glissé en moi comme une chaleur qui apaise.

« Je n'ai jamais ressenti ça avant. Avec personne. T'es... t'es exactement ce que j'attendais. Ce que je cherchais. Sans même savoir ce que je cherchais. »

Sa main a pris la mienne. Doigts entrelacés. Ferme. Chaud.

« Je sais que t'as eu peur. Au début. Que tu ne voulais pas t'attacher. Mais moi... moi je suis là. Complètement. Pour de vrai. Et j'ai envie de construire quelque chose avec toi. Quelque chose de solide. De durable. Je t'aime tellement ! »

Le soleil a disparu. Le ciel a explosé en couleurs. Mauve. Orange. Fuchsia.

« Je t'aime aussi. »

Ma voix tremblait. Mais les mots sonnaient vrai.

Il m'a embrassée. Doucement. Puis plus fort. Le goût du champagne sur nos lèvres. Ce moment était tout simplement parfait. Magique. Réel.

Comment est-ce encore possible de douter après ça ?

La première fissure - 4 mois avant l'impact

Abrolhos Islands, Western Australia

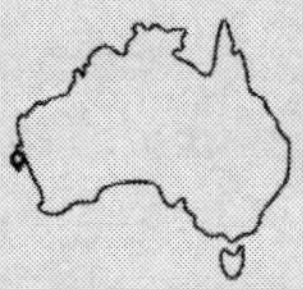

L'ÎLE DU PARADIS

On était partis pour une semaine de vacances, direction le sud, pour que je rencontre sa famille officiellement en personne. Mais aussi pour vivre quelque chose d'incroyable : quelques jours aux îles Abrolhos pour l'Anzac Day. Ses amis d'enfance faisaient la saison là-bas. Ils pêchaient le homard.

Les Abrolhos... un archipel posé sur l'océan comme un secret. Des taches de plages blanches et eaux turquoise perdues à une heure d'avion des côtes, complètement isolées et sauvages. Là-bas, le vent sent le sel et la liberté. Les maisons sont posées sur le sable comme des cabanes de fortune. Et l'eau... l'eau est si claire qu'on distingue les ombres des homards glissant entre les rochers. Arriver ici, c'était comme être invitée dans un endroit où personne n'a le droit d'aller. Un privilège. Un cadeau. Une parenthèse hors du temps.

J'étais consciente que c'était une opportunité rare, et ça restera une expérience que je n'oublierai jamais.

Pourtant quelque chose est venu ternir cette escapade romantique. Quelque chose qui a fissuré l'image du prince charmant que j'avais soigneusement construite dans ma tête.

Le matin du départ, on a rejoint le meilleur ami d'enfance de Kyle et sa compagne au petit aérogare. Six passagers au total. Un vol privé vers un archipel perdu à une heure des côtes australiennes. Quand je les ai rencontrés, j'ai eu ce moment de flottement bizarre où je ne savais pas comment dire bonjour. En Australie, on ne fait pas la bise, et faire un hug[11], c'est réservé au cercle famille-amis proches. En plus, faire les présentations, ce n'est pas automatique non plus. Alors j'ai dit,

---

[11] Hug : Etreinte brève et chaleureuse. Là où la France a la bise (coordination complexe de joues et de sons de bisous), les Anglo-saxons ont le hug : simple, direct, efficace

avec mon plus grand sourire : « *Hi, I'm Stella, nice to meet you!* » Et j'ai reçu un « *Hi* » en retour. Sec. Neutre. Comme si j'étais la caissière de la supérette du coin. Ni plus ni moins. OK. Message reçu.

Kyle savait que j'avais peur des petits avions. Alors, devine où il s'est assis ? À côté du pilote. Pendant que les autres couples étaient installés l'un à côté de l'autre, moi, j'avais la place stratégique au fin fond de l'avion. Seule. À côté des valises. Évidemment, à cet endroit, c'est moi qui ai pris les meilleures photos de groupe. Et j'ai développé mon sens du self-control en parallèle. Mais bon, j'ai survécu. Sans Xanax cette fois.

L'île vue du ciel était incroyable. Du sable blanc, des rochers, de l'eau turquoise à perte de vue. Une vingtaine de maisons tout au plus. On était, dans un endroit magique, ultra reculé. Je savais que ce que je vivais-là était unique et rare. Alors j'essayais de savourer chaque seconde, d'imprimer chaque détail dans ma mémoire.

Ses amis sur l'île nous ont accueillis chaleureusement. Ils sont venus nous chercher en quad pour emporter nos valises et nos sacs de bouffe. Ils étaient super gentils, leurs enfants adorables. D'ailleurs, je me suis demandé si nous aussi, un jour, on serait cette famille qui accueille ses invités en quad au portail de notre propriété, avec plusieurs hectares de bush autour. L'image était belle. Rassurante. Presque tangible.

Mais très vite, la réalité a rattrapé le rêve. Le premier jour, dès notre arrivée, les gars ont ouvert des bières. Il était à peine midi. Moi, je me suis retrouvée avec les filles. Très sympas, mais coincées dans des conversations sur les enfants. Le genre de sujets que je fuyais autant que possible depuis toujours. Là, j'étais une invitée sur une île. Pas moyen de fuir. Je me suis dit que si j'écoutais, si je participais, peut-être que ça me forcerait à me projeter dans mon futur rôle de maman. Honnêtement, ça n'a pas fait de déclic. Après une heure ou deux autour d'un thé, ça passait encore. J'essayais de poser d'autres questions, de trouver d'autres sujets pour apprendre à les connaître. Mais trois jours à parler bébés ? Non.

Clairement, j'étais mal à l'aise, et je savais que le temps allait être long pour moi.

J'aime tellement parler carrière, politique, philosophie, sociologie, psychologie. Ou alors un peu d'histoire et de géographie pourquoi pas. Racontez-moi quels voyages vous avez faits et comment ça vous a transformés. Mais non. Ici, c'était plus : tu finis le lycée, tu trouves un boulot vite fait, puis un mari, une maison, et hop, des enfants. À l'opposé de mes amies les plus proches en France. Sans jeter la pierre à ces jeunes femmes de la côte ouest, c'était juste une manière différente de vivre, des aspirations différentes. Mais moi, j'étais ailleurs. J'avais envie de sujets qui intriguent, qui fâchent, qui te fassent réfléchir toute la nuit. Quelque chose comme : Pensez-vous que le changement de gouvernement pourrait induire une réorientation des politiques publiques en matière d'immigration, de sécurité nationale et de cohésion sociale ? Mais balancer ça maintenant, en plein déjeuner avec une mini classe de maternelle et leurs deux maîtresses, c'était comme demander à un chameau son avis sur un bunker atomique.

Alors j'ai repris : « Et donc... il a commencé à manger en morceaux et maintenant, il fait des cacas moulés ? » Voilà. C'était ça, ma contribution du jour à un monde meilleur.

Je quittais la pièce de vie pour aller dans la véranda, où les garçons parlaient mécanique, voitures, boulot et courses de moto. Mon Dieu. Où est ma place ? Il y a quelque chose de pire qu'avoir le cul entre deux chaises : ne pas pouvoir s'asseoir du tout.

Pendant trois jours, je flottais entre deux mondes sans appartenir à aucun. Invisible. De trop. En territoire étranger.

Les heures passaient, les bières se vidaient. Les rires se faisaient plus forts, plus bruyants, plus intenses. On a mangé, on a bu. La nuit noire s'est installée, les heures défilaient, et Kyle avait l'air de passer un moment inoubliable entouré de ses amis les plus proches qu'il n'avait pas vus depuis presque un an. Il travaillait si dur. Je voyais son visage détendu, illuminé. *Qu'est-ce qu'il était beau.* Il était dans son élément. Je voyais ses batteries émotionnelles se recharger à vue d'œil. J'étais si heureuse pour lui. Il le méritait. J'étais bien placée pour savoir ce qu'on ressent, avec toute ma famille et mes amis à l'autre bout de la planète. Je voulais qu'il passe le meilleur moment possible. J'allais tout faire pour faire bonne impression et me fondre dans le décor avec ses amis. Même si ça voulait dire m'oublier un peu. Ou beaucoup.

Moi aussi, je buvais, mais je suis restée très soft. J'étais vraiment fatiguée. On avait pas mal bougé ces derniers jours, ça avait été intense et j'avais du sommeil à récupérer. Alors, devant mes bâillements qui n'en finissaient pas, j'ai décidé d'aller me coucher. Comme les deux mamans qui avaient passé la journée à s'occuper des enfants en bas âge.

LA NUIT DE L'HUMILIATION

La chambre était chaude, mais la brise qui entrait par la fenêtre rendait l'air plus respirable. Le bruit des vagues au loin, les voix étouffées dehors, un sentiment de gratitude immense. Être ici. Avec lui. Dans ce décor irréel.

Le sommeil commençait à m'emporter quand j'ai entendu mon nom. Mon vrai nom. Pas mon nom d'autrice. Celui que personne ne connaissait ici. Celui qu'il était le seul à prononcer. Je ne rêvais pas. Ils étaient en train de se moquer de mon nom. D'imiter mon accent français. Les voix étaient distinctes et traversaient juste assez la véranda et la fenêtre de ma chambre pour arriver à mes oreilles curieuses.

Puis vinrent les rires. Les imitations. L'accent français caricaturé. Les clichés. Les moqueries.

Mon sang s'est glacé dans mes veines. Mon cœur a cogné contre mes côtes. Impossible de bouger. Impossible de respirer. Les phrases tombaient comme des pierres, faisant un peu plus mal à chaque fois. Mes yeux se sont écarquillés dans le noir.

Le ton était gras, exagéré, moqueur. Mes mâchoires se sont serrées. Mon cœur battait si fort que j'avais l'impression qu'il allait me sortir de la cage thoracique. Je suis restée paralysée, les draps collés à ma peau moite, incapable de bouger. Est-ce que je devais me lever ? Aller leur montrer que j'avais tout entendu ? J'étais clouée au fond de ce lit, figée, comme une statue de sel.

Et ils ont continué. Pendant plusieurs minutes. C'était flou, bruyant, mais impossible à ignorer. Son pote lançait un sujet, Kyle enchaînait sur un autre, les autres se marraient. Tout a été passé au peigne fin. La façon dont j'appréciais les steaks de kangourou telle une touriste qui débarque de la lune. Mon travail en dialyse qui, apparemment, n'était pas plus intéressant que d'appuyer sur un bouton pour allumer un four. Une pluie d'humiliation. Chaque phrase plus blessante que la précédente. Chaque rire comme un coup de poing dans le ventre.

Je me suis dit que j'étais en train de rêver. C'était vraiment possible qu'il ne soit pas ce que j'avais imaginé ? Qu'il se foute vraiment de ma gueule comme ça ? Mon souffle était court, saccadé. Mes yeux brûlaient dans le noir.

Et puis, j'ai entendu : « Non, mais t'as pas peur que ce soit un transsexuel ? T'as vu la taille qu'elle fait ? »

Bam. Le talon d'Achille.

Mon corps s'est raidi d'un coup, comme si on venait de m'enfoncer une lame de glace entre les omoplates.

Silence. Puis un éclat de rire. Puis un autre. Puis le sien. Un rire que je connaissais. Un rire que j'aimais. Un rire qui, ce soir-là, m'a transpercée. Le contraste était violent. La veille, il me disait qu'il m'aimait. Qu'il n'avait jamais ressenti ça. Qu'il voulait un futur avec moi. Vingt-quatre heures plus tard, il riait avec ses potes en se moquant de mon corps, de mon identité, de mon existence.

Et dans ce lit, sur cette île paradisiaque, entourée d'eau turquoise et de sable blanc... je me suis sentie éjectée de l'histoire qu'on écrivait ensemble.

J'ai fondu en larmes. Silencieusement. J'essayais de ne pas faire de bruit, de ne pas respirer trop fort, d'être discrète. Les larmes coulaient sur mes joues, trempaient l'oreiller. Mon corps tremblait. J'ai serré les draps dans mes poings jusqu'à ce que mes ongles s'enfoncent dans mes paumes.

Trois heures plus tard, je sanglotais encore ; il est venu se coucher à côté de moi, puant l'alcool et la sueur. Son souffle chaud, mélange de bière et de toutes ces horreurs qu'il venait de recracher, était insupportable. Il s'est écroulé à côté de moi et a commencé à ronfler. Comme si de rien n'était. Comme si le monde n'avait pas basculé.

J'ai migré vers le canapé. Parce que j'étais fâchée. Parce que je ne voulais pas être à côté de lui. Mais aussi parce que j'espérais qu'il me verrait là, le lendemain matin, en se réveillant. Qu'il me demanderait pourquoi j'avais dormi là. Et que je pourrai directement aborder le sujet concernant ce qui s'était passé dans cette véranda la veille.

Je suis restée les yeux ouverts une bonne partie de la nuit, malgré la fatigue omniprésente. Allongée dans le noir, à sécher mes yeux. Parce que demain, il ne faudra pas qu'ils soient tout rouges. Il ne faudra pas que ça se voie. Il ne faudra pas gâcher l'ambiance.

Ce soir-là, il n'avait plus rien d'un prince charmant. Juste des déceptions qui s'empilaient, des désillusions qui s'accumulaient. Et quand il est tombé du piédestal où je l'avais hissé, j'ai senti un vide immense s'ouvrir dans mon ventre.

La Neuro s'amuse — Quand la trahison fige

La Vigie — Amygdale : *alerte rouge*. Danger immédiat : rejet, humiliation, abandon imminent. Ton corps se fige. C'est ce qu'on appelle la « *freeze response*[12] ». Tu deviens une statue au fond du lit, incapable de bouger, de crier, de te défendre. Ton système nerveux a choisi la paralysie comme stratégie de survie.

Parce que bouger, c'est risquer d'aggraver la menace. Alors tu te fais toute petite. Tu disparais.

Le Mécano — Système nerveux : mode *survie* activé à plein régime. Le cortisol explose dans ton sang. Mais ce n'est ni combat ni fuite. C'est la paralysie. Ton corps entier est en alerte maximale, mais coincé, figé, incapable d'agir. Tes muscles se tendent, ton souffle se coupe, ton cœur bat à tout rompre… mais tu ne bouges pas.

La Bibliothécaire — Hippocampe : elle ressort tous les souvenirs. « Déjà abandonnée avant. » « Jamais assez bien. » « Trop grande, trop intense, trop française, trop… » Chaque ancien rejet, chaque ancienne humiliation revient en surface. Et elle les empile, les compare, les relie. Tu n'es pas juste blessée par ce qu'il dit ce soir. Tu portes le poids de toutes les fois où tu n'as pas été « assez ».

Le Capitaine — Cortex préfrontal : *offline*. Kaput. Complètement déconnecté. Incapable de prendre des décisions rationnelles. Au lieu de te demander « Comment je me barre d'ici ? », tu te demandes « Comment obtenir justice ? ». Au lieu de protéger ton intégrité, tu cherches à sauver la relation. Parce que ton cerveau rationnel n'est plus aux commandes. C'est la peur de l'abandon qui pilote.

Résultat : Tu te figes. Tu pleures en silence. Tu sèches tes yeux pour ne pas gâcher l'ambiance. Et quelques jours plus tard, tu pardonnes. Non pas parce que tu es faible. Mais parce que ton cerveau a calculé que perdre cette relation serait pire que perdre ton estime de toi. Alors, il choisit de te sacrifier pour éviter l'abandon définitif.

Le lendemain matin, il ne se souvenait de rien. Les autres étaient partis se coucher complètement ivres aussi. Pas sûr que quelqu'un ait remarqué que j'avais pleuré. Pas d'avion pour quitter l'île. C'était le

[12] freeze response : réaction de sidération.

week-end, un jour férié en plus. J'étais coincée. Pour au moins… trois jours.

Littéralement comme une gosse, j'ai boudé. Je ne voulais parler à personne. Je suis partie faire des balades seule. J'ai croisé des phoques, plein d'oiseaux. Je les regardais comme on regarde quelqu'un passer la serpillière. Vide. Sans émotion. Alors que d'habitude, je suis quelqu'un de très expressif. Je saute de joie, je hurle : « Oh, regarde, des dauphins ! », sourire jusqu'aux oreilles. Mais là, rien. Le vide. Il m'avait arraché le cœur la veille.

Plus tard dans la journée, il est venu vers moi, a mis son bras autour de ma taille, sourire charmeur comme d'habitude, et m'a dit un truc pour engager la conversation. Comme si de rien n'était. J'ai fini par lui raconter la scène. Aucune émotion sur son visage. Il s'en rappelait à peine. Il m'a dit qu'il était bourré, qu'il n'avait pas vu ses potes depuis longtemps, que c'était pour rigoler, qu'ils m'aimaient bien.

La colère était toujours là, mais comment obtenir justice ? Il était amnésique, et j'étais coincée là, avec lui, en terrain inconnu, en territoire ennemi. Alors j'ai passé l'éponge. Parce que je n'avais pas le choix. Ou peut-être parce que j'avais trop peur de ce que ça voulait dire si je partais.

J'étais en colère. Vraiment. Et je voulais des excuses. Je voulais être rassurée. Mais en même temps, je voulais qu'il me voie. Qu'il reconnaisse ce qu'il avait fait. Qu'il me défende, même rétroactivement, devant ses potes. Mais rien. Juste des excuses molles et un haussement d'épaules.

LE RACHAT (« Two-Up »)

Deux jours plus tard, on est partis pour ce fameux événement sur une autre île : le « *Two-Up* ». Une tradition australienne ancrée dans l'histoire militaire, jouée chaque année lors de l'Anzac Day, en mémoire des soldats qui pariaient ainsi pendant la guerre. Le principe est simple : quelqu'un au milieu du cercle lance deux pièces en l'air avec une planchette en bois appelée « *kip* ». Avant que les pièces retombent, tu paries : pile ou face. Les paris se font à coups de billets de 50 dollars à la fois, parfois bien plus.

L'ambiance est électrique, bruyante, enivrante. Une centaine de personnes entassées autour d'un carré tracé au sol, les visages rougis par le soleil et l'alcool, les cris qui fusent à chaque lancer.

Lui, qui adorait jouer, a essayé de me remonter le moral. Il m'a tendu 200 dollars. « Tiens, vas-y, qu'on voie si on a de la chance. »

Il ne croyait pas si bien dire. Au fur et à mesure que l'après-midi avançait, le pactole augmentait. De 200, on est passés à 600. Puis 800. Puis 1 400. Plus personne ne voulait parier avec moi. On me prenait pour un médium psychédélique. Comment je faisais ? Ce n'était que de la chance. J'écoutais mon instinct. Ma voix intérieure disait « pile », je choisissais pile. Aussi simple que ça.

Les rushs d'adrénaline m'ont détendue. Devant son regard ébahi, super fier, la tension s'est dissipée. Au fur et à mesure de l'étonnement et de la joie sur nos visages, à force de gagner un pari après un autre, quelque chose s'est relâché en moi. Kyle me maintenait à distance raisonnable des autres mecs qui venaient me parler, comme un chien qui pisse sur un arbre. Il rigolait avec moi. On se charriait. Et franchement, après deux jours de tension, une parenthèse d'amusement et de légèreté, c'était comme un rayon de soleil après une tempête.

J'ai passé un excellent après-midi. On est montés jusqu'à 2 600 dollars de gains. Pas mal pour une journée fun. Avec cet argent, on a invité toute sa famille au resto. On a acheté un mini-barbecue pour la maison. Et j'ai utilisé le reste pour ma planche de surf.

On n'a jamais reparlé de la scène de l'humiliation. Jamais. Pourtant, elle est restée au fond de moi. Longtemps.

Vous savez ce qu'on dit : heureux aux jeux...

RÉFLEXION (Maintenant, avec du recul)

Aujourd'hui, quand je repense à cette nuit, je ne pleure plus pour ce qu'il a dit. Je pleure pour celle que j'étais. Cette femme paralysée au fond d'un lit, qui séchait ses larmes pour ne pas « gâcher l'ambiance ». Cette femme qui cherchait « justice » au lieu de chercher la sortie.

Parce que la vraie question n'était pas : « Comment a-t-il pu dire ça ? » Mais : « Comment moi, ai-je pu rester ? »

Cette fissure-là, je ne l'ai pas vue comme un signal d'alarme. Je l'ai vue comme un accident. Un dérapage. Une exception. Parce que c'est ce qu'on fait quand on s'abandonne : on minimise. On justifie. On pardonne. Trop vite. Trop facilement.

Mais cette fissure ne s'est jamais refermée. Elle est restée là, invisible, enfouie, prête à se rouvrir au moindre choc. Et quelques mois plus tard, quand le tsunami a frappé, cette fissure est devenue un gouffre.

La Neuro s'amuse — Le cerveau qui réécrit l'histoire

Le Capitaine — Cortex préfrontal
Il a décidé : « On efface Abrolhos. »
« C'était juste un accident. »
« Il était bourré, ça ne compte pas. »
Il réécrit le script pour garder un *happy ending*.

La Bibliothécaire — Hippocampe
Elle range le souvenir Abrolhos dans le dossier « Incidents isolés ».
Elle met en avant tous les bons moments : Moto, maison, famille, projets bébé.
Elle construit la narrative : « On a survécu, on est plus forts. »

Le Moussaillon — Circuit de récompense
Dopamine en continu.
Chaque moment heureux = shot.
Chaque projet = validation.
Chaque « nous » = preuve que le choix était bon.

Résultat : *confirmation des biais*
Tu cherches des preuves que la relation fonctionne.
Tu ignores les signaux qui disent le contraire.
Parce qu'admettre l'erreur = trop douloureux.

L'art de surfer sur les hauts et les bas

Nous continuons notre voyage. Et voilà que nos bouées commencent à s'élever… puis à redescendre. Tiens, il y a un peu de houle. On ne doit plus être très loin de l'océan. Tantôt c'est toi qui es en haut de la vague, tantôt c'est moi. On se croise du regard, mi-haut, mi-bas, chacune portée à son tour par le rythme invisible qui passe sous nos bouées.

Et là, l'image devient limpide. C'est exactement ça : les hauts et les bas. Les jours où tout semble fluide, léger, lumineux. Et ceux où l'on rame, où l'on doute, où l'on se sent engloutie. Mais ce ne sont pas des erreurs de parcours. Elles font partie du décor. Elles sculptent notre voyage.

Pourquoi la vie est (et doit être) une montagne russe

Tu sais, il y a une phrase que j'adore me dire dans les moments où on est en bas de la vague : « si tu ne te prends pas une journée de merde de temps en temps, tu ne peux pas savourer les bonnes ». C'est comme si ton cerveau disait : « Ah ! Enfin un contraste ! Merci, j'en avais marre du beige émotionnel. »

Parce que oui, notre système nerveux est câblé comme un détecteur de variations. Pas de changement = pas d'étincelle.

Mais dès que ça bascule — même brutalement, *bam !* Le moussaillon sort son canon à dopamine et là, c'est le feu d'artifice sur le pont du navire.

C'est ça, le gradient émotionnel : l'art très subtil de passer du « je vais m'enterrer vivante » au « la vie est magnifique » en moins de 24 heures. Ne lève pas les yeux au ciel, tu vas voir, j'ai des exemples qui vont te parler.

Version bouffe : c'est comme croquer dans une frite chaude et croustillante après avoir passé la soirée à grignoter des bâtonnets de céleri : le plaisir est décuplé par la misère qui l'a précédé.

Version vêtements : c'est comme enfiler un pyjama en pilou-pilou tout chaud, sorti du sèche-linge, après avoir passé la journée coincée dans un jean trempé par la pluie.

Version musique : c'est comme entendre ton morceau préféré à fond dans la voiture après une réunion gênante de deux heures pendant laquelle personne n'osait respirer.

Sans ces contrastes, les hauts perdraient leur intensité. Avec les bas, chaque remontée devient un vrai tour de manège émotionnel... et c'est ce qui rend la vie palpitante.

La perception par contraste

Notre cerveau ne mesure jamais rien « en absolu ». Il compare. Toujours. Tout le temps. Tu peux manger la meilleure raclette de ta vie, si c'est la cinquième de la semaine, tu ne vas pas t'en rendre compte.

C'est ça, la perception par contraste. Les hauts paraissent vertigineux parce qu'ils arrivent juste après un bas, et les bas semblent abyssaux parce qu'ils succèdent à un haut. Cette alternance, c'est littéralement ce qui donne du goût à la vie : sans contraste, tout devient tiède, et le tiède, c'est la mort émotionnelle.

Ce mécanisme infiltre tout : nos relations, nos jugements, nos choix, notre estime de nous. Après une relation chaotique, quelqu'un de simplement respectueux et gentil te semble exceptionnel. Le contraste ne dit rien de la valeur de l'autre, il dit d'où tu viens. Et c'est là que le piège se referme : quand tu sors de l'ombre, même une veilleuse paraît éblouissante. Alors forcément, après sept années de vie peu trépidantes, Kyle était un souffle nouveau. Mais ce n'était pas lui qui brillait tant. C'était moi qui sortais du noir.

L'adaptation hédonique

Notre cerveau a un talent très particulier : il transforme tout, absolument tout, en « normal ». Le bonheur ? Normal. Le drame? Normal. Le miracle ? Normal. Le chaos ? Normal aussi. C'est son super-pouvoir... et sa malédiction.

On appelle ça l'adaptation hédonique, mais en vrai, c'est juste notre système nerveux qui soupire : « OK, c'est bon, j'ai compris, on passe à la suite ? »

Parce que oui : on s'habitue. Même au merveilleux. Même à l'insupportable. Même à ce qui, au début, nous retournait le cœur comme une crêpe.

Le cerveau n'est pas conçu pour rester en extase permanente — sinon on finirait toutes en écureuil sous Red Bull. Il n'est pas conçu non plus pour rester en détresse infinie — sinon on s'éteindrait comme des bougies mouillées. Ce qu'il traque, ce n'est pas l'intensité, c'est le changement. Le contraste. Le « oh, ça, c'est nouveau ».

C'est comme quand tu sors avec quelqu'un qui t'apporte le petit-déj au lit tous les matins.

Semaine 1 : tu vis dans une comédie romantique, tu prends des photos, tu envoies des messages aux copines, tu fonds comme du beurre sur une tartine chaude.

Semaine 3 : tu manges tes toasts en scrollant Instagram, en mode « meh ».

Semaine 8 : tu râles parce qu'il a oublié le beurre sous la confiture.

Voilà. Le cerveau a fait son boulot : il a transformé l'extraordinaire en routine. Et c'est normal. Et c'est sain. Et c'est même vital.

Parce que sans variations, sans creux, sans petites secousses, sans « oh tiens, ça change », notre perception s'endort. Les émotions s'aplatissent. Le plaisir s'éteint. Le monde devient gris clair, tiède, sans relief.

Les variations, c'est ce qui réinitialise nos capteurs internes. C'est ce qui redonne du goût au quotidien.

Le cerveau n'aime pas la constance. Il aime les contrastes. C'est là que la magie opère.

La régulation émotionnelle naturelle

Nos émotions ne sont pas le fruit du hasard. Elles sont orchestrées par un ballet de neurotransmetteurs : dopamine, sérotonine, cortisol... qui montent et descendent comme les vagues dans notre corps. Ces variations prouvent que notre système nerveux s'adapte, réagit, se rééquilibre. Chercher à être heureux en continu, sans aucun creux, c'est comme vouloir que la mer reste parfaitement plate : non seulement c'est impossible, mais ce serait vite étouffant.

Viser un état de bonheur permanent est irréaliste... et peut même mener à la frustration, car chaque « manque » ou « descente » serait vécu comme un échec, au lieu d'être reconnu comme une respiration naturelle de la vie.

C'est pour ça qu'il y a des journées où, honnêtement, vous auriez mieux fait de rester sous la couette. Vous savez, ces jours où vous vous transformez en dragon cracheur de feu, avec un post-it imaginaire collé sur le front : « Foutez-moi la paix ». Les plus téméraires qui croisent votre regard reculent d'un pas. Ceux qui osent vous contredire... disparaissent mystérieusement de la surface de la Terre. Et puis, le lendemain, comme si de rien n'était, vous débarquez au boulot tout sourire, avec des croissants chauds, en mode : « Salut la compagnie ! » Voilà : c'est juste la marée émotionnelle qui a fait son cycle.

Écopage discount

Tu sais, on a toutes cette philosophie un peu naïve du « c'est juste un bas », comme si la vie était une mer calme avec quelques vaguelettes de temps en temps. Alors évidemment, j'ai appliqué ça à tout. Même aux *red flags*[13]. Je me disais : « c'est la houle », « ça va remonter », « c'est normal ».

Je bordais ma voile trouée en espérant que le vent ne s'en rende pas compte. Je colmatais, je bricolais, je faisais semblant que tout allait bien. Mais toi et moi, on le sait : parfois, ce n'est pas une vague. C'est un vrai trou dans le caoutchouc de ta bouée. Ce sont les coutures qui se barrent ! Et pendant que tu te répètes « ce n'est rien », l'eau commence à monter dans ton navire interne. D'abord un filet. Puis une flaque. Puis un courant froid qui te lèche les chevilles. Ton équipage fait ce qu'il peut. Et toi, tu continues à écoper avec une petite cuillère. Parce que tu veux y croire. Parce que tu veux que le bateau tienne. Parce que tu veux que la rivière reste navigable.

Tu dis « tout va bien », alors que tu sens très bien que quelque chose se déchire sous la surface.

C'est ça, la tragédie silencieuse : tu crois traverser un simple remous... alors que tu es déjà en train de couler. Lentement. Avec élégance, presque. Comme seules les femmes qui aiment leur partenaire plus qu'elles ne s'aiment elles-mêmes savent le faire.

Et la rivière, elle, continue de couler. Indifférente. Tranquille ! Parce que ce n'est pas elle qui te noie. C'est toi qui refuses de voir que ton bateau n'est plus étanche.

LE DÉFILÉ DE MODE (ou presque) - 4 mois avant impact

J'avais déjà acheté l'équipement de motocross que je venais tout juste de recevoir. Le casque, les gants, la combinaison, et surtout ces bottes. Des bottes de moto qui montaient presque jusqu'aux genoux et qui pesaient une tonne. Le genre de bottes qui te donnent l'impression de marcher avec des chaussures de ski. Élégance zéro. Mobilité négative.

Moi, la fille qui disait « jamais de moto », je m'habillais pour entrer dans son univers comme si ça avait toujours été inscrit dans mon ADN. J'étais en train de me transformer. Pour lui. Et ça ne me dérangeait même pas. Au contraire. Ça me rendait heureuse. Parce que dans ma

---

[13] Red flags : Symbole universel du : « fuis » signalant un danger relationnel évident, normalement visible à l'œil nu... Tu l'ignores volontairement en te disant : « Oh, une petite brise romantique ».

tête, c'était simple : si je m'investissais dans ce qu'il aimait, il verrait à quel point j'étais parfaite pour lui. C'était logique. Naturel, carrément romantique !

Lui était dans la chambre, affalé sur le lit, scotché à son téléphone. J'étais dans la salle de bain, en train d'enfiler tout mon attirail. Et je me suis dit : « Tiens, si je lui faisais une surprise avec un petit défilé ? » J'avais tellement hâte de voir sa réaction. Moi, habillée avec le costume de cette passion qui l'avait habité toute sa vie.

J'ai ouvert la porte d'un coup, posé une main sur l'encadrement, et j'ai lancé d'une voix que je voulais sulfureuse : « Alors… qu'est-ce que tu penses de ma nouvelle tenue ? » Sauf que, avec le casque, ma voix est sortie façon robot sexy low-cost, moitié Robocop, moitié Dark Vador…

Il a levé les yeux. Sourcil haussé. Petit sourire en coin. Parfait. J'avais toute son attention.

J'ai commencé mon numéro. Jambe tendue, main qui remonte le long de ma cuisse en une caresse lente et sensuelle. Sauf que voilà : avec la botte qui pesait trois kilos et qui bloquait ma cheville dans un angle de 90 degrés, ce qui aurait dû ressembler à un mouvement de James Bond girl s'est transformé en démonstration de yoga raté. J'ai failli me casser la gueule. Deux fois.

Lui a éclaté de rire. Pas un petit rire poli. Non. Un vrai fou rire, celui qui te plie en deux et te fait mal au ventre.

« T'es sérieuse, là ? » Il essayait de parler entre deux éclats. « T'as l'air d'un Transformer qui essaie de faire du pole dance ! »

« Ferme-la et apprécie le show ! » Et hors de question d'ouvrir la visière et de le laisser apercevoir mes joues tendrement écrasées vers le centre de mon visage comme un hamster qu'on aurait compressé pour vérifier s'il rentre dans un Tupperware.

Je m'approchais du lit sensuellement… avec ce qui, dans ma tête, ressemblait à une démarche catwalk improvisée, mais j'avais l'air d'un flamant rose sous kétamine qui essaie de faire un défilé Victoria's Secret.

Et puis, je ne sais pas comment, entre mes tentatives pathétiques de séduction et ses rires incontrôlables, quelque chose a basculé. Il s'est levé, m'a attrapée par la taille et m'a tirée vers lui. Je m'écrasai avec l'élégance d'un Playmobil avec un lumbago.

Il a fallu que j'enlève ces putains de bottes. Puis le casque : le clic de la sangle s'était coincé dans mes cheveux.

Puis la combinaison, avec une fermeture éclair qui refusait de descendre. À un moment, on était plus en train de lutter contre mon équipement que de s'embrasser.

« Sérieux, c'est pire qu'un cadenas de vélo, ton truc », a-t-il murmuré en tirant sur la fermeture.

J'ai ri. Lui aussi. Et finalement, après ce strip-tease technique digne d'un montage de meuble IKEA, on a fini par y arriver. Et le reste... disons juste que l'équipement de moto a terminé en tas informe au pied du lit, et que nous, on a passé un très bon moment.

« J'AI TROUVÉ TA MOTO ! » - 3 mois avant l'impact

Quelques jours plus tard, j'étais au boulot quand mon téléphone a vibré. Un message de Kyle. Une photo. Une moto bleue, magnifique. Et en dessous : « J'ai trouvé ta moto ! »

Mon cœur a fait un bond. Pas juste parce que la moto était superbe. Mais parce qu'il avait pensé à moi. Parce qu'il me voyait dans sa vie. Avec lui. Sur les pistes rouges. Pour toujours.

J'ai zoomé sur la photo. Elle était parfaite. Pas trop grosse, pas trop petite. Juste ce qu'il fallait pour une débutante qui voulait avoir l'air *badass*[14] sans finir dans un fossé.

« Sérieux ?! » ai-je tapé en réponse, les doigts tremblants. « Elle est encore dispo ? »

« Ouais. Un pote s'en débarrasse. Bon prix. On va la voir ce soir ? »

Évidemment, ce soir. Le reste de ma journée, je l'ai passé à imaginer notre vie de motards : poussière rouge, couchers de soleil, lui devant, moi derrière, version Outback de Bonnie & Clyde. J'étais déjà en train d'y croire.

Le soir, on a débarqué chez son pote. Un mec sympa, baraqué, avec une barbe de bûcheron et des tatouages partout. Il m'a tout de suite demandé : « Alors, c'est pour toi, la moto ? » J'ai hoché la tête avec un sourire ultra confiant, comme si j'avais déjà gagné trois championnats de motocross dans ma vie.

[14] Badass : Concept qui consiste à paraître ultra confiante alors que tu sais à peine où se trouve le frein arrière. Fonctionne très bien sur Instagram, moins bien dans les virages.

La moto était encore plus belle en vrai. J'ai appuyé sur le petit bouton pour la démarrer. Le moteur a grondé. Ce grondement sourd, puissant, vibrant. Oh bon sang. J'ai senti un truc se réveiller en moi.

Kyle me fixait avec ce sourire. Celui plein de fierté et de désir. Celui qui me donnait envie d'être la meilleure version de moi. La version qui lui plaisait le plus.

Et c'est comme ça que Lilly, ma belle Yamaha bleue, est entrée dans ma vie.

Ce soir-là, j'ai donc acheté une moto. Le plus fou, ce n'est pas l'achat. C'est que je ne me suis même pas demandé si lui avait déjà fait un pas vers *mon* monde. Ça ne m'a même pas traversé l'esprit. J'étais trop occupée à courir dans le sien. Et pour être honnête... je ne savais même plus très bien où était mon monde... sans doute quelque part avec ma bouée à siroter un Spritz.

Alors je courais. Dans sa direction. Parce que c'était la seule chose qui me permettait de garder un semblant de contrôle sur ce bonheur que je tenais à bout de bras.

LES CLÉS DU CHÂTEAU - 3 mois avant impact

Quelques semaines plus tard, j'ai eu les clés. Les clés de notre nouvelle maison. Le fait d'avoir décidé de rester dans le Pilbara de façon permanente avait déclenché quelques privilèges. Mon travail venait de m'octroyer ce nouveau logement de fonction qui était beaucoup plus grand. On passait du petit studio à la maison familiale. Deux chambres. Un vrai jardin. Une cuisine immense. De quoi construire quelque chose. De quoi s'enraciner. C'était notre chez-nous.

J'ai décidé d'aller la visiter immédiatement. L'entrée vide résonnait au son de mes pas, les murs blancs laissaient à mon imagination de quoi dessiner des cadres avec des photos de nos futurs voyages, ou de nos aventures. Tout vibrait comme un début. J'avais l'impression d'entrer dans la vie que j'avais toujours attendue.

J'ai pris une photo des clés dans ma main. « Voici les clés de notre nouveau chez-nous. » Envoi, Kyle.

Puis, parce que j'étais euphorique : « Si tu arrives dans 20 minutes, on peut baptiser le carrelage. »

Avant même d'avoir le temps de reverrouiller mon téléphone, j'ai reçu un : « J'arrive. »

Vingt minutes plus tard, il ouvrait la porte comme une bourrasque, m'attrapait par la taille, et on finissait sur le sol froid du salon.

Après avoir baptisé le carrelage (et récupéré nos vêtements éparpillés un peu partout), on a fait le tour de la maison ensemble. Main dans la main, comme deux gamins qui découvrent un château. Il y avait le salon, immense, avec de grandes fenêtres qui donnaient sur le jardin. La salle de bain, toute propre, toute neuve. La chambre principale, avec un placard assez grand pour contenir toute ma garde-robe (enfin, mes trois t-shirts et mes deux jeans, quoi). Et puis... la deuxième chambre.

On s'est arrêtés devant la porte. Il a ouvert doucement, comme si quelqu'un dormait dedans. La pièce était vide. Lumineuse. La fenêtre donnait sur un arbre énorme qui projetait des ombres dansantes sur le mur blanc. Il s'est tourné vers moi, ce petit sourire qui retournait toujours le ventre.

« Alors... on s'y met quand ? » Il a marqué une pause. « Je parle du bébé, pas de la déco. »

Mon cœur a fait un vrai plongeon dans le vide, comme quand tu sautes d'une falaise et que tu ne sais pas encore à quel point l'eau est froide.

« Bientôt », ai-je répondu en m'approchant de lui. « Quand on sera prêts. » Il m'a attrapée par la taille, m'a serrée contre lui. « Je suis déjà prêt. »

Et là, dans cette chambre vide, je m'autorisais à imaginer. Un berceau. Des jouets. Un petit être humain qui nous ressemblerait. Qui aurait ses yeux. Mon rire. Nos deux caractères de merde.

Je me suis dit que oui. Oui, je voulais ça. Avec lui. Ici. Dans cette maison. Dans cette vie qu'on était en train de construire ensemble. Ça semblait évident.

J'étais convaincue que cette version de moi qui prenait forme à travers nous grandissait et mûrissait. Cette sensation que la vie se met en place toute seule. A la différence que cette fois, il n'y avait pas de pression sociale, pas de famille, pas de traditions. Juste moi, qui me coulais dans son monde pour ne pas risquer de le perdre. J'avais l'impression de choisir cette évolution. De la vouloir. De la décider. Je ne voyais pas encore que je la subissais plus que je ne la désirais.

Ce que je ne comprenais pas, c'est qu'à chaque fois qu'il mentionnait les enfants, je m'ancrais un peu plus. Pas dans moi. Mais dans lui. Dans nous. Dans cette version de moi qui existait seulement à travers cette relation.

Parler de bébé = ultime ancrage. Parce qu'un bébé, c'est permanent. C'est pour toujours. C'est la preuve que je ne suis pas juste une passade. Que je compte vraiment. Tout était basé sur : est-ce qu'il me veut ? À quel moment ai-je commencé à croire que son amour dépendait de la version de moi qu'il attendait ?

Donc j'ai commencé à parler de bébé. Beaucoup. À ses potes. À ses collègues. À sa famille. Pas parce que j'étais vraiment prête. Mais parce que chaque fois que je le mentionnais, je voyais son sourire. Et ce sourire me disait : « Tu es celle que je veux garder. »

DÎNER POULET COCO CURRY - 2 mois avant impact

Un mercredi soir, Kyle me dit : « Mes collègues veulent venir dîner à la maison. Ça te dit ? »

Évidemment que ça me disait. Parce que recevoir ses collègues = être intégrée dans sa vie sociale = preuve supplémentaire que je suis la bonne personne.

J'ai passé l'après-midi à cuisiner un poulet coco curry. À nettoyer la maison. À dresser la table comme si je recevais la reine. Parce que je voulais qu'ils m'aiment. Je voulais qu'ils disent à Kyle : « Elle est géniale, ta copine. »

Quand ses collègues sont arrivés, tout était prêt. Une grande tablée dans notre nouvelle maison. Assiettes alignées, verres remplis, bougies allumées. Ambiance chaleureuse, conviviale, presque familiale. Ils étaient trois : que des hommes évidemment, tous sympas, tous curieux de voir « la Française qui avait volé le cœur de Kyle ».

On s'est assis, j'ai servi le poulet coco curry dans de grandes assiettes creuses, et j'ai attendu. Ce moment de suspense où tu te demandes si les gens vont aimer ou si tu vas te prendre un « c'est pas mal. » La version polie qui veut dire « bof ». Mais non. Dès la première bouchée, les regards se sont allumés.

« Oh putain, c'est délicieux ! » a lâché l'un des mecs.

« Sérieux, t'as fait ça toi-même ? »

J'ai souri, fière comme une gamine qui vient de décrocher un A+. Je pouvais presque lire dans ses yeux — ceux de Kyle : « Vous voyez ? Je vous l'avais dit. »

Et moi, je rayonnais. Parce que là, dans cette maison, avec ces gens autour de notre table, je me sentais à ma place. J'étais celle qui recevait. Celle qui cuisinait. Celle qui créait de la chaleur, du lien, du bonheur. Celle qui était validée par des gens qui comptaient pour lui.

À un moment, un de ses collègues m'a dit : « Tu sais, Kyle nous parle tout le temps de toi. On avait hâte de te rencontrer. » « Ah ouais ? Il dit quoi ? » « Que t'es incroyable. Qu'il a de la chance. »

Après leur départ, on faisait la vaisselle. Et puis, il s'est tourné vers moi, m'a attrapée avec son torchon autour du cou pour m'embrasser, et m'a murmuré : « T'as été parfaite, ce soir. »

J'ai souri. « Je sais. »

LE MÉCANISME DE VALIDATION

Juste après sa remarque, quelque chose s'est solidifié dans ma tête. Une équation toxique : Performance parfaite = validation = sécurité dans la relation.

Donc, si je continue à être parfaite, il ne partira pas.

Donc je performais. Je ne vivais pas. J'étais en mode « prouver ma valeur » de façon constante. Et c'était insoutenable à long terme. Mais je n'en avais même pas conscience.

Le piège du « Bravo, t'as été parfaite »

Le cerveau adore les récompenses. Pas les grosses. Les petites. Les discrètes. Celles qui arrivent pile au moment où tu as fait un effort.

Et quand Kyle a dit : « T'as été parfaite, ce soir », mon cerveau a fait *ding*. Un petit feu d'artifice interne. Une mini-dose de dopamine livrée en express.

La dopamine, c'est vicieux : elle ne récompense pas ce qui est bon pour toi. Elle récompense ce qui fonctionne. Et ce qui avait « fonctionné », ce soir-là, c'était : Cuisiner. Recevoir. Performer. Être impeccable. Être aimée pour ça. Alors mon cerveau a noté la recette. Comme un bon élève.

Effort = compliment = sécurité. Simple. Efficace. Addictif.

Le problème, c'est que la dopamine ne fait pas la différence entre : « je suis moi » et « je fais tout pour être aimée ». Elle dit juste : « Refais ça. » Et moi, j'ai obéi. Sans même m'en rendre compte.

La princesse et la flaque de boue - 1 mois avant l'impact

La semaine qui a suivi le dîner, j'ai surfé sur un petit nuage. J'étais encore shootée à cette sensation d'avoir « assuré ».

Alors, quand il m'envoyait des messages dans la journée — des « tu me manques », des « tu es exceptionnelle », des « j'ai trop de chance » — je les recevais comme des mini-récompenses. Des petites étincelles qui me donnaient envie de continuer à être… impeccable.

Le vendredi, il m'a écrit : « Je finis plus tôt. Prépare-toi, on va rouler. »

Évidemment que j'ai dit oui. Parce que dans ma tête, c'était logique : j'avais marqué des points donc il était heureux, donc on partageait un moment rien que nous deux.

Quand je suis arrivée dans le hangar où on garait nos motocross, il m'a lancé en rigolant :« J'ai mis tes roulettes, t'inquiète. »

« Très drôle. »

« Non, mais vraiment, t'as vu comment tu tiens la moto ? On dirait un bébé girafe qui découvre ses jambes. »

« Merci, ça rassure. »

J'ai ri, mais j'avais la boule au ventre. Parce que lui parlait de ses os cassés après ses nombreuses chutes comme d'un palmarès. Moi, j'avais passé l'âge de vouloir que mon squelette ressemble à une partie de mikado abandonnée. Je voulais juste… être à la hauteur. Ne pas le ralentir. Ne pas être celle qui gâche la sortie. Il fallait juste qu'il soit heureux, comme cette semaine, qu'il soit fier. Encore.

Lilly m'attendait, brillante, prête à m'avaler toute crue. J'ai mis mon casque, j'ai respiré un grand coup et je l'ai suivi dehors. Le soleil commençait à descendre, l'air était encore chaud. On s'équipe, on allume les moteurs et nous voilà prêts, comme le couple ultra casse-cou, prêt à affronter les pistes du Pilbara.

Lui est parti devant, moi derrière, essayant de ne pas me planter dans les virages. Le terrain était parfait : quelques pistes, des bosses, de la terre rouge à perte de vue. Et moi, je me sentais plutôt solide sur ma bécane. Comme si chaque virage, chaque accélération, chaque moment où je ne tombais pas était une victoire.

Et puis, il y a eu un *splash*. Je lève la tête de mon guidon et je vois des gouttes marrons épaisses retomber devant moi. Une énorme flaque de boue. Le genre marécage du Mordor. Même un sanglier aurait dit non merci. Tu penses bien, la première phrase qui m'a traversé l'esprit, c'était plutôt : « Non, c'est mort, j'y vais pas. » Sauf que lui venait tout juste de passer dedans. Les dernières gouttes éjectées par son pneu arrière me retombaient dessus, aussi épaisses que des cacas de mouettes.

Et évidemment, il s'est retourné, m'a fait signe de le suivre.

« Vas-y ! C'est fun ! »

Fun. Bien sûr. J'ai pris mon élan, serré les dents, et je me suis lancée… en première vitesse. J'ai commencé à traverser. J'étais une *warrior*. Une déesse de la boue. Et puis… la moto a ralenti. De plus en plus. Jusqu'à s'arrêter. En plein milieu. Bah oui, sinon ce n'est pas drôle !

Mon premier réflexe ? Poser les pieds par terre pour ne pas tomber. Sauf que « par terre », c'était en fait dans vingt centimètres de boue collante.

Mes deux pieds se sont enfoncés. Jusqu'aux chevilles. Mes bottes coincées. J'ai essayé de les bouger. Rien. J'étais là, au milieu de cette foutue flaque, avec une moto de 100 kilos entre les jambes et les pieds englués comme si j'avais marché dans du ciment frais.

Il est revenu en arrière, s'est arrêté au bord de la flaque, a enlevé son casque et m'a balancé, d'un air moqueur :

« T'es… t'es coincée ? »

« Ouais, merci, Captain Obvious ! Un peu d'aide serait bienvenue ! »

Il a fini par arrêter de rire, est descendu de sa moto, puis a posé un premier pied dans la mare de boue. Lui aussi avait l'air ridicule ; il faisait moins le malin à avancer en équilibre dans cette flaque.

Mais je me pinçais pour ne pas rigoler et ne pas le vexer, sinon j'allais finir par passer trois semaines coincée ici, le temps que la flaque sèche.

Il a soulevé l'avant de Lilly pendant que je dégageais mes pieds un par un avec un bruit de ventouse. Chaque pied qui sortait faisait un *shlop* ridicule.

Une fois libérée, j'ai réussi à me remettre debout. Les bottes recouvertes de boue jusqu'aux chevilles, dégoulinantes, méconnaissables.

Lui a mis les gaz pour sortir Lilly de ce pétrin. La boue a jailli derrière nous comme si on venait de percer un gisement de pétrole clandestin. Une pluie marron, rougeâtre, pâteuse, nous est retombée dessus en mode « baptême tribal du Pilbara ».

J'ai cligné des yeux. Il m'a regardée. On était complètement recouverts, au point que même la NASA aurait envoyé un drone pour vérifier si on était encore une forme de vie.

Et là, j'ai pensé à toutes ces scènes romantiques dans les films : les deux héros sous la pluie, cheveux plaqués, regards brûlants, musique dramatique, baiser passionné. Eh bien voilà... moi aussi, j'ai eu ma scène. Sauf que ce n'était pas de grosses gouttes d'eau, mais de la boue. La musique, c'était le moteur qui toussait. Et le regard brûlant, c'était juste lui qui essayait de voir à travers la couche de terre sur sa visière.

Il s'est approché, m'a tapoté l'épaule — *sploutch* — et a déclaré d'un ton solennel :
« Par cette boue sacrée du Pilbara, je t'adoube motarde officielle. »
Et moi, dégoulinante : « Merci... motarde fossilisée, mais motarde quand même ? »

On s'est regardés, et ça suffisait. Parce qu'au milieu de ce carnage, on formait un duo improbable, ridicule, mais tellement nous. Pas glamour. Mais étrangement parfait.

On a repris les motos, toujours dégoulinants, et on a roulé jusqu'à la maison comme deux créatures échappées d'un documentaire animalier. Une fois arrivés, on s'est déchaussés dans l'entrée : la terre rouge tombait en blocs, comme si on avait ramené un morceau du désert.

On a éclaté de rire. Un rire nerveux, libérateur, celui qui dit : « on a survécu à ça ».

Mais moi, sous le rire, je ressentais autre chose. Une urgence. Un besoin. Celui de me reconnecter. De me rassurer. De prouver que même si j'avais foiré la sortie moto, on était quand même nous. Ensemble. Solides.

On s'est dirigés vers la salle de bain, encore haletants de la journée.
« On va devoir brûler toutes ces fringues », a-t-il dit en arrachant son t-shirt trempé de boue.

« Ou les garder comme trophée », ai-je répondu en essayant d'enlever mon pantalon qui collait à mes cuisses comme une deuxième peau.

Il a ouvert la douche. L'eau chaude a commencé à couler, la vapeur montait déjà. Il est entré en premier, a laissé l'eau couler sur ses épaules, transformant la boue en rivières rougeâtres qui glissaient le long de son torse. Et il m'a embrassée. Un baiser qui avait le goût de l'adrénaline, de la poussière et de la complicité retrouvée.

Ses mains ont glissé dans mes cheveux mouillés, détachant doucement les nœuds pleins de terre. L'eau coulait sur nous, chaude, insistante, lavant la boue centimètre par centimètre. Il m'a tirée vers lui, sous le jet d'eau. Nos corps se sont collés, la boue se mélangeant entre nous avant de couler vers le sol.

C'était exactement ce dont j'avais besoin. La validation. La preuve que même plantée dans une flaque, ridicule, pathétique, j'étais encore « assez ». Encore désirable. Encore aimée.

Je l'ai embrassé plus fort. Comme si je pouvais effacer la voix dans ma tête. Celle qui me disait : *t'as foiré*. Celle qui me criait : *t'es pas « assez »*.

Ses lèvres ont quitté les miennes pour descendre dans mon cou. J'ai senti ses dents mordiller doucement ma peau. Mon souffle s'est accéléré. J'ai fermé les yeux. Me suis laissée emporter. Par la chaleur. Par lui. Par cette sensation de connexion absolue. C'était ça dont j'avais besoin. Me sentir proche. Me sentir aimée. Me sentir *suffisante*.

Plus tard, on s'est glissés dans le lit, encore un peu chauds de la douche, encore un peu collés l'un à l'autre. Lui scrollait sur son téléphone. Moi, je lisais un bouquin. Mais je n'arrivais pas à me concentrer. Parce que dans ma tête, ça tournait encore en boucle. La flaque. Mes pieds coincés. Son rire. Ma honte. Je n'avais pas brillé aujourd'hui. J'avais été ridicule. Pas à la hauteur. Et même si le sexe sous la douche m'avait rassurée temporairement, la voix était revenue. Plus forte.

Il va finir par se lasser. T'es pas au niveau.

Et puis, sans lever les yeux de son écran, il a lâché : « Ça t'embête si demain je rentre plus tard ? Je dois changer les pneus de mon ex. »

J'ai levé les yeux. « Ton ex ? »

L'EX ET LES PNEUS – 1 Mois avant impact

« Ouais. Elle a appelé cette aprèm. Ses pneus sont foutus et elle ne connaît personne d'autre. »

J'ai senti quelque chose se tordre dans ma poitrine. Un pincement. Une petite voix qui murmurait : *Pourquoi c'est toi qu'elle appelle ? Elle ne connaît personne d'autre dans tout le Pilbara ?* Mais j'ai étouffé cette voix. Parce que je ne voulais pas être cette nana. La jalouse. La flippée. Celle qui fait des crises pour rien. Alors j'ai respiré. J'ai appliqué ma philosophie des hauts et bas. Je me suis dit : *Une petite descente, c'est normal. Ça va passer. C'est juste la houle. Fais-lui confiance.*

« Non, ça ne me dérange pas. C'est sympa que tu l'aides. Je sais ce que c'est d'être une nana seule dans le désert. »

Il a souri. Soulagé. « T'es vraiment cool, tu sais ? » Et moi, j'ai souri aussi. Parce que j'avais marqué des points. La copine cool. Celle qui ne fait pas chier. Celle qui mérite d'être gardée.

Cette nuit-là, j'ai eu du mal à m'endormir. Je me tournais, me retournais. Avec tout ce qu'on a vécu aujourd'hui et ces derniers mois, clairement, il ne va pas risquer notre belle histoire pour une fille qui l'a quitté parce qu'elle le jugeait trop collant. Sérieusement. Il parlait de bébé avec moi. Il m'avait présentée à toute sa famille. Un homme qui te trompe ne fait pas ça.

Alors j'ai fait taire cette petite voix. Parce qu'elle était ridicule. Parce que j'avais confiance. Une manière de me dire : *Prouve-lui encore que tu es la bonne. Que tu es irremplaçable.* Comme si la meilleure façon de dissiper un nuage… c'était de briller encore plus fort.

La Neuro s'amuse — Version « *Self-gaslighting*[15] »

Ou comment transformer un trou dans la coque en détail insignifiant.

La Vigie — Amygdale : « Alerte rouge ! Son ex appelle ! Danger relationnel, code cinq ! » Elle agite son drapeau rouge comme si un kraken montait à bord.

[15] Self-gaslighting : Le gaslighting, c'est quand on te fait douter de ce que tu vois. Le self-gaslighting, c'est quand tu prends le relais : tu transformes un « red flag » en décoration et tu t'excuses presque d'avoir des yeux.

Le Capitaine — Cortex préfrontal : Il veut garder la paix à bord. « Du calme ! On applique la philosophie des hauts et des bas. Ça va remonter. On reste dignes. On reste rationnels. On reste… cool. » Il dit ça en écopant l'eau qui entre déjà jusqu'à sa cabine.

La Bibliothécaire — Hippocampe : Elle ouvre le manuel « Hauts et bas », pages collées par l'humidité. « Exact. Les creux font partie du voyage. On a déjà survécu à pire. C'est temporaire. »

Le Moussaillon — Système dopaminergique : Veut la validation. « Et en plus ! Si on est cool avec ça, il va adorer ! On va gagner des points ! » Il saute partout, renversant des seaux d'eau dans le bateau.

Le Conteur — Cortex préfrontal médian : Veut éviter le rejet à tout prix ! « Imagine si tu réagis mal… Il va te trouver jalouse… possessive… comme les autres. Tu veux vraiment ça ? » Il réécrit le scénario pour éviter le conflit, même si ça implique de nier la réalité.

Le Médiateur — Cortex cingulaire antérieur : Il se lève, paniqué : « Euh… excusez-moi… Il y a une incohérence ici. Ce qu'il dit ≠ ce que tu ressens. Ce que tu veux ≠ ce que tu fais. Ce que tu observes ≠ ce qu'il raconte. Houston, on a un problème. » Mais personne ne l'écoute.

Le Capitaine : Il pose sa main sur l'épaule du Médiateur. « Chut. Pas maintenant. On garde la paix. On reste cool. C'est juste une petite vague. Un micro-impact. » Puis il assomme la Vigie à coups de pagaie. Signal étouffé. Alerte annulée.

Résultat : La philosophie « hauts et bas », super utile pour surfer la vie, devient mortelle quand on l'applique aux *red flags*. Elle transforme des alarmes en « variations normales ». Au lieu de communiquer ton malaise, tu l'enfouis. Au lieu de poser des questions, tu rationalises. Au lieu d'écouter ton intuition, tu la fais taire.

C'est ça, le « self-gaslighting » : tu deviens ta propre manipulatrice. Tu t'expliques l'inexplicable. Tu regardes l'eau monter au lieu de colmater la coque.

Les semaines qui ont suivi, j'ai appliqué ma stratégie sans même m'en rendre compte : être irréprochable. Et ça marchait. Kyle était heureux. Détendu. Comblé.

Le soir-même où il a changé ces foutus pneus, il m'a annoncé : « Mes parents veulent qu'on les rejoigne pour un camping en famille. Quatre jours sur la côte. Toute la tribu sera là. »

J'ai bondi de joie. Camping en famille. L'ultime validation.

Et c'est comme ça que deux semaines plus tard, on partait pour un road trip en amoureux, direction le sud… vers l'océan Indien. J'avais déjà rencontré sa famille la plus proche, mais là, il y avait toutes les extensions. Ils allaient devenir aussi ma famille si tout continuait de marcher aussi bien avec Kyle. Je ne voulais pas les décevoir et leur donner la meilleure impression possible.

Le courant s'accélère, mais tu ne doutes de rien

Je voudrais te dire que j'avançais sereinement, que je savourais chaque instant sans arrière-pensée. Mais ce serait mentir. À ce moment-là, quelque chose en moi avait déjà commencé à dériver. Rien de spectaculaire. Rien de visible. Juste un léger changement de courant, presque imperceptible, comme quand l'eau se met à glisser un peu plus vite autour de tes chevilles et que tu te dis que c'est normal, c'est la vie.

Je me répétais que tout allait bien. Je me disais que c'était ça, aimer : se dépasser. S'adapter. S'ajuster. Se taire un peu. Beaucoup. Sans même savoir où était mon socle, ma vraie identité, j'avais enfilé un seul rôle : la fille que l'on ne quitte pas.

Tu sens le courant sous nos bouées qui continue d'accélérer ? C'est subtil, mais tu sais que quelque chose va arriver. Comme une rivière qui s'élargit avant de se resserrer d'un coup. Tu ne vois pas encore la cascade, mais tu sens déjà que quelque chose change dans la texture de l'eau. Dans la façon dont elle te tire. Dans la manière dont ton corps se tend sans comprendre pourquoi.

Je ne voulais pas regarder. Je ne voulais pas savoir. Je voulais croire que tout ça n'était que l'élan normal d'une histoire qui prend de la vitesse.

Mais maintenant, avec le recul, je la vois clairement la chute d'eau. Quatre jours avant l'impact, on avait déjà quitté les eaux calmes. On glissait. On filait. On était déjà trop près du bord.

Et je n'avais aucune idée de ce qui m'attendait.

Escapade familiale — 4 jours avant l'impact

Le trajet jusqu'au camping avait duré des heures. On avalait les kilomètres de pistes rouges, cahotant sur les ondulations de terre sèche, soulevant des nuages de poussière qui flottaient derrière nous comme une traînée de fumée. Kyle conduisait d'une main, l'autre posée sur ma cuisse. On avait la musique à fond, les fenêtres ouvertes, et cette excitation dans le ventre, celle des enfants la veille des vacances.

Ce week-end, on en parlait non-stop depuis trois semaines. Toute sa famille. Quatre jours ensemble. Au bord de l'océan. Dans un coin perdu de la côte ouest, à une heure de 4x4 de la ville la plus proche. Un tout petit paradis, éloigné de toute civilisation.

On a campé la première nuit que tous les deux, à environ la moitié du trajet. Kyle avait ce don de rendre chaque périple simple. Il sortait de la route et entrait dans le bush... parfois, avec le 4x4, on faisait quelques rebonds ; puis, quelques mètres plus loin, il serrait le frein à main : « On va camper ici pour la nuit. »

Toute seule, je n'aurais jamais imaginé faire ça. La liste des dangers dans ma tête n'en finissait plus, telle une liste de courses de Noël. Impossible. Si lui ne m'avait pas initiée à ce camping sauvage en plein milieu du désert, jamais je n'aurais tenté l'expérience.

On a sorti le *swag* de la voiture. Chaque geste devenait plus automatique et affirmé, à force de faire des escapades comme celle-ci. Je mettais moins de cinq minutes à monter la tente. On installait les lumières, on commençait le barbecue à l'arrière de la benne du 4x4. Puis on mangeait un délicieux burger, tout ça en regardant les étoiles apparaître par centaines de milliers au-dessus de nous.

Quand on est arrivés au point de rendez-vous le lendemain, après une traversée de plus de 950 km, le soleil commençait à descendre. Et je me suis arrêtée net. Devant nous, la mer à perte de vue. Une plage sublime, déserte, vierge, comme si personne n'y avait jamais posé le pied. Des dunes de sable de part et d'autre, sculptées par le vent, qui montaient et descendaient comme des vagues figées. L'air sentait le sel, l'iode, cette odeur brute et sauvage qui te rappelle que tu es au bout du monde.

J'ai pris une grande inspiration. C'était parfait. Exactement comme je l'avais imaginé.

Il y avait déjà six voitures garées en demi-cercle sur ce campement. Quatre caravanes alignées comme des sentinelles protectrices, et des tentes éparpillées un peu partout. On a installé le 4x4, juste assez loin du feu pour ne pas être enfumés, juste assez près pour entendre les rires et les conversations.

Une vingtaine de personnes étaient déjà là : ses parents, ses frères et sœurs, ses neveux et nièces, ses oncles, tantes, cousins, sa grand-mère. Toute la tribu. Et moi, la Française qui débarquait dans ce clan ultra soudé. Mais ils m'ont accueillie comme si j'avais toujours fait partie du tableau.

Sa mère m'a serrée dans ses bras, son père m'a fait un clin d'œil complice, ses sœurs m'ont attrapée par le bras pour me présenter aux cousins que je n'avais pas encore rencontrés. Et les enfants ont couru vers moi en hurlant comme si j'étais une rock star.

Mon cœur a fondu. Là, dans ce cercle de caravanes et de tentes, avec le bruit des vagues qui se fracassaient sur la plage et le vent qui soufflait doucement, je me suis dit : *Voilà. C'est ça. C'est exactement ça que je voulais.* Une famille. Un endroit. Un ancrage. Avec lui.

PREMIÈRE SOIRÉE : L'HARMONIE — 3 jours avant l'impact

La première soirée a été magique. On a allumé le feu de camp dans un trou creusé dans le sable, entouré de pierres difformes. Quelques bûches empilées, du petit bois sec, et hop, les flammes ont commencé à danser. Tout le monde a sorti ses chaises de camping et on les a disposées en cercle autour du feu.

Kyle et moi, on avait notre chaise romantique. Une chaise double, avec deux places côte à côte, parfaite pour se blottir l'un contre l'autre. Évidemment, ça n'a pas manqué. Son oncle, un type baraqué avec une barbe grisonnante et un rire tonitruant, nous a regardés avec un sourire moqueur.

« Profitez-en maintenant, les tourtereaux », a-t-il lancé en levant sa bière. « Dans trente ans, vous serez à l'opposé l'un de l'autre. Lui sur son fauteuil, toi sur le tien, chacun avec sa télécommande et ses problèmes de dos. »

Tout le monde a éclaté de rire. Même sa femme, assise à côté de lui, qui lui a donné une tape sur le bras en rigolant.

« N'écoute pas ce vieux con, Stella. Il dit ça, mais regarde-nous. Ça fait quarante ans qu'on est mariés et on se supporte encore. »

« Parce que t'as pas le choix ! » a-t-il répliqué.

Nouveaux éclats de rire. Moi, je souriais, blottie contre Kyle, sa main posée sur ma cuisse, mon épaule contre la sienne. Et je regardais autour de moi. Tous ces couples. Tous ces visages qui rayonnaient dans la lueur des flammes.

Ses parents, mariés depuis des décennies, assis l'un à côté de l'autre, son père qui tendait une tasse de café à sa mère avant même qu'elle ne la demande. Ses frères et sœurs, avec leurs conjoints, qui se lançaient des regards complices. Tout le monde semblait si stable. Si solide. Si bienveillant. Ça m'inspirait confiance. Ça me donnait envie d'y croire. Pour nous. Pour notre avenir.

Le feu crépitait. Les enfants couraient autour du cercle en criant, poursuivis par les chiens qui aboyaient joyeusement. L'odeur de la viande grillée flottait dans l'air. Quelqu'un avait sorti une guitare. Quelqu'un d'autre racontait une histoire de pêche complètement exagérée qui faisait hurler de rire tout le monde, une fois de plus. Et moi, j'étais là, heureuse. Je me sentais tellement bien. Apaisée.

J'avais enfin trouvé ma place.

DEUXIÈME JOUR : L'AVENTURE — 2 jours avant l'impact

Le lendemain, on s'est levés avec le soleil. L'air était frais, presque froid, mais le ciel était d'un bleu parfait, sans un nuage. On a pris le petit-déjeuner tous ensemble : des œufs brouillés cuits à la poêle sur le réchaud à gaz, du bacon croustillant, des toasts beurrés, et du café fort qui sentait la joie de vivre des week-ends en famille. Les enfants mangeaient en se chamaillant, les adultes discutaient tranquillement, et moi, j'étais assise à côté de Kyle, ma tasse de café entre les mains, à regarder cette scène digne d'une pub pour margarine.

Après le petit-déj, on a chargé plusieurs 4x4 et on est partis explorer. Direction les *blowholes*. Ces formations rocheuses incroyables où l'eau de mer se propulse à travers des trous dans la roche comme des geysers. À chaque vague qui s'écrasait, un jet d'eau jaillissait dans les airs avec un bruit assourdissant. Les enfants hurlaient de joie. Moi aussi.

À chaque vague violente qui ressortait par ce trou, mon cœur faisait un bond. Impossible de prendre une photo qui ne soit pas floue ! On était trempés par les embruns, le sel collait à notre peau, et on riait comme des gamins.

Puis on a roulé dans les dunes. Kyle en tête de file, moi côté passager, les mains accrochées à la poignée au-dessus de la portière comme si on allait se retourner d'une minute à l'autre. Les 4x4 montaient et descendaient les pentes de sable comme des montagnes russes naturelles. Mon ventre se soulevait à chaque descente, mon cœur s'emballait, et je criais tout à la fois d'exultation et de terreur.

« Yihhaa ! »

Kyle était concentré, ses mains accrochaient fermement le volant. Derrière nous, les autres 4x4 suivaient, klaxonnant, tout le monde braillant, aussi excité que nous.

On s'est arrêtés en haut d'une dune immense. De là, on voyait tout. L'océan qui s'étendait à l'infini, une baleine qui sautait hors de l'eau au loin, les dunes qui ondulaient comme un désert doré. En bas, la silhouette d'un vieux bateau échoué, rouillé, abandonné depuis des décennies. Un *shipwreck*. Une carcasse fantôme plantée dans le sable comme une sculpture oubliée par le temps.

On est descendus explorer. Les enfants couraient autour, escaladaient les flancs rouillés, criaient : « Je suis un pirate ! » pendant que les adultes prenaient des photos. Moi, je touchais la coque du bateau, froide, rugueuse, et je me demandais combien de tempêtes il avait vues avant de finir là, seul, sur cette plage déserte.

Plus loin, on a croisé des brebis, en plein milieu du bush, à deux pas de la plage. Évidemment, Kyle et ses cousins ont décidé de les poursuivre. Pas pour les attraper, juste pour rire. Les brebis détalaient dans tous les sens, ce qui faisait aboyer toute la meute de chiens qui nous accompagnait. C'était ridicule. C'était magique.

Le soir, on est rentrés épuisés, couverts de sable, de sel, de poussière. On a fait griller des saucisses sur le feu de camp. Bu des bières. Ri encore. Et je me suis couchée dans notre swag, collée contre lui, à écouter le bruit des vagues au loin. Je me suis endormie en souriant. Parce que tout était si parfait.

TROISIÈME JOUR : LE REPÉRAGE — 1 jour avant l'impact

Le troisième jour, on est partis en repérage, juste lui et moi, vers ce spot de plongée au pied des falaises. On voulait vérifier que le chemin était praticable pour tout le monde. Les dunes étaient immenses. Vertigineuses. À certains moments, j'avais l'impression qu'on allait basculer en arrière tellement la pente était raide. Mais Kyle maîtrisait. Il connaissait sa voiture par cœur.

On est tombés sur une plage secrète, nichée au pied de falaises abruptes, accessible seulement en 4x4 à travers des dunes encore plus hautes, encore plus intimidantes.

« C'est là que je vais aller chercher les homards », avait-il dit avec ce sourire excité, celui qu'il avait toujours quand il parlait de plongée ou de pêche. « L'eau est super claire. Y'a des falaises, des grottes sous-marines. C'est parfait. »

Et quand on est arrivés en haut de la dernière dune, on s'est arrêtés. Devant nous, une crique parfaite. Une plage de sable blanc. Des falaises qui tombaient à pic dans l'eau turquoise. Des vagues qui se brisaient doucement sur le rivage. C'était un endroit merveilleux. Comme sorti d'un rêve.

« Demain, on revient avec tout le monde », dit-il en passant son bras autour de mes épaules. « On va passer la journée ici. Je plonge pour les homards, vous, vous profitez de la plage. »

« Ça va être super », ai-je murmuré, la tête posée contre son épaule.

Et je le pensais vraiment.

TROISIÈME SOIR : LA DOUCEUR — 14 heures avant l'impact

Ce soir-là, autour du feu de camp, l'ambiance était encore plus douce. Les enfants dormaient déjà dans les caravanes. Les adultes discutaient tranquillement, à voix basse, apaisée, bercée par le crépitement des flammes et le bruit lointain des vagues.

Kyle s'est à moitié allongé sur notre chaise double, la tête posée sur mes cuisses. Je caressais ses cheveux noirs, machinalement. Tendrement. Il avait fermé les yeux, détendu, presque endormi.

Son cousin, assis à côté de moi, me regardait avec un sourire bienveillant.

« Tu sais, Stella », dit-il doucement, « ça fait longtemps qu'on ne l'a pas vu comme ça. Aussi posé. Aussi heureux. » Il a bu une gorgée de bière. « On est vraiment contents pour vous deux. »

Mon cœur s'est rempli de joie. De fierté. De cette certitude douce et rassurante que oui, j'étais exactement là où je devais être.

« Moi aussi, je suis heureuse », ai-je répondu en souriant. « On s'est bien trouvés. »

Autour de nous, les conversations continuaient. Quelqu'un racontait une histoire de camping raté. Quelqu'un d'autre parlait de son boulot à la ferme. Les étoiles brillaient dans le ciel noir, comme des diamants jetés sur du velours. Regarder les flammes m'apaisait. Je continuais à caresser les cheveux de Kyle, à sentir son poids contre moi, sa chaleur, sa présence. Je me sentais ancrée. Présente. Dans quelque chose qui ressemblait à la vie que j'avais toujours imaginée.

J'étais au bout du monde, sans ma famille biologique. Mais celle-ci était en train de devenir la mienne.

QUATRIÈME JOUR : LE MATIN PARFAIT — 1 heure avant l'impact

Le lendemain matin, on s'est levés tôt. Le soleil était déjà haut, mais l'air était encore frais. On a chargé les 4x4. Direction la crique secrète. Toute la famille nous a suivis. Les enfants étaient surexcités. Les adultes aussi, d'ailleurs.

On a dévalé les dunes encore une fois, les moteurs rugissants, le sable volant partout. Et quand on est arrivés, tout le monde a poussé des « Waouh ! » en chœur. Parce que oui, cet endroit était magique.

Les caravanes n'étaient pas là, mais on avait apporté des glacières, des chaises, des parasols. On a installé un petit campement de fortune sur la plage. Les enfants ont couru vers l'eau. Les adultes ont sorti les bières. Le soleil tapait fort, mais la brise marine rafraîchissait tout. L'odeur du sel, du sable chaud, de la crème solaire sur nos peaux dorées. Le bruit des vagues, des rires, des cris joyeux des neveux et nièces qui sautaient dans l'eau.

Kyle a enfilé sa combinaison de plongée. Noire, moulante, avec des renforts aux genoux et aux coudes. Il a attaché sa bouteille de plongée dans son dos, vérifié son harpon, ajusté son masque.

« Je reviens avec le déjeuner », a-t-il lancé avec un clin d'œil.

Tout le monde le croyait sur parole. « Rapporte-nous du homard, champion ! » a crié son oncle.

Même avec cette combinaison noire immonde, qu'est-ce qu'il était sexy !

Puis il a marché vers l'eau, est entré lentement, les vagues se brisant contre ses cuisses, puis sa taille, puis ses épaules. Et finalement, il a plongé. Disparu sous la surface. Parti chercher nos homards dans les eaux agitées au pied des falaises.

C'est dingue comme tu peux avoir peur de perdre quelqu'un quand tu aimes à ce point. Je savais qu'il avait fait ça des centaines de fois, mais j'avais l'estomac qui grognait, de peur que l'océan me le vole et le garde pour lui.

Je suis restée sur la plage. Entourée de sa famille. Entourée de rires, de conversations, de cette chaleur humaine qui te fait sentir que tu appartiens à quelque chose de plus grand que toi.

Tout était si parfait. Je me noyais dans l'illusion que rien ne pouvait m'arriver.

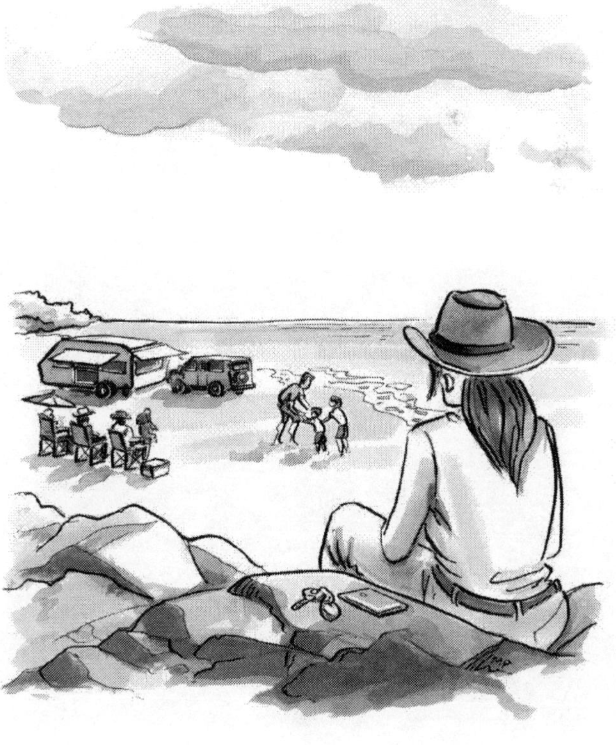

Je voulais prendre une photo et immortaliser ce moment. Ou mieux, filmer Kyle qui ressort de l'eau avec son harpon et ses homards, triomphant, comme un guerrier des mers. Ça ferait une vidéo souvenir géniale !

Alors je suis retournée vers le 4x4. J'ai ouvert la portière. Cherché mon téléphone dans la console centrale.

Et c'est là que sur le siège conducteur, l'écran de son téléphone s'est allumé.

Une notification. Un texto. Le texte s'affiche.

Mais... pourquoi elle lui envoie ça ?

Et puis... tout a basculé.

Partie 4

Quand la vague frappe

Face au Tsunami : Impact imminent

L'instant d'avant, tout semblait normal.

Le soleil jouait avec les reflets de l'océan, le sable chaud se faufilait sous mes orteils. Debout sur les rochers rouges. Pieds nus. Face à l'océan Indien.

Soudain, quelque chose s'est fissuré. Un craquement minuscule, mais assez puissant pour faire vibrer tout l'horizon, comme deux plaques tectoniques qui se décrocheraient sous tes pieds. Le genre de bruit que personne n'entend... sauf celle dont la vie s'apprête à exploser.

C'est là qu'il est arrivé.

Comme si l'univers, d'un coup, retenait son souffle avant de m'annoncer l'irréparable. Un frisson venu de loin, de très loin, qui murmurait :« Prépare-toi. Rien ne sera plus comme avant. »

Puis l'air a changé. Pas un vent, pas un bruit. Juste cette sensation brutale et instinctive que quelque chose d'immense se lève derrière toi. Une force que tu ne peux ni voir ni fuir.

Une vague de retour à la réalité qui engloutit les rêves et déconstruit les illusions.

Elle est là. Elle me traverse.

Trois, deux, un. Noir complet.

L'impact est si intense que tes jambes se dérobent sous toi en une fraction de seconde. Ton monde entier s'écroule. Lorsque cette masse d'eau te percute, elle ne se contente pas de te blesser : elle te renverse. Tu deviens un corps sans vie, broyé sous un rouleau géant qui t'aspire vers les profondeurs les plus sombres.

Ce geste si simple, si débile... ce qui n'aurait dû être qu'un coup d'œil rapide à cet écran de téléphone, est devenu la secousse sismique qui a transformé cette vie idyllique en cauchemar sans fin. La notification a surgi, me laissant apercevoir un semblant de texte. Avant même de lire l'historique de la conversation, quelque chose dans mon ventre s'est contracté.

Mes yeux ont accroché des mots qui n'avaient rien à faire là. Des phrases qui portaient des sous-entendus. Pas ceux de notre histoire. Les messages étaient assez clairs pour qu'il n'y ait pas de malentendu : il y en avait une autre.

Lorsque tu prends conscience que ton idylle n'est plus ce que tu croyais, la réalité te flanque au sol comme une vague géante qui s'abat sur toi. Elle est encore plus destructrice lorsque ta vie entière tourne en orbite autour de l'objet de désillusion.

Sous l'eau, la lumière s'est transformée en un souvenir lointain, un mince halo saturé de sable en suspension. Mon corps valsait dans le noir, complètement désarticulé, incapable de retrouver sa verticalité. Plus tu te débats, plus tu t'enfonces.

Dans ce grand silence, je me raccrochai à un tout petit instinct : observer la faible lueur venue de la surface, là où l'air existait encore. Je tournai la tête, sondai ce halo vacillant. Mais à chaque fois que je tendais la main pour m'échapper de ce tourbillon qui me plaquait de toute sa puissance, la vague me replongeait dans les abîmes, m'obligeant à tout lâcher.

J'appris qu'à ce stade, il ne restait plus que l'attente. Il était impératif de cesser de se battre. J'abandonnais mon corps aux forces extérieures, qui faisaient ce qu'elles voulaient de moi. Attendant que la traction qui me tire vers le bas s'apaise, laissant mes bras ballants flotter. Attendant que le flux ralentisse. Espérant qu'un fragment d'air parvienne jusqu'à moi pour me ramener à la vie.

Si seulement j'avais eu ma bouée... Regagner la surface ne m'aurait pas pris plus de quelques instants. Au pire, j'aurais juste bu la tasse. Cette bouée, qui représente tout ce que je suis, m'aurait certainement sauvée.

Je l'avais abandonnée depuis plusieurs mois.

Sans elle, la vague m'a rappelé que j'avais perdu mon socle.

Sans lui, je ne savais plus qui j'étais.

Et un... et deux... et trois... et quatre...

Mes paumes s'enfoncent dans son sternum, mes bras tendus comme des pistons. Le bruit sourd des compressions résonne dans mes oreilles, plus fort que les voix autour. La peau est moite, déjà froide. La sueur coule le long de mes tempes, se mélange à l'odeur métallique du sang et du gel désinfectant.

Si vous êtes dans le milieu du soin, il y a un moment auquel on ne vous a jamais préparé. Un moment qui vous secouera à jamais. Celui-là.

Je m'efforce de ne pas regarder son visage. Si je la regarde, elle redevient une femme. Une mère. Une tante. Peut-être la voisine qui souriait encore hier. Alors je me concentre sur la mécanique : une cage thoracique, quatre chambres cardiaques à compresser, un flux à maintenir. Ni plus ni moins. Une pompe humaine que je remplace, pour que l'oxygène continue de courir dans ses veines et alimente ses organes.

Autour de moi, l'équipe s'agite. Les pas claquent, les ordres fusent. « Cinq d'adrénaline. » Le bruit du chariot métallique, le bip du scope qui hésite, puis s'aplatit. Le tracé ressemble à la démarche d'un ivrogne titubant de trottoir en trottoir... avant de s'effondrer en une ligne plate.

« Merde, on la perd. »

« Et là ? Toujours rien ? »

Le temps se dilate. La scène passe au ralenti. Je suis à genoux sur le lit, le monde réduit à ce thorax qui s'enfonce et se relève sous mes mains. Le silence est tendu comme un fil qu'on n'ose pas briser. On ressent presque le poids des espoirs suspendus dans la pièce.

Six minutes qui paraissent plusieurs heures. Les chances sont infimes. Voilà l'acceptation. Ce silence. Cette résignation. Ce constat. On cesse de se battre.

Et puis... un bip. Un seul. Fragile. Puis un deuxième. Puis la courbe, hésitante, reprend vie. Le souffle revient dans la pièce. Voilà la réouverture. La vie, qu'on croyait partie pour toujours, se glisse à nouveau comme une invitation à recommencer. La lumière qui revient dans le noir. L'espoir dans le chaos. Un courant électrique à travers ce corps. Un battement qui reprend au milieu du silence.

La vie plus forte que la vague

Dans le noir des profondeurs, engloutie par cette vague géante, suspendue entre deux mondes, j'ai senti ce battement de survie, cet instinct de *warrior* hésiter. Comme si capituler, submergée de tristesse, était plus simple que d'affronter cette nouvelle réalité.

Comment une douleur émotionnelle pouvait faire aussi mal ? Je me suis demandé si on pouvait vraiment mourir d'un cœur brisé. Si c'était ça, la fin : un silence, un abandon, un dernier souffle qui s'échappe… avant de laisser tout s'éteindre. Et s'y résigner.

Et puis, quelque chose en moi a refusé. Un sursaut. Un choc sourd dans ma poitrine, comme un poing qui frappe de l'intérieur.

Bam.

Un bip a traversé le noir. Un seul. Fragile et éphémère, mais suffisant pour me ramener. Pour me rappeler que je n'étais pas encore partie. Que j'avais de quoi me battre. Revenir à la vie. Affronter ces difficultés et y faire face. Comme une guerrière.

Toi aussi, tu as été brisée, engloutie, balayée par des vagues qui voulaient t'éteindre. Mais quelque chose en toi a tenu bon — cette force ancienne, indomptable — parce que tu es née *warrior*. Et même sans bouée, tu sais comment remonter à la surface.

Lorsque je pense à tous ces patients qui ont miraculeusement survécu, je me dis que parfois, il suffit juste d'un battement. Un seul. Un tout petit espoir. Pour que tout recommence à pousser. Pour que la vie reprenne tout son sens. Et pour que toi aussi, tu puisses te relever de ton moment de désespoir et de souffrance.

L'instant d'après

Je ne sais pas comment je suis remontée. Ni quand. Ni même pourquoi. Mais j'ai survécu. Pas triomphante. Pas glorieuse. Juste vivante. Sacrément chamboulée, déboussolée. Le cœur en miettes. Mais en vie.

Parce que voilà ce qu'on ne vous dit jamais : il existe des tsunamis invisibles. Ceux qui ne font pas de bruit. Ceux qui ne détruisent pas des villes. Ceux qui ne tuent personne physiquement. Mais qui anéantissent des espoirs de futur en quelques secondes.

Je voulais juste prendre une *putain* de photo. Tu sais, une belle photo de vacances, celle qu'on met dans un cadre dans la salle à manger et dont on parle encore des années plus tard autour d'un dîner en famille.

Il y avait cette sidération froide : la conscience que ce que je lisais ne pouvait pas coexister avec ce que je vivais. Et pourtant, c'était là, noir sur blanc, sur cet écran que je tenais dans la main. J'ai remonté des mois de conversations.

Chaque mot accélérait mon rythme cardiaque et je sentais cette fissure à l'intérieur de moi s'agrandir. À chaque ligne, chaque photo, chaque emoji, je sentais l'air changer autour de moi, comme si l'espace rétrécissait. La vue spectaculaire que les dunes offraient venait de rétrécir à une chambre minuscule sans fenêtre. Je suffoquais.

Avez-vous déjà senti le sol se dérober sous vos pieds, comme si la vie que vous viviez n'était plus la vôtre ? C'est comme ça qu'un tsunami arrive. Pas progressivement. Pas avec des signes avant-coureurs. Non. Ça tombe comme une faux qui tranche l'histoire en plein mouvement.

Tu es debout. Pieds nus. Face à l'océan. Et l'instant d'après, tes jambes se dérobent. Tu deviens un corps sans vie. Le monde n'est plus le même. Tu comprends que toi aussi, tu ne seras plus jamais la même.

Je me revois reposer le téléphone sur l'accoudoir central de la voiture, espérant de toutes mes forces que j'allais simplement me réveiller. Mais rien ne semblait vouloir changer. Je ne savais pas comment réagir. Je ne savais plus quoi penser. Et encore moins comment me comporter.

Je ne voulais pas faire de scandale devant un public qui aurait de toute façon sûrement pris parti pour l'accusé. Et en plus, je n'arrivais pas à réaliser complètement. Alors je me suis assise sur la serviette de plage... les bras entourant mes genoux, et je me suis murée dans le silence...

Pourtant, dans ma tête, mes pensées faisaient plus de bruit que la veille d'un référendum à l'Assemblée nationale. Et si je me trompais ? Non, c'était impossible. J'avais reconnu son nom. Les dates ne mentaient pas. Hier j'organisais encore un éventuel futur congé maternité avec sa mère et ses sœurs, quand lui jouait sur deux tableaux avec son ex. Celle qui l'a quitté il y a des mois ? Non, ce n'est pas possible.

Les idées tournaient en boucle dans ma tête et accéléraient comme pour créer un million de scénarios différents. Certains confirmaient mon premier ressenti. D'autres tentaient de défaire mes interprétations.

Les heures qui ont suivi, j'ai fonctionné comme j'ai pu. J'ai souri au bon moment et j'ai pris part aux échanges, mais c'était comme si je retenais un barrage prêt à céder avec mes seules mains. L'eau était déjà passée de l'autre côté. Mon monde entier était au bord de l'implosion.

Il ressort de l'eau — 45 minutes après l'impact

Les cris des enfants m'ont arrachée à mes pensées.

« Il revient ! Il a chopé quelque chose ! »

Ils se sont tous dirigés vers le bord de l'eau. Tout le monde s'est précipité impatient de découvrir le butin du jour.

Et lui, le guerrier des mers. Il est sorti de l'océan comme si Poséidon lui-même l'avait expulsé pour excès de *sex-appeal*. Combinaison noire luisante d'eau salée. Cheveux plaqués en arrière façon pub L'Oréal, « édition pêche sous-marine ». Harpon dans une main. Filet dans l'autre. Sourire triomphant.

Il a tendu son bras victorieusement : deux gros homards rouges se débattaient dans le filet. Tout le monde a applaudi. Le héros ramenait de quoi nourrir sa tribu !

« T'es un putain de dieu, mec ! »

« On va se régaler ce soir ! »

Son oncle l'a serré dans ses bras. Ses cousins lui ont tapé dans le dos. Les enfants sautillaient autour de lui en criant : « On va manger du homard ! On va manger du homard ! »

Et moi. J'étais là. Debout. À quelques mètres. Le cœur en charpie. Le cerveau en mode écran bleu. J'ai souri. J'ai applaudi. J'ai dit : « Bravo, *babe.* » Ma voix sonnait faux. Même à mes propres oreilles. Tu l'as peut-être vécu : la scène semble se dérouler au ralenti. Les sons s'étirent. Les gestes autour de toi deviennent lourds, presque visqueux. Tu as l'impression d'être coincée dans un film en mode « *slow motion* ».

La Neuro s'amuse — Mission « slow-mo' de l'extrême »

Dans ton navire intérieur, chacun est convaincu que le temps s'est mis en mode ralenti. En réalité, c'est juste l'équipage qui a appuyé sur avance rapide… mais personne n'est d'accord sur la vitesse. Le bateau penche dangereusement, le mât est sur le point de se briser, les barils de rhum se balancent à bâbord… tout ralentit, et pourtant…

Le Capitaine - Cortex préfrontal : « OK, on reste calme, on analyse… » clic clic clic clic… il prend 800 photos mentales par seconde, mais oublie où il range les pellicules.

La Vigie - Amygdale : perchée dans son nid-de-pie, elle hurle : « Danger ! » pour changer un peu…

La Bibliothécaire - Hippocampe : elle note tout… mais sur des post-it qui s'envolent. Résultat : tu te retrouves avec un souvenir de parfum de croissant mélangé à l'image d'un pneu en regardant les homards.

Le Mécano - Tronc cérébral : il pédale comme un fou pour maintenir la machine en marche, mais il a branché le moteur sur le mode « mixeur » : ça tourne vite, mais ça éclabousse partout.

Le Maître de cérémonie - Cortex orbitofrontal : il commente la scène comme un match de foot au ralenti : « Oooooh… et là, mesdames et messieurs, elle lève la main… ça va être historique… »

C'est un mécanisme de survie : plus il engrange de données, plus il espère comprendre ce qui est en train d'arriver… et comment t'en protéger. Quand l'intérieur s'affole, l'extérieur se met en apesanteur.

Kyle s'est approché de moi, brandissant son filet. M'a embrassée. Ses lèvres froides. Le goût du sel.

« Tu as vu ça ? Ils sont énormes ces homards ! »

« Oui. Magnifique. »

Ma voix était étrange. Je suffoquais. Mais personne n'a rien remarqué. Parce que tout le monde était trop occupé à fêter le mâle alpha. Le chasseur. Le mec qui rapportait la bouffe.

Pendant que moi, je me noyais en souriant poliment.

Sur le pont de la neuro s'agite : c'était le chaos total.

La Vigie hurlait : « Alerte ! Il joue la comédie ! Regarde-le ! Tout est faux en lui ! »

Le Capitaine tentait de garder la barre : « Calme. On reste calme. On ne fait pas de scène devant tout le monde. »

La Bibliothécaire feuilletait frénétiquement : « Souvenir : tous les moments où il a menti. Tous. Je les archive. En rouge. En gras. Il va me falloir quinze étagères supplémentaires ! »

Le Moussaillon, lui, était tétanisé : « On fait quoi ?! J'ai envie de pleurer ! »

Mais mon visage ? Mon visage souriait. Parce que c'est ce que j'avais appris à faire. Sourire quand ça brûle.

Il a commencé à marcher vers le 4x4, les homards se débattant encore dans le filet comme s'ils contestaient leur destin. Je l'ai suivi mécaniquement. On s'éloignait du groupe, des cris, des enfants qui retournaient construire des châteaux de sable comme si la vie était simple.

Et soudain, on n'était plus que deux, enfin presque. Lui et ses crustacés. Moi et mon tsunami intérieur. Il a ouvert la glacière. J'ai entendu le clac du couvercle. Et là... le silence. Le vrai. Le genre de silence où tu entends ton âme faire ses valises.

Je me suis retrouvée à flotter au-dessus de mon propre corps. Comme si j'étais en train d'observer une scène de reconstitution criminelle. Je me disais : *Bon... c'est maintenant. Tu peux lui demander. Tu peux le piéger.*

J'étais persuadée que si je le prenais par surprise, là, entre deux homards encore vivants, je pourrais lire la vérité dans ses yeux. Le micro-tremblement. La pupille qui fuit. Le clignement suspect. Le « je suis foutu » silencieux.

Mais en même temps... si c'était vrai ? Si je déclenchais la bombe maintenant ? On était à trois heures de la ville la plus proche. Au milieu des dunes. Avec toute sa famille. Et zéro échappatoire.

Qu'est-ce que j'allais faire ? Attraper mon sac et dire : « Bon bah salut, je vais prendre le bus. » Quel bus ? Le bus des mirages ? Le bus des illusions perdues ? Le bus des bouffonnes qui se sont foutues dans des situations mythiques de merde ?

Non. J'étais coincée. Coincée dans un épisode de *Survivor* que je n'avais pas signé. Coincée dans un huis clos émotionnel avec un mec qui sentait encore l'océan et le mensonge. Coincée dans mon propre corps, qui venait de se prendre un tsunami et qui essayait de faire semblant d'être en vacances.

Je me faisais un monologue de l'extrême dans ma tête. Un débat interne digne d'un comité de crise de l'ONU. « Tu lui demandes ? » « Non. » « Si. » « Non. » « Mais si tu ne demandes pas, tu vas mourir ! » « Oui, mais si je demande maintenant, c'est rendre tout ça réel et mourir quand même. »

Et puis... rien. Je n'ai rien dit. Parce que ce n'était pas le bon endroit. Pas le bon moment. Pas la version de moi avec assez de courage. Et surtout : parce que je venais de me prendre une vague de 30 mètres en pleine face. J'avais mal.

De toute manière, je savais déjà ce qu'il s'était passé. Enfin... je crois ? C'était réel ? J'avais besoin de l'entendre, comme si un dernier coup de poignard allait rendre toute cette scène ancrée dans le présent.

Paradoxalement, je mourais d'envie qu'il me rassure. Que ce soit du passé. Que j'étais la seule qui comptait. J'avais besoin qu'il me regarde comme avant. Qu'il me prenne dans ses bras. Qu'il me dise un truc stupide, un truc tendre, un truc qui recolle les morceaux. J'espérais qu'il me sauve de ce que je savais déjà.

J'avais besoin d'un mensonge doux. D'un pansement verbal. D'un : « Ma chérie, tu te fais des idées. » D'un : « Je n'aime que toi. » J'avais besoin de voir dans ses yeux un truc. N'importe quoi. Un regret. Un tremblement. Une fissure. Une preuve que j'existais encore quelque part dans son monde.

Mais il n'y avait que le bruit de la glacière qui se refermait. Sec. Net. Comme une porte qu'on claque sur une vérité trop lourde.

Il a essuyé ses mains mouillées sur la serviette qu'il venait d'attraper, a pris une grande inspiration, et m'a lancé — avec la légèreté d'un mec qui n'a rien à se reprocher :

« Alors... tu as pris quelques photos ? »

Coupure générale — quand penser devient impossible

Au moment du choc, il se passe quelque chose d'aussi déroutant que frustrant : les mots s'évaporent, les pensées s'emmêlent et ce qui te paraissait évident cinq minutes plus tôt devient inaccessible. Tu *bugs*. Tout se met en veille. Pourquoi ? Parce qu'en pleine tempête émotionnelle, la priorité absolue n'est plus d'analyser ou de raisonner... mais de réagir pour survivre.

La Neuro s'éteint — Mission « quartier général dans le noir »

Sur ton navire intérieur, tout allait bien... jusqu'à ce que la tempête frappe et que le Capitaine (cortex préfrontal) décide de couper le courant dans la salle de commandement.

Le Capitaine : « On éteint tout ! On a un court-circuit a bord, je coupe l'alimentation avant que ça prenne feu ! » Il range ses cartes et s'assoit dans un coin, sous la table, en attendant que ça passe.

Le Stratège : « Je suis d'accord ! On laisse le terrain aux équipes d'intervention rapide. »

La Vigie : elle prend le commandement, hurle à chaque vague : « C'est quoi, ça ? C'est un autre tsunami qui arrive ? Oui ? Non ? Peut-être... alerte générale ! »

L'Hypothalamus (le chef des urgences) : il court partout avec un mégaphone : « Tout le monde sur le pont ! Vitesse maximale enclenchée ! Plus vite ! »

L'adrénaline et le cortisol sont au garde-à-vous.

Le Mécano : il met les moteurs en mode survie. Cœur à fond, muscles gonflés, respiration en mode « course de 100 m »... ou, selon l'ordre du chef, en mode « statue de sel ».

L'Équipe d'intervention rapide (système nerveux autonome). Imagine un commando survolté, mais version navire en panique : ils débarquent sur le pont en glissant sur les cordages et hurlent des ordres contradictoires : « Courez ! »/« Cachez-vous ! »/« Faites les deux ! »

L'un distribue des shots d'adrénaline comme si c'était l'Happy Hour, pendant qu'un autre gonfle les gilets de sauvetage... à l'hélium, « pour aller plus vite ».

Pendant ce temps, le reste de l'équipage se demande pourquoi la salle de commandement est plongée dans le noir et pourquoi personne ne prend de notes.

Voilà pourquoi tu te déconnectes. Ce n'est pas le moment de tenir un conseil stratégique : il faut sauver ta peau d'abord, réfléchir ensuite.

Tous les membres de l'équipage sacrifient la finesse pour gagner en vitesse. Mieux vaut, pour eux, une réaction imparfaite en une fraction de seconde qu'une brillante analyse arrivée trop tard.

Le problème, c'est qu'après coup, cette mise en veille laisse des traces : un trou noir dans la pensée, le souvenir amer de n'avoir pas su quoi dire ou faire, et parfois la honte de « ne pas avoir réagi comme il fallait ». Mais cette honte est infondée.

Car ce n'était pas une défaillance. Ce n'est pas que tu as « perdu tes moyens » : c'est juste que ton navire a basculé en mode sauver la coque d'abord, écrire le journal de bord ensuite.

Revenir sur les décombres

La rivière coulait doucement, comme si elle savait qu'on approchait d'un endroit où il fallait ralentir. L'eau se troubla, le courant devint froid. Et puis, au détour d'un méandre, la scène est apparue. Là où le tsunami était passé, il ne restait plus rien qu'un champ de débris. Pas des ruines spectaculaires. Non. Des morceaux de vie. Des fragments du monde d'avant.

Je me suis arrêtée. Pas parce que j'avais envie de comprendre, mais parce que je n'arrivais toujours pas à croire que tout ça m'était réellement arrivé. Alors j'ai regardé les objets, un par un, comme si les fixer pouvait me ramener dans la réalité, comme si les nommer pouvait donner du sens à une scène que j'aurais préféré imaginer.

Il y avait une chaussure abandonnée (grande taille, teinte « marron hésitant entre le vomi et le café glacé »), un mug ébréché « *Live, Laugh, Love*[16] » (ironie : il n'a pas survécu à la vague), trois carnets imbibés, dont un intitulé « Grands Projets »... partis en mer sans toi, une bougie

---

[16] Live, Laugh, Love : Vis, Ris, Aime : formule magique censée résoudre tous les problèmes… sauf les vrais.

« vanille-coco » devenue « poisson fumé », et... un soutien-gorge à paillettes. Oui, à paillettes. Peut-être déjà recyclé par un crabe qui organise des soirées disco sous-marines.

Je suis restée là, debout au milieu de mes propres restes. Pas pour trier. Pas pour reconstruire. Juste pour constater.

Parce qu'après un tsunami, il y a deux types de survivantes : celles qui tentent de réparer chaque planche, chaque corde, comme si elles allaient reconstruire un paquebot avec trois clous rouillés et un chewing-gum mâché, et puis toi. Toi qui observes le chaos en silence, en te disant : *Bon... on laisse tout ça derrière nous et on avance*. Parce que tu sais que la seule chose qui compte, c'est d'être encore en vie.

C'est ce que font les survivants.

Alors tu vois, la seule chose qui comptait vraiment au milieu de ces décombres, c'était ma bouée. Que j'avais laissée traîner quelque part, prendre la poussière et disparaître pour me dissoudre dans la vie d'un autre.

La rivière a repris son cours. Les débris se sont éloignés derrière nous, comme un décor qu'on ne visitera plus.

On avance. Même si on ne sait pas encore où l'on va.

LE WEEK-END CONTINUE COMME SI DE RIEN N'ÉTAIT – 6 heures après l'impact

On a quitté cette plage secrète en fin d'après-midi. Les 4x4 en file indienne. Les dunes avalées dans l'autre sens. Le soleil qui commençait à descendre. La lumière se tamisait.

Moi, j'étais assise côté passager. Silencieuse. Kyle conduisait. Une main sur le volant. L'autre sur ma cuisse. Comme d'habitude. Comme si tout était normal. Comme si nous rentrions tous les deux en vie.

Je regardais par la fenêtre. Le paysage défilait. Mais je ne voyais rien.

Et là, comme un flash, les textos ont recommencé à défiler dans ma tête. Pas des textos mignons. Pas des « bonne nuit, *babe* ». Non. Les vrais. Les crus. Les indigestes. Ceux que la Bibliothécaire n'a pas manqué d'écrire en majuscules rouges et de surligner en jaune. Le genre qui te hante non-stop et revient en flash-back comme un stroboscope en pleine nuit.

« Petit malin... la manière dont tu t'es invité en moi hier soir sans capote. »

Oh merde. Pourvu qu'il ne m'ait rien refilé. Daté… deux jours avant notre crémaillère. Dans notre nouvelle maison. Avec cette deuxième chambre que nous avions prévu de remplir dans un futur proche. J'ai senti mon estomac se retourner.

« J'ai adoré nos galipettes hier soir, vivement les prochaines »

La veille de son départ pour me rejoindre aux Philippines, où j'étais déjà depuis quelques jours pour le mariage d'un ami. Il m'a rejoint après une semaine car je lui manquais trop. Tu parles… Nos toutes premières vacances en amoureux. Je lui avais sauté dans les bras à l'aéroport comme une héroïne de comédie romantique. La veille… il était avec elle.

Et après ces vacances, il avait dû repartir plus tôt que moi — boulot oblige — pendant que je restais encore quelques jours aux Philippines. Sur le chemin du retour, il avait une escale à Bali. C'est là qu'il m'avait écrit : « Dis-moi ce que tu veux, je t'achète un cadeau à l'aéroport. » Un message qu'il avait envoyé à elle aussi, exactement le même, comme si on faisait partie du même pack promo. Un assortiment de cosmétiques pour moi et un parfum pour elle.

La toute première fois où j'avais pleuré en le laissant repartir prendre son avion. La première fois où j'avais senti ce manque qui tord les tripes. Pendant que moi, je pataugeais dans la romance éternelle, lui faisait du *duty free* émotionnel avec une autre.

Chaque bruit, chaque mot, chaque vibration du 4x4… tout me renvoyait ces images. J'étais bloquée dessus en boucle.

Mémoire sensorielle traumatique

Un traumatisme, ça ne s'enregistre pas comme une histoire. Ça s'imprime dans les sens. Ton cerveau, débordé, n'a pas le temps d'écrire un chapitre : il prend une photo, un son, une odeur, et il balance tout ça dans la boîte « urgence » associée à cette scène.

Plus tard, il suffit d'une lumière, d'un parfum, d'un bruit… et le passé revient en plein présent. Pas comme un souvenir, mais comme une réapparition qui accapare chacun de tes sens. Ton corps passe à nouveau en mode survie, avec tous les symptômes physiques que tu connais déjà.

La Neuro s'affole — mission « flash-back à bâbord ! »

Sur ton navire intérieur, tout le monde est censé ranger les souvenirs bien au sec dans la bibliothèque centrale… sauf que certains morceaux ont été stockés à la va-vite dans la cale sensorielle, là où ça sent le poisson et l'huile de moteur. Résultat : ils ressortent n'importe quand, sans prévenir.

La Bibliothécaire - Hippocampe : « Euh… ce souvenir n'est pas dans mes archives, demandez à la cale ! » Puis elle ressort des documents en désordre.

La Vigie - Amygdale : aperçoit une lumière dorée et déclenche la sirène d'urgence… pour un coucher de soleil parfaitement inoffensif.

Le Mécano - Système nerveux : dès qu'un de ces signaux arrive, il enclenche le mode « alerte rouge » : cœur à fond, muscles tendus, respiration bloquée… alors qu'il n'y a aucun danger.

Ton navire n'est pas fou. Il est juste équipé d'un système d'alarme sensoriel ultra réactif… et un peu dramatique.

Avec le temps, on peut lui apprendre à distinguer un vrai iceberg d'un glaçon dans ton verre.

Mais là, la Bibliothécaire était repartie de plus belle, cherchant frénétiquement dans tous ses classeurs, envoyant des dizaines de pages illustrant la scène traumatique dans les airs.

En vingt minutes à peine, j'avais remonté des mois d'échanges. Des semaines entières. Des photos. Des emojis. Des sous-entendus. Des nuits. Des matins. Des « *miss you* ». Des « *can't wait* ». Des « *last night was amazing* ».[17]

Il y avait même des photos de cette semaine aux Abrolhos Islands. Cette semaine où moi, j'essayais de faire bonne impression auprès de ses amis. Où je riais à leurs blagues. Où je parlais cacas moulés et diversification alimentaire.

[17] Formules romantiques standard du kit de séduction australien. À l'écrit, ça sonne mignon. Dans le contexte d'une tromperie, ça devient l'équivalent émotionnel d'un coup de rame sur la tête : simple, direct et livré en anglais pour que ça fasse encore plus mal.

Pendant que lui… il lui envoyait des photos de son sourire ravageur. Sur cette plage — que je reconnais, parce que non seulement c'est moi qui ai pris la photo, mais c'est aussi là où on venait de s'envoyer en l'air deux minutes plus tôt. J'avais probablement encore des grains de sable coincés dans des endroits où le soleil ne brille jamais au moment où il prenait la pose.

Et je me souviens très bien qu'avec le cœur gorgé d'amour, juste après cette magnifique journée de *two-up* où nous avions transformé 200 dollars en 2 600 à coups de baguette magique et de culot, je me disais : *Mais qu'est-ce qu'il est beau. Je suis tellement chanceuse.*

Pendant que moi, je me débattais pour appartenir à son monde… lui en construisait un autre derrière mon dos. Un monde où je n'existais pas. Un monde où j'étais juste… une seconde option. La distraction. La version française rigolote qu'on imite le soir en buvant des bières.

Mais pourquoi se donnait-il autant de mal depuis des mois, alors ? Ça n'avait aucun sens. Aucun. Rien ne collait. On n'était pas dans la même version du récit.

Les mots des textos tournaient en boucle dans ma tête. Comme un marteau. Comme un écho.

Cette fois, c'est sûr, c'est le karma qui me punit pour mon divorce. Je savais que ça allait me retomber dessus.

« Hey. Tu es silencieuse. Ça va ? »

J'ai tourné la tête vers lui. « Ouais. Juste fatiguée. »

« Trop de soleil ? »

« Sûrement. »

Il a souri. M'a serré la cuisse un peu plus fort.

« Ce soir, on fait griller les homards. Ça va être génial. »

« Ouais. »

RETOUR AU CAMPING — 7 heures après l'impact

Sur le navire, la Vigie n'arrêtait pas de hurler : « Dis-lui ! Maintenant ! Confronte-le ! »

Mais le Capitaine tenait bon : « Pas maintenant. Pas dans la voiture. Ni devant tout le monde. On attend. On reste en standby. »

Quand on est arrivés au camping, tout le monde s'est mis en mode préparation festive. Feu de camp rallumé. Tables sorties. Glacières ouvertes. Musique lancée. Les homards nettoyés, coupés, préparés pour le barbecue. Bières qui s'ouvrent. Rires qui fusent. Enfants qui courent.

Mais tout ce que je voulais, c'était être seule avec lui. Pour avoir enfin une réponse.

J'ai attendu. J'ai souri. J'ai bu. J'ai aidé à mettre la table. J'ai bu. Encore.

Les conversations sur la maternité semblaient être dirigées vers la Stella qui venait de se faire éjecter sur Pluton. Mais je parvenais tout de même à régurgiter des réponses : « Oui, on a deux chambres d'enfants de plus dans la nouvelle maison. » Puis, intérieurement : *Ouais, enfin... faut juste que je trouve le nouveau futur père... et la volonté de vivre d'abord.*

C'est sûr, j'aurais mérité un Oscar ce soir-là. Humainement parlant, je ne sais même pas comment c'était possible... Enfin bon, il y a bien des acteurs qui arrivent à pleurer sur commande.

Finalement, faire taire ma Vigie sur commande était possible aussi... sauf que les machines tournaient à plein régime. Le Mécano venait de rebalancer une ration de cortisol.

Les jauges grimpaient dans la zone orange. « Ça va péter ! »

Le Capitaine prend le relais : « Non, on attend son feu vert. Je répète : on attend ! Ne pas exploser dans un environnement non contrôlé. On est en territoire inconnu. Et dans le camp ennemi. »

CONFRONTATION — IL NIE — 9 heures après l'impact

L'occasion est venue après le dîner. Tout le monde était autour du feu. Repus. Détendus. Heureux.

Kyle s'est levé. « Je vais chercher une autre bière. Stella, tu viens m'aider ? » J'ai hoché la tête.

On s'est éloignés vers le 4x4, garé à quelques mètres du cercle de lumière. Là où les ombres avalent les visages. Là où les vérités n'avaient plus d'endroit où se cacher.

Puis il s'est retourné vers moi. Et m'a embrassée. Pas un baiser doux. Tendre. En harmonie complète avec l'ambiance de la soirée, au coin du feu. Ses mains ont glissé dans mes cheveux. Puis sur ma taille. Puis sous ma robe. Il m'a plaquée contre le capot encore tiède du 4x4. Le métal chaud contre mes cuisses. Ses hanches contre les miennes. Son poids qui m'écrasait doucement.

Et merde. Ce mec était bourré aux phéromones. Ce n'était pas possible. Son odeur. Cette odeur qui me faisait perdre la tête depuis le premier jour. Sueur mélangée au sel de l'océan. Sa peau chaude. Sa façon de m'embrasser. Profond. Possessif. Comme s'il me réclamait. Ses mains qui remontaient le long de mes cuisses. Lentement. Trop lentement.

Mon corps répondait. Automatiquement. Il m'obsédait.

Non, Stella, c'est ton navire qui déconne encore : tu as déjà essayé d'éteindre un pétard en soufflant dessus, toi ?

Sur le pont, c'était la Neuro se décompose :

Le Moussaillon explosait de joie : « Ouais ! Des confettis partout ! Il t'aime ! Tu vois ?! »

Ma dopamine inondait tout. Ce shoot chimique. Cette sensation de tout va bien.

Le reste de l'équipage restait immobile. Bouche bée. Impuissant.

Euhhhh, du calme, on est au bord de l'émeute, là.

Le Capitaine, lui, savait. « On va avoir un sérieux problème. »

Parce que c'est ça, le truc. Ton cerveau sait que c'est toxique. Mais ton corps ? Ton corps s'en fout. Il veut sa dose.

Les mains de Kyle glissaient sous mon maillot de bain. Sa bouche dans mon cou. Son souffle chaud contre ma peau.

« Tu es tellement belle », murmurait-il.

Et pendant une seconde, j'ai oublié... J'ai repris une bouffée d'air. J'ai oublié le texto. J'ai oublié Lucy, son ex. J'ai oublié que mon monde était un amas de débris après qu'une vague géantissime avait tout dévasté.

Et c'est exactement ce que je cherchais. Pas l'amour. Mais la preuve que j'existais. Parce que là, contre ce capot, avec ses mains sur moi et sa bouche qui me dévorait... j'étais choisie. J'étais désirée. J'étais sa priorité à cet instant T. J'avais toute son attention.

Un bruit ridicule de hoquet a fait *dong* dans ma tête, un peu comme la cloche qui annonce l'heure du dîner sur le pont du bateau.

Mon cerveau rationnel a refait surface comme sorti d'une hibernation, et le Capitaine a soudainement retrouvé ses esprits. La réalité brutale m'a rattrapée, et sur un ton froid mais assumé, la sentence est tombée :

« Tu as pensé à envoyer une photo des homards à Lucy ? »

Ma voix tremblait un peu. Mais la phrase est sortie. À voix haute. Les mots étaient dans le bon ordre. Oh mon Dieu, victoire.

Vint alors le silence le plus gênant et le plus exaltant de l'histoire de l'humanité. Interrompu par un deuxième bruit de hoquet.

« Hiiip ! Oh pardon. »

Ses mains toujours sur mes hanches. Son corps toujours pressé contre le mien. Lui aussi avait un *bug* central à ce moment-là. J'ai enfoncé le clou d'un sang-froid implacable :

« Non, parce que je suis sûre que ça lui aurait fait mouiller sa petite culotte. Tu aurais pu la sauter directement en rentrant. »

Et là. Son visage. Ce *micro-freeze.* Une seconde. Une seule. Mais assez pour que je voie la vérité passer dans ses yeux comme un éclair. Avant qu'il ne remette son masque.

Il a reculé. Lâché mes hanches.

« Quoi ? »

Sa voix. Faussement surprise. Faussement offensée.

Il était là. Les yeux écarquillés. La bouche ouverte. Enfin, c'était peut-être mon franc-parler mélangé à mon haleine de bière. Je venais de lui répéter la phrase. Un rot m'avait échappé entre les deux.

J'avais trop bu. Mais au moins, être désinhibée m'avait apporté le courage nécessaire pour entamer cette conversation, avec la délicatesse d'un paquebot qui tente de faire un créneau.

Il niait tout en bloc ! Et tant qu'il n'y avait pas de confirmation, mon cerveau restait coincé dans la sidération. Et je gardais espoir. Que quelque part, rien de tout ça ne soit vrai. Même si les chances que ses excuses remettent notre relation sur rails soient aussi fines que les bulles de ma neuvième cannette de bière que je venais d'ouvrir ce soir-là.

Il m'infligeait cette attente forcée, ce supplice de rester figée sur la plage à regarder l'horizon, sachant que la vague avait frappé. J'étais prisonnière d'un récit suspendu, attendant que lui (ou elle) veuille bien m'annoncer le verdict.

Et lui, il me laissait là. À suffoquer. C'était pire que la trahison. C'était du mépris.

La dernière nuit

Je suis retournée auprès du feu. J'ai souri. J'ai bu. Encore.

Les bières s'enchaînaient. L'une après l'autre. Le goût amer qui ne partait plus. La mousse qui collait aux lèvres. Les bulles qui me gonflaient le ventre.

Quelqu'un a raconté une blague. Tout le monde a ri. Moi aussi. Mais je n'entendais rien. J'ai fait semblant d'être vivante alors que je n'étais déjà plus là.

Vers une heure du matin, Kyle s'est levé.

« Allez, on va se coucher. »

Il m'a tendu la main. J'ai regardé cette main. Cette main qui avait touché quelqu'un d'autre. Je l'ai attrapée comme une perche que l'on tend à quelqu'un qui se noie. Parce que je ne savais pas quoi faire d'autre.

On est entrés dans le *swag*. Couchage au ras du sol. Il faisait chaud. Étouffant. L'air épais, chargé de poussière et de sel. Kyle a tiré la fermeture éclair. Nous enfermant.

Il s'est allongé. M'a attirée contre lui. Ses mains ont glissé sous mon tee-shirt. Ont caressé ma peau. Ses lèvres sur mon cou. Son souffle chaud contre mon oreille.

Dans cette chaleur étouffante. Avec ce goût métallique dans la bouche. Avec ce vide dans le ventre. Je savais. Je le savais dans mes os. Dans ma peau. Dans mes entrailles. Que ce serait la dernière fois.

Alors je l'ai embrassé avec toute la passion qui masquait ma colère. Mes ongles se plantaient dans son dos avec l'intensité de cette vague qui m'avait frappée le matin même.

Et je l'ai regardé... entrer en moi comme une femme qui assiste à sa propre autopsie.

Sur le navire intérieur, tout le monde était censé rester à son poste. Mais quand la tempête émotionnelle devient trop forte, et qu'en plus tout le monde est bourré, le Capitaine (cortex préfrontal) claque la porte de la salle de commandement. Et laisse le navire fantôme continuer sa course.

Le Capitaine : « OK, c'est trop. Je coupe. Je mets tout en pilote automatique. Débrouillez-vous. » Et il disparaît. Littéralement.

La Vigie (amygdale) : elle hurle, mais dans le vide. « Alerte ! Alerte ! ... allo ? ... quelqu'un m'entend ? »

La Bibliothécaire (hippocampe) : elle tente de prendre des notes, mais ses pages sont blanches. « Euh... je crois qu'on n'enregistre plus rien, là. »

Le Mécano (système nerveux) : il maintient juste les fonctions vitales. Respirer. Battre. Tenir debout. Enfin, ouvrir les jambes. Le strict minimum, quoi. « On survit. On réfléchira plus tard. »

Le Maître de cérémonie (cortex orbitofrontal) : il baisse la lumière, coupe le son, et met un filtre gris sur toute la scène. « On passe en mode hors corps. Merci. »

Tu regardes ton propre corps comme si tu étais assise dans les gradins. Tu entends ta voix comme si elle sortait d'un haut-parleur défectueux. Tu bouges, mais tu ne sais plus qui pilote.

C'est un système de sécurité qui s'appelle la dissociation. Une déconnexion d'urgence pour éviter la surcharge. Ton cerveau ne fuit pas. Il te protège. À sa manière un peu radicale.

Ses mains me retiraient mes vêtements. Mon corps répondait mécaniquement à chacun de ses gestes. Ses lèvres qui embrassaient les miennes. Ma bouche qui s'ouvrait. Son poids sur moi. Mes jambes entrelacées avec les siennes. Ses doigts qui s'emmêlaient dans mes cheveux collés par l'eau de mer. Et pendant tout le temps, je me disais :

« Regarde-le bien, Stella. » « Regarde son visage quand il te fait l'amour. » « Rappelle-toi de ses mains sur ta peau. » « Écoute sa respiration qui s'accélère. » « Sens son odeur une dernière fois. »

« Parce que, ma belle, c'est la dernière fois que ton corps se trompe de maison. »

Les bulles, c'est mieux dans le champagne

Quelques minutes plus tard, sur notre rivière imaginaire, on entend un petit bruit. Psssshhhht.

Un souffle discret. Presque timide. Comme si quelqu'un essayait de me parler à travers le caoutchouc. Je baisse les yeux. Un filet d'air s'échappe de ma bouée. Une microfissure. Ou deux. Ou douze. Évidemment que ça me pète à la figure sans prévenir.

Des bulles remontent à la surface. Mince. On dirait qu'une couture a lâché. Ah non... regarde mieux : c'est carrément le caoutchouc qui craque.

Tu vois ce qui se passe quand tu essaies d'enfouir tout ce que tu ressens ? Ça explose comme une cocotte-minute et ta bouée commence à se fissurer. Ça, ce n'était pas prévu au programme... Loin de moi l'idée de t'organiser une virée surprise au spa avec jacuzzi intégré à nos bouées ... mais là, *Houston*, on a un problème !

Les fissures intérieures

Ce sont celles qu'on a recouvertes de couches de « ça va ». Celles qu'on a enterrées sous des sourires, des blagues, des bières, des nuits où on fait semblant d'être désirée. Celles qui percent quand on s'y attend le moins. Et parfois, même la plus belle bouée du monde... fuit.

Mais un jour pas comme les autres... ces fissures refont surface. Et souvent au pire moment.

Tu vois, une bouée qui se fissure, c'est comme des jeans moulants après deux semaines en Italie (je sais de quoi je parle). Les féculents, consommés en excès, ont la désagréable habitude de faire rétrécir les jeans, en particulier ceux des touristes qui suivent un régime exclusivement composé de pâtes et de pizzas.

Et puis arrive le moment où tu poses devant la fontaine de Trévi... et *crack*. Oui, c'est le jean qui vient de céder. Ça va, on ne voit presque rien ! Mais après une bonne journée à arpenter les ruines romaines, tu reprends le bus pour rentrer à l'hôtel, et en t'asseyant... c'est Moïse qui ouvre la mer Rouge pour laisser passer... un bout de fesse. Le jean s'est littéralement ouvert en deux. Honte intersidérale.

Et je savais très bien ce que ça voulait dire : je ne pouvais plus faire semblant que tout allait bien. Pas après ce que je venais de vivre. Pas après ce que je venais de voir. Pas après ce que je venais de sentir dans mes os, dans ma peau, dans mes entrailles.

Alors je me suis assise sur la bouée. J'ai laissé mes jambes flotter dans l'eau froide. Et j'ai respiré. Parce qu'il y a un moment où il faut arrêter de colmater. Et commencer à regarder la fissure en face. Pas pour la réparer tout de suite. Pas pour la comprendre. Juste pour dire : « OK. Je te vois. »

Parce que ce n'est pas le passé qui fait mal. C'est le silence qu'on lui impose. Ce qui n'a pas été entendu se répète. Encore. Encore. Encore.

Trajet du retour en voiture — 24 heures après l'impact

Le lendemain matin, on a plié le camp comme si on rangeait les restes d'un rêve qui avait mal tourné. Dernier petit-déjeuner, derniers sourires, derniers gestes mécaniques. La famille de Kyle repliait les auvents, fermait les caravanes, chargeait les 4x4 avec l'efficacité de gens qui ont fait ça toute leur vie. Les enfants jouaient encore sur la plage, profitant des dernières minutes de liberté. Moi, j'aidais à plier les chaises, à ranger les glacières, à effacer les traces du feu de camp, comme si étouffer les dernières braises pouvait éteindre en même temps l'incendie en moi.

Au moment de partir, sa mère m'a serrée dans ses bras, fort, avec cette chaleur simple et sincère qui m'avait fait croire que j'avais trouvé une famille.

« Merci d'être venue, Stella. On était tellement contents de t'avoir avec nous. »

J'ai souri. Hoché la tête.

« Moi aussi. C'était... magnifique. » Mensonge poli. Mensonge nécessaire.

Son père m'a fait un clin d'œil.

« Prends soin de lui, hein. »

« Promis. » Mensonge numéro deux.

Ses sœurs m'ont embrassée. Ses cousins m'ont fait des signes de la main.

« Au revoir, Stella ! Reviens bientôt ! »

Je les ai pris dans mes bras, un par un, comme si c'était la dernière fois que je les voyais. Parce que c'était la dernière fois.

Eux que j'avais imaginés devenir ma propre tribu. Eux avec qui j'avais déjà projeté des Noëls futurs, des anniversaires, des vacances. Eux dont les enfants joueraient avec les miens. Eux qui m'avaient accueillie comme si j'avais toujours fait partie du tableau. Tout ce rêve… envolé en fumée.

Rompre avec quelqu'un, je savais faire. Mais faire le deuil de vingt personnes d'un coup… ça, personne ne t'y prépare. Perdre un amour, c'est une chose. Perdre toute une constellation autour, c'en est une autre. C'était un crève-cœur de devoir tourner la page sur une famille que j'avais presque adoptée, injuste de devoir disparaître de leur vie comme si je n'avais jamais existé dans la leur.

On ne te dit jamais que quand tu te sépares de quelqu'un, tu te sépares aussi de tous ceux qui l'entourent. Et que ce deuil-là, est aussi douloureux que le premier.

On est montés dans le 4x4. Il a démarré, fait demi-tour, rejoint la piste. Quelques centaines de mètres plus loin, j'ai craqué.

Les larmes ont jailli d'un coup, violentes, incontrôlables, brûlantes. Toute la douleur que j'avais retenue depuis la veille. Toute la rage. Toute la tristesse. Ça sortait comme une digue qui cède. Mon corps s'est plié en deux, front contre le tableau de bord, mains sur le visage, sanglots qui me secouaient tout entière.

Kyle a jeté un coup d'œil vers moi, puis il a regardé la route. Ses mains serrées sur le volant. Il n'a rien dit. Pas un mot. Pas un souffle. Pendant un long moment, il est resté silencieux. Puis sa main est venue, maladroite, se poser sur mon épaule. Il a tapoté doucement, comme quelqu'un qui ne sait pas quoi faire quand une femme s'effondre à côté de lui. Tu ne sais pas quoi dire. Pas quoi faire. Tu as peur que la moindre phrase ne rende les choses pires encore. C'était sûrement son cas.

Alors on est restés comme ça. Dix heures. Côte à côte. Dans un grand silence. Lui, les yeux sur la route. Moi, les yeux noyés de larmes.

Plus on s'approchait du Pilbara, plus mes cellules vibraient, comme si elles savaient. Je rentrais à la maison. L'Outback ne m'avait jamais déçue. Lui ne me trahirait pas. Je m'accrochais à ce réconfort : peu importe ma souffrance, j'étais là, ancrée, dans cet endroit qui m'avait toujours appelée. Cette sensation que ce décor m'enlaçait, qu'il me tenait, qu'il me ramassait au sol pour m'apporter le réconfort que je mourais d'envie d'avoir.

À quoi bon lui poser d'autres questions ? Kyle niait tout. Même devant l'évidence, il retournait la situation. Parfois de manière tellement absurde que j'en restais bouche bée.

« La nuit avant que tu ne partes me rejoindre aux Philippines ? » avais-je osé redemander, entre deux sanglots.

« Bah oui, mais je t'ai dit que je ne pouvais pas rester seul. Moi aussi, j'ai besoin d'affection. Mais il ne s'est rien passé, tu te fais des films. »

Hein ? Quoi ???

Il venait vraiment de dire ça. Il « avait simplement besoin d'affection ». Pendant que moi, j'attendais son arrivée à l'aéroport d'El Nido pour nos premières vacances en amoureux. Pendant que moi, je comptais les jours. Pendant que moi, je rêvais de nos retrouvailles.

J'ai arrêté de poser des questions.

Je pense avoir perdu au moins trois litres de larmes en dix heures. J'ai refait mes niveaux avec les huit canettes de bière et la demi-bouteille de vin tiède qui restaient dans la glacière. Bue directement au goulot. Parce qu'à ce stade, la classe, on s'en fout. Le goût amer, le liquide chaud, la brûlure dans la gorge. Mais au moins, ça noyait autre chose. Ça noyait les pensées. Ça noyait la douleur. Ça noyait la réalité.

Retour à la maison — La fin d'un monde à deux

Quand on est enfin arrivés à la maison, la lumière commençait à diminuer, cette heure étrange où tout paraît plus doux, mais où paradoxalement, tout fait plus mal. La belle maison de fonction que mon travail m'avait gracieusement offerte. Notre nid, notre premier « chez nous », l'endroit où j'avais cru que la vie allait commencer pour de vrai — se tenait là, immobile, comme si elle nous attendait. Comme si elle savait. Comme si elle avait senti la fissure avant même que je la voie.

Quand j'ai franchi la porte, j'ai eu un choc.

C'est fou comme un endroit peut changer de visage en quelques jours. Cette maison qui m'avait semblé chaleureuse, vivante, pleine de promesses... avait maintenant l'atmosphère d'un lieu où quelque chose est mort. Pas quelqu'un — quelque chose. Un lien. Une confiance. Une version de moi. Tout paraissait stérile et froid. Comme si les murs eux-mêmes avaient reculé d'un pas.

Je regardais le canapé où on se blottissait. La cuisine où l'on préparait nos dîners ensemble. La chambre où on faisait l'amour. Et je ne voyais plus « nous ». Je voyais « lui ». Et « elle ».

Combien de fois il l'avait appelée depuis cette maison ? Combien de fois il lui avait envoyé des messages depuis ce lit ? Combien de fois il avait pensé à elle en étant avec moi ? Les murs me renvoyaient des questions auxquelles je ne voulais pas de réponses.

On a déchargé la voiture en silence. Les sacs, les glacières, le swag, les chaises. Chacun son tour, chacun de son côté, comme deux colocataires qui ne se parlent plus, comme deux étrangers qui se croisent dans un couloir trop étroit. Je sentais mes gestes mécaniques, presque robotiques, comme si mon corps avait décidé de continuer sans moi, de faire ce qu'il fallait faire pendant que mon esprit flottait encore quelque part là où j'avais laissé mes illusions.

Il était tard. Kyle venait de conduire toute la journée. Il était épuisé. Et malgré tout ce que je ressentais, malgré la rage, malgré la douleur, malgré l'envie de hurler, je n'avais pas le cœur à lui demander de partir maintenant. Alors on a continué. Comme si de rien n'était. Comme si on pouvait encore faire semblant. Comme si on pouvait recoller quelque chose qui n'existait déjà plus.

On est allés prendre une douche. Ensemble. Comme d'habitude. Comme tous les soirs. Comme si rien n'avait changé. L'eau chaude coulait sur nos corps, la vapeur montait, le parfum du savon flottait dans l'air. Il m'a savonnée, ses mains sur mon dos, mes épaules, mes bras. Tendres. Familières. Avec cette douceur qu'il avait toujours eue.

Je l'ai savonné aussi. Mes mains sur son torse, son ventre, ses épaules. Je connaissais chaque recoin de sa peau, comme un livre que j'avais trop lu. Je dessinais avec ces bulles de savon... sur sa nuque... ses hanches. Mécaniquement. Par habitude. Par automatisme. Parce que c'est ce qu'on faisait. Tous les soirs. Comme si la mousse pouvait effacer les blessures. Comme si l'eau pouvait laver la trahison.

Puis on s'est brossé les dents, côte à côte devant le lavabo. On avait cette façon de se regarder dans le miroir en même temps et de sourire, bouches pleines de dentifrice. Parfois, on explosait de rire parce que l'un de nous faisait le guignol : tirait la langue, louchait, faisait une grimace. Le dentifrice giclait et éclaboussait le miroir, transformant la salle de bain en scène de crime d'un couple heureux.

Ce soir-là, on s'est regardés dans le miroir. Bouches pleines de dentifrice. Mais personne n'a souri. Juste deux étrangers qui se brossent les dents côte à côte. On a craché. Rincé. Essuyé. En silence.

La scène du crime était différente, comme un thriller psychologique où tout se passe à l'intérieur. C'était plus viscéral. Plus intense. Plus sournois.

On s'est glissés dans le lit. Celui où on avait dormi des centaines de nuits collés-serrés. Il s'est allongé. Je me suis blottie contre lui. Parce que c'est ce qu'on faisait. Tous les soirs, sans exception. Ma bouche contre son torse. Ma main sur son ventre. Son souffle qui me berçait. Comme d'habitude. Comme si rien n'avait changé. Comme si tout était normal.

On s'est endormis, entrelacés, tombés raides de fatigue après ce week-end chargé en émotions.

Mais juste avant de sombrer, j'ai prié. Prié que le lendemain matin, je me réveille et que rien de tout ça n'ait existé. Que le texto n'ait jamais existé. Que Lucy n'avait jamais existé. Que cette douleur ne soit plus là. Que je me réveillerais et que tout serait redevenu comme avant.

Avant. Quand j'étais heureuse. Quand je lui faisais confiance. Quand je croyais encore en nous. Quand j'étais la copine parfaite.

Le « nous » qui s'éteint

Mais le lendemain matin est arrivé. Et rien n'avait changé.

La maison était silencieuse, presque trop. Un silence qui ne reposait pas, un silence qui grattait, un silence qui amplifiait tout ce que je ne voulais pas entendre.

On s'est préparés pour aller bosser comme deux fantômes, chacun absorbé dans son propre monde, chacun évitant soigneusement de croiser le regard de l'autre, comme si un simple contact visuel pouvait faire exploser ce qui restait encore debout. Et puis, sans un mot, il est parti travailler. Est-ce que la normalité pouvait encore tenir debout si on la jouait machinalement ?

Moi, je me suis préparée, j'ai mis un pied devant l'autre, j'ai attrapé mes clés, et je suis allée au travail. Dans la journée, je lui ai envoyé un message pour lui demander de rester dormir là-bas, à son boulot, parce que j'avais besoin de réfléchir. Il a compris. Et il n'a pas essayé de me contredire. Peut-être parce qu'il savait. Peut-être parce qu'il n'avait plus rien à dire. Peut-être parce qu'il avait déjà tout dit, sans jamais ouvrir la bouche.

Ce n'est pas facile de retourner au travail après une semaine entière, quand tes collègues te demandent comment se sont passées tes vacances et qu'elles étaient aussi magiques que catastrophiques. Alors tu essaies de mettre un ton enjoué, mais désespéré, un sourire qui se fissure, une voix qui tremble, et ton expression faciale doit être comparable à celle d'une personne qui vient de faire un AVC : reboostée et anéantie, vivante et morte, lumineuse et éteinte. Un paradoxe ambulant.

Mais le pire, c'est le soir. Ce silence, encore. Ce silence qui s'installe dans la maison comme une présence. Ce silence qui te regarde. Ce silence qui sait.

Aller se coucher seule, dans un lit qui a encore la forme de deux corps, c'est comme glisser dans un cercueil tiède. Tu t'allonges, tu tires la couette, tu regardes l'oreiller vide à côté de toi, et tu sens ton cœur se contracter comme si quelqu'un le pressait entre ses doigts. À quoi bon appeler des amis ou la famille pour raconter ? Ça n'avait toujours pas de sens pour moi.

Ils étaient tellement heureux pour nous. Ils me disaient : « Tu le mérites. On est si contents que tu aies enfin trouvé quelqu'un qui te ressemble et avec qui tu peux partager ta vie. » Leur annoncer le naufrage maintenant, c'était le rendre réel. C'était signer l'acte de décès de quelque chose que je n'étais pas encore prête à enterrer.

Nuit blanche, vérité noire

1 h 30 du matin.

Les yeux collés au plafond blanc. À me refaire les scènes en boucle. À les analyser. À les disséquer. Pour la 124e fois.

Je prends mon téléphone.

Dans mes suggestions d'amis Facebook, Lucy était apparue plusieurs fois déjà, mais je ne m'étais jamais attardée à aller regarder son profil. À quoi bon ? Ils n'étaient plus ensemble longtemps avant notre premier rencard, et je n'ai jamais été celle qui se sent en danger par rapport à d'autres femmes. J'avais eu cette « chance ». Mais ce soir-là, j'ai cliqué.

Bien évidemment : profil verrouillé. Une photo minuscule, floue, où l'on devine à peine un visage à côté d'une tête de chien. Je ne savais même pas à quoi elle ressemblait.

On vivait dans une petite ville minière de 3 500 habitants, et si ça se trouve, je l'avais déjà croisée une centaine de fois. Si ça se trouve, elle savait qui j'étais. Ce que je vivais avec Kyle. Peut-être qu'elle me croisait et souriait diaboliquement. Peut-être qu'elle savait tout. Peut-être qu'elle ne savait rien. Est-ce qu'elle savait que j'existais, au moins ?

Trop de questions existentielles en pleine nuit. Trop de pensées qui tournaient en rond. Trop de douleur pour rester immobile.

Il fallait que je lui envoie un message. Je devais avoir sa version avant de prendre des décisions irréversibles.

Alors j'ai écrit. Un pavé émotionnel. Un cri digital.

Merde, je vais vraiment passer pour une cinglée. Tant pis. Foutu pour foutu. *SEND.*

La délivrance qui éclaire et déchire

Le lendemain matin, alors que je montais mes machines de dialyse et discutais avec ma collègue des bons moments des vacances, le message est arrivé.

Une notification. Une phrase. La condamnation.

C'était clair. Leur relation ne s'était jamais vraiment arrêtée.

Bam.

Le voilà, le verdict que j'attendais. Le coup de massue. La confirmation. La fin officielle. Le coup de *taser* qui te confirme que tu n'es pas en train de rêver.

Mes jambes se sont dérobées sous moi sous le poids de la nouvelle, et je me suis effondrée à genoux par terre. Mon visage dans mes mains. Les larmes dévalant sur mes joues.

Ma collègue s'est précipitée sur moi, m'a prise dans ses bras, un semblant de réconfort qui a ouvert encore plus la vanne lacrymale, et ma douleur a jailli en sanglots. Je me suis mise à lui raconter. Impossible de séparer vie pro et vie perso à ce moment-là, surtout quand c'est ta collègue qui te récupère à la petite cuillère.

Sam était là pour un remplacement, juste un contrat de quelques semaines. Et elle a été celle qui m'a aidée à me relever. Celle qui a trouvé les mots et les gestes, qui ont apporté un moment de réconfort et de bienveillance au milieu de ce chaos.

Et c'est ainsi que j'ai trouvé le courage de renvoyer un message : « Il faut qu'on se voie, je veux tout savoir. Ce soir ! »

L'alarme incendie et le Magicien

L'alarme incendie : quand ton système surchauffe

En temps normal, l'équipage (tes émotions, tes pensées, tes réflexes) travaille en coordination : le Capitaine, ton cortex préfrontal, garde le cap. La Vigie, et ton système limbique, surveillent l'horizon. La salle des machines, ton tronc cérébral, régule la vitesse et la puissance.

Mais quand un déclencheur survient — humiliation, rejet, solitude écrasante, conflit violent, ou même ce silence lourd qui réactive une vieille blessure — c'est comme si une alarme incendie se mettait à hurler dans tout le bateau. Au début, tu continues à naviguer. Tu te dis : « Ça va passer. » Mais l'alarme ne s'arrête pas. Elle s'intensifie. Les pensées tournent en boucle. Comme un radar bloqué sur la tempête.

À ce stade, l'équipage est en panique. Plus personne ne lit les cartes. On ne cherche même plus à avancer. Juste à faire taire la sirène.

Parce que c'est ça, le truc. Ce n'est pas « dans ta tête » au sens figuré. Ton corps, lui, il croit que c'est la fin du monde. Même si c'est juste une émotion.

Sur le pont de la Neuro s'affole, c'était la débandade totale.

L'alarme incendie hurlait. Le genre d'alarme qu'on installe dans les centrales nucléaires. Le genre qui te dit : « Évacuation immédiate. Danger de mort. »

La Vigie était hystérique, perchée dans son nid-de-pie criant à tue-tête. Elle venait d'appuyer sur le gros bouton rouge « à n'utiliser qu'en cas de force majeure »... « ALERTE ROUGE MAXIMALE ! TRAHISON CONFIRMÉE ! HUMILIATION TOTALE ! TOUT BRÛLE ! TOUT BRÛLE ! »

Cortisol en surrégime. Adrénaline qui explose. Le Mécano était en PLS, les machines menaçaient toutes d'exploser !

La Bibliothécaire sortait frénétiquement tous les dossiers : « Archives ! Tous les souvenirs ! Premier baiser, colline ! Il a dit "je t'aime" ! Photos Abrolhos ! Projets bébés ! Tout était faux ! Archivage en rouge ! En majuscules ! Avec dix points d'exclamation ! »

Le Capitaine essayait de garder le contrôle, mais il était débordé, submergé, incapable de prendre des décisions rationnelles : « OK. OK. Respire. Analyse. Qu'est-ce qu'on fait ? Qu'est-ce qu'on fait bordel ?! »

Le Moussaillon, lui, était en sevrage brutal. Ma dopamine venait de chuter d'un coup. Plus de confettis. Plus de fête. Juste le vide. Le manque. Cette sensation atroce qui te tord les tripes.

Et l'absence de réponse apaisante de l'extérieur — un mot rassurant, un geste de soutien — ton système reste en mode alerte rouge prolongée. Si tu penses « cerveau primaire », oui, c'est comme si tu faisais une course contre la montre avec un tigre à dents de sabre depuis quatre jours. Littéralement.

Plus la pagaille sur ton navire dure, plus ton cerveau cherche un raccourci pour calmer la douleur.

Et c'est là, au milieu du bruit assourdissant de l'alarme incendie, qu'il est apparu.

Pas le pompier héroïque que j'aurais voulu. Tu sais, le cliché : manteau entrouvert, tablettes de chocolat bien alignées, regard qui dit : « Pas de panique ma belle, j'arrive ! » Celui qui te sauve, te porte dans ses bras et te dit que tout va bien maintenant. Non. Il ne faut pas rêver.

À la place, surgit le Magicien.

Il est arrivé en douce, avec ce petit sourire charmeur, ce costume mélange d'enchanteur des temps modernes et de filou de cabaret. Plutôt séduisant, mais le genre de type qui te vendrait n'importe quoi avec le bon discours. Franchement ? Tu ne lui confierais pas le gouvernail du bateau.

Il portait un coussin sous le bras, un grand chapeau pointu de l'autre. Et il a mis son doigt sur sa bouche :

« Chut. Laisse-moi gérer. Regarde ce que j'ai dans mon chapeau magique. »

Un coussin GABA (ou acide gamma-aminobutyrique, mais personne n'a envie de dire ça, on est d'accord ?). C'est un neurotransmetteur qui calme le système nerveux.

Il m'a tendu la bouteille de vin blanc qu'il y avait dans le frigo. À deux heures du mat'. M'a laissé prendre un grand verre presque cul sec. Il s'est approché de l'alarme incendie qui hurlait. A posé le coussin dessus. A appuyé fort.

Et là, abracadabra.

Silence.

L'alarme ne hurlait plus. Le bruit strident s'était étouffé. Mon corps s'est détendu instantanément. Mes épaules sont retombées. Ma respiration s'est calmée. Le chaos dans ma tête s'est transformé en brouillard ouaté.

« Tu vois ? » dit Le Magicien avec ce sourire en coin. « C'est mieux comme ça, non ? »

Le problème ? Le feu, lui, continuait de cramer la cuisine.

Mais le Magicien s'en fichait. Il adorait ses tours de passe-passe. Il adorait cette illusion de contrôle. Il adorait me faire croire que tout était réglé alors qu'en réalité, il ne faisait que maquiller la douleur, comme un rideau de fumée.

« Allez », a-t-il chuchoté d'une voix douce, persuasive, presque tendre. « Encore une fois. Juste une fois. Tu verras. Ça ira mieux. »

Et je me servais le deuxième verre deux minutes plus tard.

Mayday Mayday, on perd le contrôle – 2 jours après l'impact

Alors je suis allée la voir. Elle.

Le trajet jusque chez elle s'est déroulé dans un bourdonnement sourd, un bruit blanc fabriqué par mes propres pensées, comme si mon cerveau avait décidé de brouiller toutes les fréquences pour m'éviter de réfléchir. Mes mains serraient le volant, mes paumes étaient moites.

Je connaissais le chemin par cœur. Dans cette petite ville minière, on finit par connaître chaque rue, chaque virage, chaque maison.

Mais ce soir, tout paraissait différent. Les rues familières semblaient appartenir à un autre monde. J'avais l'impression d'avancer vers une exécution dont je connaissais déjà la sentence, alors qu'une partie de moi espérait encore être miraculeusement graciée.

La maison était vieille. En brique rouge typique des années 70, ce style fonctionnel et laid que l'on trouve partout dans ce genre de ville. Sûrement un logement de fonction, comme le mien. Le jardin était laissé à l'abandon, envahi par ces herbes hautes et sèches du Pilbara où les serpents adorent se faufiler. Il y avait un poulailler en bois à l'arrière, entouré d'herbes dont la date de coupe était plus que dépassée. Deux poules picoraient mollement dans la poussière. Un tuyau d'arrosage traînait par terre, tout tordu.

Je me rappelais qu'ici, les gens étaient là pour travailler. Tous faisaient des heures de dingue : des amplitudes de douze heures, parfois plus, dans la chaleur écrasante, dans la poussière rouge qui s'infiltre partout. Avoir son petit cocon bien entretenu relevait de l'exploit. La plupart des maisons ressemblaient à ça : fonctionnelles, fatiguées, habitées par des gens trop épuisés pour s'en soucier vraiment.

Quand Lucy a ouvert la porte, j'ai été frappée par sa simplicité. Pas de maquillage outrancier, pas de mise en scène : pas cette image de femme fatale que j'avais construite dans ma tête pendant ces nuits d'insomnie. Elle était jolie, oui, mais surtout entière. Une présence brute, sans détour, sans faux-semblant. Des cheveux mi-longs, un jean usé, un tee-shirt simple. Elle aurait pu être n'importe qui.

Elle m'a accueillie avec un sourire timide qui pouvait presque passer pour de la chaleur. Ce contraste m'a désarmée. La situation était tellement improbable, et quelque part un peu gênante de son côté comme du mien. J'étais venue chercher une vérité, pas une ennemie.

Nous nous sommes installées dans son salon de jardin, derrière la maison. Le genre d'endroit où des gens normaux boivent un café en fin de journée, rient de leur semaine de travail, parlent de météo ou de jardinage. Moi, j'étais assise là comme si j'étais sur une scène de crime, comme si chaque objet autour de moi était une pièce à conviction que je devais examiner, cataloguer, comprendre.

La table en plastique blanc était légèrement fissurée. Les chaises avaient cette patine que laisse le soleil du Pilbara sur tout ce qu'il touche. Un barbecue rouillé traînait dans un coin. Des bouteilles vides s'empilaient près de la porte. Chaque seconde martelait mon attente. Mon corps entier vibrait, en état d'alerte, comme si mes cellules savaient avant moi que ce qui allait suivre allait me détruire un peu plus. Mon cœur cognait dans ma poitrine. Mes mains tremblaient légèrement. J'avais la bouche sèche, cette sécheresse métallique qui précède les moments où tout bascule.

Ses deux chiens venaient me renifler avec cette insistance joyeuse propre aux animaux, curieux, confiants, innocents dans leur affection. Ils ignoraient tout, eux. Dans leur monde simple, les humains ne mentent pas, ne trahissent pas ; ils existent, ils aiment, ils reviennent. Pour eux, la loyauté n'a pas de zones grises, et l'amour n'est jamais un terrain piégé. Lucy tentait de les éloigner, gênée, comme si elle voulait me protéger d'un contact trop intime avec son quotidien.

Elle s'est levée plusieurs fois, les a appelés, les a poussés doucement vers la porte. « Allez, rentrez. Allez. » Sa voix était douce, patiente, habituée. Elle tentait maladroitement de les enfermer à l'intérieur pour que l'on puisse être au calme, loin de toute distraction, avant d'entamer cette conversation délicate.

Surprise, un des chiens portait un nom que j'avais déjà entendu sortir de la bouche de Kyle quelques semaines plus tôt, par accident, en parlant d'autres chiens que j'avais gardés quelques jours pour aider la SPA. Un nom qui n'aurait jamais dû être familier. Un nom qui, maintenant, sonnait comme un avertissement que je n'avais pas su entendre. Ce n'était pas un bon présage.

J'ai sorti la bouteille de bière de mon sac. Elle était mon extincteur de secours, ma béquille chimique, mon pansement liquide, qui allait m'aider à avoir cette conversation avec le peu de dignité qu'il me restait.

« Tu aurais un décapsuleur, s'il te plaît ? »

Elle s'est levée pour aller le chercher, et pendant qu'elle se dirigeait vers la maison, je l'ai regardée vraiment pour la première fois. Des formes de femme. Des hanches. Une poitrine. Rien d'exceptionnel. Rien qui la justifiait « elle » plutôt que moi. Rien qui justifiait qu'il m'ait sacrifiée dans l'équation.

Quand elle a ouvert la porte vitrée, j'ai entrevu l'intérieur : le salon. Un canapé gris, banal, un peu affaissé au centre, avec ces coussins usés qui gardent l'empreinte des corps venus s'y écraser des milliers de fois.

Est-ce qu'ils avaient couché ensemble là-dessus ? Est-ce que j'étais assise à quelques mètres d'une pièce à conviction ? Mon estomac s'est retourné. J'ai regardé autour de moi, cherchant à comprendre. Pourquoi elle ? Pourquoi ici ? Qu'est-ce que cet endroit avait de plus ? *Non, arrête de penser à ça*, me suis-je dit.

Mais c'était trop tard. Mon cerveau était déjà parti, reconstituant des scènes que je ne voulais pas voir, imaginant des gestes que je ne voulais pas visualiser.

Elle est revenue avec le décapsuleur, me l'a tendu avec ce sourire gêné. J'ai ouvert ma bière. Le bruit sec du métal contre le verre. Le pschitt familier. J'ai bu une gorgée. Puis une autre. Le liquide froid brûlait dans ma gorge sèche. Ça ne calmait rien, mais au moins, ça me donnait quelque chose à faire avec mes mains, une contenance, un geste mécanique pour combler le silence qui commençait à peser.

Elle s’est rassise en face de moi, a pris une longue inspiration, puis s’est mise à parler avec ce calme désarmant qui rend les coups encore plus violents. Sa tranquillité contrastait avec le chaos que je sentais monter en moi. Sa voix était douce, posée, presque apaisée — la voix de quelqu’un qui a déjà tout digéré, qui a déjà tourné la page, qui raconte une histoire qui ne lui fait plus mal. Mais pour moi, chaque mot tombait comme un verdict.

Ses récits s'enchaînaient un à un, comme des pierres qu'on empile sur ma poitrine. Chaque phrase ajoutait du poids. Chaque détail s'enfonçait un peu plus profondément. Elle savait que j'existais, mais elle n'avait pas mesuré la profondeur de notre histoire. Pour elle, j'étais juste un nom qu'il brandissait pour tenter de la rendre jalouse ou attirer son attention. Une Française de passage dont il parlait vaguement, une relation qu'elle pensait superficielle, temporaire, sans importance.

« Il me disait que vous n'étiez pas vraiment ensemble. Que c'était compliqué. Qu'il ne savait pas où ça allait. »

Je hochais la tête, incapable de parler, incapable de respirer correctement. Je me rendais compte, au fur et à mesure de cette conversation, qu'elle aussi s'était fait piéger dans sa toile de mensonges. Qu'elle aussi avait cru des choses qui n'étaient pas vraies. Qu'elle aussi était une pièce sur son échiquier.

Et puis, la phrase est tombée. Sèche. Implacable. Sans préparation. Sans avertissement.

« Tu sais... on s'envoyait en l'air pendant ses pauses déjeuner, même après votre rencontre. Jusqu'à il y a quelques semaines encore. »

Le monde s'est arrêté. Pas métaphoriquement. Vraiment. Comme si quelqu'un avait appuyé sur pause. Les sons se sont étouffés. Ma vision s'est rétrécie. Mon cœur a eu un battement bizarre, trop fort, trop lent, comme s'il cherchait à comprendre s'il devait continuer ou non.

Alors, tout s'est superposé dans ma tête : les images, les dates, les horaires. Lui, s'engouffrant en elle à midi comme on engloutit un fast-food entre deux réunions. Lui, qui rentrait le soir chez moi, me regardait dans les yeux, m'embrassait avec cette bouche qui avait été sur elle quelques heures plus tôt, me disait qu'il m'aimait, qu'il espérait que je sois enceinte. Lui, qui mélangeait nos sueurs, nos parfums, nos corps, comme si nous n'étions que des draps interchangeables.

J'étais assise dans un endroit où une version de lui avait existé pendant deux ans. Une version que je n'avais jamais connue, jamais imaginée, jamais soupçonnée. Je n'en avais jamais entendu parler, car je n'avais jamais osé interroger sa vie d'avant, ça appartenait au passé, et avec lui, j'étais tournée uniquement vers le futur.

Toujours est-il qu'il venait là. Régulièrement. Pendant des mois. Et cette maison n'était qu'à trois cents mètres de la mienne. Trois cents putains de mètres. Moins de cinq minutes à pied. Je pouvais presque voir mon toit d'ici. Comment avais-je pu ne rien voir ? Le 4x4 de Kyle avait dû être garé là au moins une centaine de fois, dans cette allée de gravier, avec cette plaque d'immatriculation que je connaissais par cœur, cette voiture dans laquelle on avait fait l'amour, voyagé, ri, pleuré. Comment avais-je pu être aussi aveugle ? Comment avais-je pu conduire devant cette maison, et ne rien sentir, ne rien deviner, continuer ma route comme si de rien n'était ?

Cette fois, ça y était. La réalité venait de me gifler. Une gifle qui te fait voir des étoiles et te laisse le visage brûlant et les oreilles qui bourdonnent. Je brûlais de l'intérieur comme si un reflux de poison acide remontait de mon estomac, traversait mon œsophage, m'emplissant la bouche de dégoût. Mon corps entier était en feu. Mes mains tremblaient tellement que j'ai failli lâcher ma bière. J'ai bu une longue gorgée, puis une autre, essayant de noyer cette brûlure, mais ça ne servait à rien. Rien ne pouvait éteindre ça. Rien ne pouvait effacer ce que je venais d'entendre. J'ai allumé une cigarette pour contenir mes nerfs.

Respire, Stella, you got this[18], girl. Je me répétais ça pour m'auto-rassurer.

Lucy continuait de parler, mais je n'entendais plus vraiment. Ses mots devenaient un bruit de fond, un bourdonnement lointain. Mon cerveau était trop occupé à recadrer les dates avec les événements. Chaque moment où il était « au travail ». Chaque fois qu'il rentrait tard. Chaque pause déjeuner où je ne savais pas exactement où il était. Chaque fois qu'il avait dit « je dois passer voir un collègue » ou « j'ai une course à faire ». Combien de ces moments avaient été des mensonges ?

---

[18] You got this : Tu gères – Phrase miracle qui, dite avec la voix du coach de Serena, empêche La Vigie de renverser la table et d'appuyer sur tous les boutons en même temps.

Je la regardais. Elle était si calme. Et moi, j'étais en train de me noyer devant elle. J'étais en train de découvrir que ma vie entière était devenue une farce géante. Que l'homme que j'aimais n'existait pas. Que tout ce que j'avais construit n'était qu'une illusion. Et elle, elle était juste là, à hocher la tête, à ajouter des détails quand je posais des questions, à me regarder avec compassion et peut-être aussi pitié.

J'ai sorti une autre cigarette.

« Je suis désolée », a-t-elle dit à un moment. « Je ne savais pas que c'était sérieux entre vous. Il me disait que tu allais repartir en France. Que c'était temporaire. »

Temporaire. Je devais repartir en France. C'était temporaire. Encore des mensonges qu'il lui avait servis. Encore des versions différentes de la même histoire. Combien de versions de moi existaient dans la tête des gens qu'il connaissait ? Combien de récits parallèles avait-il inventés pour justifier sa double vie ?

Et puis elle a dit un truc. Un truc tellement absurde que j'ai failli rire. Enfin, pas un vrai rire. Ce son nerveux qui sort quand ton cerveau ne sait plus comment traiter l'information, quand l'absurdité dépasse tellement les bornes que ton corps cherche n'importe quelle soupape pour évacuer.

« Il m'avait dit que tu étais une star sur OnlyFans. Que c'est comme ça que tu gagnais aussi bien ta vie. »

J'ai cligné des yeux. Plusieurs fois. Comme si le fait de les fermer et de les rouvrir allait changer ce que je venais d'entendre.

« Un quoi ? »

« OnlyFans. Tu sais, le site où... »

« Ah oui ! Mon blog ! » J'ai dit ça avec un enthousiasme débile, trop fort, trop rapide, le genre de réponse automatique qu'on donne quand on ne comprend pas, mais qu'on veut avoir l'air de suivre.

« J'avais un blog, oui ! »

Elle m'a regardée bizarrement. Genre... *vraiment* bizarrement. Et là, elle a expliqué.

« Non, mais OnlyFans... ce n'est pas un blog. C'est un site où tu fais des strip-teases. Où tu vends du contenu... érotique. Pour gagner de l'argent. »

Oh putain ! Le monde s'est à nouveau arrêté. Mais cette fois, c'était différent. Ce n'était plus de la douleur. C'était de l'incrédulité pure dissoute dans du ridicule. De la stupéfaction mêlée à de la furie.

« Pardon ? *Quoi* ? »

« Ouais, il me disait que tu faisais ça pour te faire de l'argent. »

Je suis restée bouche bée. Littéralement. La bouche ouverte, incapable de former un mot. Encéphalogramme plat. *La Neuro s'amuse* a déserté le bateau.

« Mais... Mmm... mais enfin ? Qui fait ça ? Mais c'est faux ! » J'ai fini par articuler, la voix étranglée. « Pas sûre que la compagnie pour laquelle je bosse aurait été très fière ! Je vais rajouter ça sur mon CV ! Stella Smith, infirmière en dialyse le jour, strip-teaseuse en ligne la nuit ! »

Le sarcasme sortait en jets acides, mais en dessous, c'était autre chose. C'était la rage. C'était l'humiliation. C'était la réalisation glaçante qu'il me dénigrait par-derrière. Qu'il inventait des histoires grotesques pour me salir, pour me réduire à quelque chose de moins respectable, pour justifier quoi ? Ses mensonges ? Ses trahisons ? Pour se donner le beau rôle ? Pour faire de moi la mauvaise, la fille douteuse, celle qu'on ne prend pas au sérieux ?

Et puis, presque comme si elle me confiait un détail anodin, elle m'a avoué que leur premier rencard avait été... au motocross. Exactement comme le mien. Même décor, même poussière rouge, même bruit de moteurs, même mise en scène.

« Il t'a prêté ce casque rouge et blanc aussi, je suppose ? »

Là, je crois que je vais vomir. Ce n'était plus une histoire d'amour. C'était un script. Un copier-coller. Un rituel qu'il répétait avec une précision presque clinique. Je n'étais pas spéciale. J'étais juste... la suivante.

J'ai fini ma bière d'un trait. J'en voulais une autre. J'en voulais dix autres. Je voulais boire jusqu'à ce que tout ça devienne flou, jusqu'à ce que les images arrêtent de défiler, jusqu'à ce que la douleur se transforme en engourdissement supportable.

Lucy a eu l'air gênée. Vraiment gênée. Comme si elle réalisait seulement maintenant l'ampleur de ses manipulations.

« Je suis désolée. Je ne pensais pas que... enfin, je me doutais que c'était bizarre, mais... »

« Bizarre ? » Ai-je répété, la voix montant d'un cran. « Ce n'est pas bizarre, c'est *horrible*... c'est tellement méchant, tellement... gratuit, pourquoi quelqu'un ferait ça ?! La seule chose dont je suis coupable, c'est d'avoir cru à l'avenir qu'il disait vouloir avec moi. »

J'ai repris ma respiration. Mes mains tremblaient. J'ai serré la bouteille vide entre mes doigts pour avoir quelque chose à tenir, quelque chose que je m'empêchais de faire voler à travers le jardin. J'ai allumé une quatrième cigarette.

Elle a continué. Parce qu'il y en avait encore. Il y en avait toujours plus. Chaque fois que je pensais avoir atteint le fond, il y avait une nouvelle couche, un nouveau niveau de trahison, un nouveau détail qui venait tout aggraver.

« Il m'envoyait des messages le midi », a-t-elle dit, la voix devenue plus douce, presque honteuse. « Pour savoir ce que je voulais manger. »

Je l'ai regardée, attendant la suite, sachant déjà que j'allais détester ce qui allait suivre.

« Je disais non au début. Vraiment. Je lui disais de ne pas venir, que c'était fini, qu'on devait arrêter. Mais il insistait. Il débarquait chez moi quand même. Et là... on se jetait l'un sur l'autre. On baisait comme des bêtes. À chaque fois. On ne pouvait pas s'en empêcher. »

Elle a dit ça calmement. Factuellement. Comme si elle décrivait une recette de cuisine. Mais pour moi, chaque mot m'écorchait un peu plus.

« C'était ce *sexe passion et interdit à la fois*, tu vois ? Ce truc où plus tu dis non, plus l'autre revient. Plus je lui disais d'arrêter, plus il insistait et plus c'était bon. Il venait chez moi le midi. On le faisait dans sa voiture sur son lieu de travail. Partout. Il était... insatiable. »

Insatiable. Le mot résonnait dans ma tête comme une insulte personnelle. Insatiable avec elle. *Comment est-ce possible, on s'envoyait en l'air quasiment tous les soirs ?*

« Mais ce n'est pas quelqu'un de bien », a-t-elle ajouté, comme si ça pouvait m'aider. Comme si savoir qu'il n'était pas quelqu'un de bien allait soudainement tout arranger. « Je veux dire... il est... manipulateur. Vraiment. »

Sans blague.

Et puis elle a lâché la bombe. La vraie. Celle qui allait tout faire sauter.

« Il était trop amoureux de moi, c'est pour ça que j'ai rompu, car j'aime quelqu'un d'autre à Perth. Je suis dans une relation libre avec deux autres hommes », a-t-elle dit presque en murmurant. « Il me disait sans arrêt, *Je t'aime.* Il imaginait qu'on allait acheter une maison ensemble. Qu'on allait construire un terrain de motocross derrière pour nos enfants. »

Nos enfants.

Nos enfants.

Les mêmes mots. Les mêmes putains de mots qu'il me disait à moi. Les mêmes projets. Les mêmes rêves. Juste recyclés, réemballés, revendus à une autre, qui avait déjà, en plus, son propre élevage de prétendants.

« Il m'envoyait des messages tout le temps. Regarde. »

Elle a sorti son téléphone. A fait défiler. Et là, j'ai vu. Des dizaines de messages. Des centaines peut-être.

« *Marry me.*[19] »

« *Marry me.* »

« *Marry me.* »

« *Marry me.* »

Encore et encore. « *Marry me, Doll Sing*[20] », ce petit surnom si affectueux qu'il lui avait trouvé. On était loin de la relation sans attaches. Moi, mon surnom c'était *Bubby*[21]*. Ça sonne plus comme une paire de pantoufles confortables que l'on enfile en rentrant à la maison, je te l'accorde.

J'ai regardé l'écran. Les messages défilaient. Les dates. Les heures. Certains envoyés le matin. D'autres le soir. Certains pendant que j'étais avec lui. Certains pendant que je dormais à côté de lui. Certains pendant le soir du dîner avec ses collègues. Et même pendant notre crémaillère...

Ma vision s'est brouillée. Pas de larmes. Pas encore. Juste ce voile gris qui se pose sur tout, quand ton cerveau sature.

Et puis, presque à voix basse, comme si elle hésitait à m'en dire trop, elle m'a parlé d'une autre fille. Une troisième. Une avec qui il couchait depuis des années, par intermittence, sans jamais vraiment couper les ponts. « Une sorte de *sex-friend* », a-t-elle dit. Cinq ans de relation purement sexuelle. « Louise, je crois qu'elle s'appelle. »

---

19 Marry me : Déclaration d'amour ultime dans les films. Dans la vraie vie : phrase copiée-collée envoyée à deux femmes en même temps, avec la même ponctuation et probablement le même enthousiasme qu'un rappel de facture EDF.

20 Doll Sing : Nom de code qu'il utilisait pour plusieurs bateaux en même temps. Une sorte de carte de fidélité émotionnelle qu'il tamponnait avec plusieurs femmes en parallèle.

21 Bubby : Surnom soi-disant « unique » qu'il me donnait. L'équivalent affectif d'un mot de passe trop simple : réutilisé partout, sans imagination, et surtout sans exclusivité.

Je l'ai regardée, incapable de parler. Je n'étais même pas dans un triangle. J'étais dans un polygone émotionnel dont je ne connaissais pas les angles.

Et puis vint le coup de grâce. Celui qui t'achève pour de bon. Le genre de coup porté à un boxeur déjà étendu au sol, quand l'adversaire grimpe sur lui juste pour s'assurer qu'il ne se relèvera jamais.

« Le premier soir » a-t-elle dit. « Ton premier rendez-vous avec lui. »

Mon cœur s'est arrêté. Littéralement arrêté. Parce que je savais. Quelque chose en moi savait déjà ce qu'elle allait dire. Quelque chose en moi se préparait à un autre impact.

« Cette colline. Où vous avez regardé les éclairs et où vous vous êtes embrassés pour la première fois... »

Comment savait-elle ça ? Comment elle savait pour la colline ? Pour ce moment magique, ce moment parfait, ce moment où j'avais cru que tout commençait ?

« Il est venu chez moi juste après. »

Je viens de comprendre le sens littéral de l'expression avoir le cœur brisé. Une bombe nucléaire avait été larguée directement derrière mon sternum et tout ce qui me constituait avait été pulvérisé en une fraction de seconde.

« Quoi ? » Ma voix n'était plus qu'un souffle.

« Ce soir-là. Après vous être embrassés. Il est venu chez moi. On a couché ensemble. »

Non.

Non non non non non.

Pas ce soir-là.

Pas *cette* nuit-là.

Cette nuit où je m'étais endormie en souriant. En touchant mes lèvres qu'il avait embrassées. En repensant à ses mains dans mes cheveux. À ce moment parfait sur cette colline. À ces éclairs qui illuminaient le ciel comme si l'univers célébrait notre rencontre.

Cette nuit où je m'étais dit : « C'est lui. C'est vraiment lui. »

Cette nuit où je ne lui avais pas proposé de rester parce que je ne voulais pas passer pour la fille facile. Parce que je voulais faire les choses bien. Parce que je voulais que ce soit spécial. Je lui avais simplement dit que j'avais passé une bonne soirée et que j'avais hâte de le revoir.

Et lui.

Lui, il était monté dans sa voiture. Il avait roulé trois cents mètres. Et il l'avait baisée.

Le même soir.

Avec ma salive encore dans sa bouche.

Avec mon parfum encore sur sa peau.

Avec mes mots encore dans ses oreilles.

La Neuro s'écroule — La réévaluation rétroactive

Sur le navire, la vérité venait d'exploser comme une grenade. L'information n'était plus alignée avec notre vérité, il fallait réécrire toutes les scènes passées pour que le récit tienne debout, en y ajoutant les nouveaux éléments.

Ce n'est pas un choix. Ni une réflexion. C'est un processus brutal et traumatique incontrôlable.

Le Capitaine (cortex préfrontal) était à genoux, il venait de prendre le plus gros uppercut de sa vie.

La Vigie (amygdale) hurlait d'horreur ! Elle forçait l'équipage à réévaluer tout ce qui pourrait être une menace. Elle voulait même faire sauter Miss Ocytocine par-dessus bord.

La Bibliothécaire (hippocampe) arrivait en courant, les bras chargés de dossiers :

« Capitaine ! On a un problème ! Les souvenirs ne correspondent plus ! Les dates ne matchent plus ! On doit tout recalculer ! »

Mais le Capitaine était KO, un filet de bave lui pendait sur le côté de la joue.

Alors, la Vigie et la Bibliothécaire ont pris le commandement. Oui, on n'est pas dans la merde ! Elles ont frappé du poing sur la table : « Tout ça n'a plus aucun sens ! Il faut reconstruire la vérité ! »

La Bibliothécaire a ouvert les archives en vrac. Les dossiers volaient de partout. Les souvenirs se mélangeaient. Les dates se superposaient.

Et pendant que tout le monde paniquait, le navire entier recalculait la chronologie, comme un ordinateur qui redémarre après un crash.

J'ai dû émettre un bruit. Un gémissement. Un sanglot. Quelque chose. Parce que Lucy s'est tue, m'a regardée et a eu l'air effrayée.

« Stella ? Ça va ? »

Ça va ?

J'étais en train de me faire éventrer émotionnellement par quelqu'un qui ne mesurait même pas la portée de ce qu'elle disait. Est-ce que j'avais l'air d'aller bien ? Est-ce que j'avais l'air d'une personne qui se réjouissait d'apprendre que le premier soir, le soir magique, le soir où tout avait commencé, n'avait été qu'un mensonge de plus ?

Je me suis levée. Mes jambes ont failli me lâcher, mais je me suis rattrapée à la table. La chaise en plastique est tombée derrière moi.

« Il faut que je parte. »

Ma voix ne m'appartenait plus. C'était la voix de quelqu'un d'autre. De quelqu'un qui était en train de se noyer, mais qui essayait encore de faire semblant que tout allait bien.

« Stella, attends... »

« Non. Il faut que je parte. Maintenant. »

J'ai attrapé mon sac. Me suis dirigée vers la porte. Lucy s'est levée, a fait un pas vers moi, mais je l'ai arrêtée d'un geste.

« Merci », ai-je dit. Et c'était sincère. Aussi tordu que ça puisse paraître, c'était sincère. « Merci de m'avoir dit la vérité. »

Elle a hoché la tête. Les yeux brillants. Comme si elle aussi portait quelque chose de lourd. Comme si elle aussi avait été détruite, juste d'une manière différente.

Le trajet le plus long du monde

Je suis sortie. J'ai ouvert le portail.

En sortant de chez elle, l'air m'a frappée si fort que j'ai senti mon âme reculer d'un pas. Un choc glacé qui m'a traversée de part en part. Mes jambes avançaient toutes seules, mécaniques, mais chaque pas me donnait l'impression de marcher sur un fil tendu au-dessus du vide. La distance jusqu'à ma voiture n'était rien, et pourtant, elle s'étirait comme un couloir d'exécution.

Mon cœur battait trop fort, trop vite, cognant dans mes tempes comme un tambour de guerre. Le monde autour s'effaçait : les façades, les passants, les arbres... tout devenait flou, comme si la réalité elle-même reculait. Je ne sais pas comment mes pieds ont trouvé le chemin vers la voiture, mais chaque pas me donnait l'impression qu'un morceau de moi se décrochait, comme si mes organes se fendaient un par un sous la pression.

Un goût de fer me montait dans la bouche. Je me noyais dans mon propre sang. J'étais persuadée que mon corps était en train d'imploser. J'allais mourir.

Mes mains tremblaient si fort que je les ai refermées l'une sur l'autre, comme si elles n'étaient plus les miennes.

Et là, j'ai compris. J'étais en état de choc.

Ce n'était pas seulement de la peine, ni de la colère. C'était une douleur primitive, brutale, qui me déchirait les tripes. Comme si j'avais été projetée hors de mon propre récit, expulsée de ma vie.

Mon esprit flottait encore au-dessus de l'impact, incapable de retomber. Les sons autour de moi étaient étouffés, comme si quelqu'un avait mis la vie en sourdine. Et dans ma tête, une phrase tournait en boucle, obsédante, irréelle :

Je n'y crois pas. Non. Ce n'est pas possible.

Mon esprit était en proie à des visions entremêlées : les échanges sur la maternité du week-end dernier avec sa famille, les sourires complices, les projets qui m'avaient été proposés comme une évidence. Tout ça explosait comme des éclats de verre.

Ce futur n'existait plus. Et moi, je ne savais plus quelle version de mon histoire avait été réelle. Mais ce n'était pas seulement l'incrédulité. C'était le manque. Le manque de repères. Le manque de moi. Comme une dépendance qui se brise net et laisse le corps en recherche de sa propre identité.

J'avais été accrochée à une version de l'amour qui ressemblait à une drogue douce : euphorisante, anesthésiante, dévastatrice. Et là, je venais de faire ma première descente.

La Neuro s'effrite — La désintégration de soi

Sur le navire, quelque chose venait de céder. Pas une corde. Pas une voile. Non. C'était la coque elle-même. Le Soi. Cette structure invisible qui maintenait toute mon existence.

Le Capitaine était toujours KO. La Vigie hurlait. La Bibliothécaire jetait des dossiers par-dessus bord… mais là, c'était autre chose. C'était plus profond.

Le navire perdait sa forme. Les planches se décollaient. Le pont se dédoublait. Les murs se dissolvaient.

La voix du Soi — celle qui dit « je suis moi », « je sais qui je suis », « je sais où je vais » — venait de se fissurer.

Le Mécano, paniqué, criait : « On perd la structure ! »

La Vigie ne voyait plus rien à l'horizon. « Je... je n'ai plus de repères. Tout est blanc. »

La Bibliothécaire ne reconnaissait plus les dossiers. « Ces archives... elles ne sont plus à nous. Je ne comprends pas, on est toujours sur le bateau Stella ? »

Et le Capitaine, incapable de se relever, murmurait : « Notre point d'ancrage identitaire vient d'être pulvérisé... Abandonnez le navire ! »

C'est ça la désintégration du soi : quand le navire n'a plus de forme, plus de direction, plus de nom. Quand tu ne sais plus qui tu es dans ton propre récit. Quand tu flottes dans un brouillard où même ta silhouette t'échappe. Quand tu deviens étrangère à toi-même.

Cette envie d'anesthésie, ce besoin de fuir le choc, c'est le cœur même de l'addiction émotionnelle. Il était ma came. Ma drogue affective.

L'onde de choc traversait chaque recoin de mon corps, chaque pensée, chaque souvenir. J'ai largué ma bouée parce que j'étais accro à lui. Alors, tout mon système cherchait une sortie. Une échappatoire. Un produit. Un geste. N'importe quoi qui pourrait faire taire ce vacarme intérieur.

Le vaisseau fantôme

Mon esprit se détachait de mon corps. Tout était flou, comme si le monde avait basculé dans une autre dimension. C'était comme si j'étais à nouveau sous la vague. Les bras ballants. Le souffle coupé. Je regardais ma vie valser au ralenti, projetée contre les parois de ma conscience avec une brutalité inouïe. Tout s'est effondré d'un seul coup, comme un château de cartes soufflé par une bourrasque.

Moi, j'étais là. Présente. Amoureuse. Entière. Prête à bâtir tout ce qu'il disait vouloir : des enfants, une maison, des week-ends en famille, des voyages, des aventures partagées. Tout ce que Lucy refusait de lui donner. Et moi, je le lui offrais sur un plateau avec une naïveté désarmante.

Mais peut-être qu'il n'en avait jamais eu envie. Alors, pourquoi me le faire croire ? Pourquoi m'avoir entraînée dans des rêves qui n'étaient pas les siens ? Ce n'était pas comme si je souhaitais déjà qu'on me repasse la bague au doigt, ou si mon désir de maternité avait soudainement fait surface après plus de trente ans de silence radio. Ce n'était pas moi qui avais mis ces projets sur la table. C'était lui. C'était lui qui avait parlé d'avenir, de famille, de vie à deux. Moi, avant lui, j'étais ailleurs. Sauvage. Libre. Ma valise à la main, traversant l'Outback dans des avions biplaces.

Mais je l'ai rencontré. Et je l'ai cru. Alors j'ai adopté son rythme, ses rêves, ses désirs. J'ai troqué ma liberté contre ses promesses, j'ai plié mon horizon pour épouser le sien. Par amour, oui. Mais surtout par peur : peur de le perdre, peur de n'être jamais assez bien. Et peu à peu, sa réalité mensongère a colonisé la mienne. Jusqu'à ce que je réalise que ce n'était pas lui qui m'avait lâchée.

C'était moi.

Rien ne m'avait obligée à troquer mon existence pour sa validation. Et maintenant, ce vaisseau fantôme, errant comme une carcasse abandonnée, devait en payer le prix fort.

Ce n'était pas seulement de la trahison : c'était de l'humiliation pure, le sentiment d'avoir été dupée. Ces projets, je ne les avais pas inventés seule. Ils avaient été posés sur la table, répétés, nourris, habillés de promesses. Alors, quand tout s'est effondré, je me suis sentie idiote, ridicule d'y avoir cru.

Je croyais être « celle qui correspond », et je découvrais que je n'étais qu'une pièce interchangeable dans un jeu qu'il jouait ailleurs. L'homme que j'avais placé si haut sur ce piédestal ne m'inspirait maintenant plus qu'un profond dégoût.

Les aveux de Lucy ont balayé les ultimes fragments de confiance et d'espoir qui restaient en moi.

On ne pleure pas seulement ce qui a été. On pleure ce qui aurait pu être. Et ce deuil-là est plus cruel encore, parce qu'il n'a jamais existé ailleurs que dans notre tête, et pourtant, il nous hante comme une réalité perdue. On ne perd pas seulement l'autre. On perd aussi la version de soi qu'on était en train de devenir avec lui.

Alors la douleur devient telle qu'on ne rêve plus que d'une chose : la faire taire, à n'importe quel prix.

Je devais m'anesthésier.

Viens, je vais te présenter mon dealer

On s'écarte un peu du courant. Juste toi et moi, dans cette petite *creek* tranquille à l'abri des regards. On flotte côte à côte, nos bouées qui se frôlent, encore secouées par ce qu'on vient de traverser. Je sens ton regard sur moi, ce mélange de « je comprends » et de « je suis déjà passé par là », et ça suffit pour que je me redresse un peu. On va faire un détour de deux minutes, rien de plus. Je veux te présenter quelqu'un. Mon dealer. Le Magicien. Ne te laisse pas avoir par son sourire — il n'est pas là pour nous sauver. Il est là pour vendre ses fioles, ni plus ni moins. Et crois-moi, il a toujours un tour d'avance !

Les autres tours du Magicien

Il a sorti une première fiole. Orange vif. Avec des paillettes dorées qui dansaient à l'intérieur.

« Sucre ! » a-t-il annoncé comme s'il présentait une star. « Le câlin chimique. Le père Noël de la dopamine. Tu vois ce qu'il fait ? Il débarque avec un sac plein de cadeaux — dopamine, sérotonine, endorphines — et tu te sens réconfortée. Comme si un cookie géant te prenait dans ses bras. »

Il a fait tourner la fiole dans la lumière.

« L'illusion ? » Tu te dis « juste un carré de chocolat ». Mais le carré appelle ses copains. Et ils finissent à huit dans ton estomac. Et après ? Crash de glycémie. Tu te sens pire qu'avant. Alors tu retournes voir le père Noël. Et il revient. Avec la facture... et les kilos en trop.

Deuxième fiole. Bleu électrique. Qui vibrait presque.

« Scroll ! » a-t-il crié en la brandissant. « La machine à micro-récompenses. Les réseaux sociaux. TikTok. Instagram. Facebook. Tu sais ce qui est génial avec celui-là ? Chaque like, c'est une mini-dose de dopamine. Ton cerveau devient un chien qui attend sa friandise. Ding ! Dopamine. Ding ! Dopamine. Ding ! Dopamine. »

Il a ri.

Tu te dis « je jette juste un œil ». Tu regardes ton téléphone à vingt et une heures. Tu lèves les yeux... il est minuit. Où sont passées les trois heures ? Mystère. Mais moi, je les ai. Dans ma poche. Volées.

Anesthésiées. Tu n'as pas pensé à ta douleur pendant trois heures. Mission accomplie. »

Troisième fiole. Rose fluo. Presque agressive.

« Shopping ! » Il l'a agitée comme un vendeur qui fait une promo. « Le shoot de la nouveauté. Chaque achat, c'est une petite fête de dopamine. Ton cerveau crie « wouhou ! On a cliqué sur ajouter au panier ! » Tu ressens l'excitation, l'adrénaline, l'anticipation. Et puis... le colis arrive. Et tu te demandes pourquoi tu as acheté un mixeur rose fluo. Ou une cinquième paire de baskets. Ou ce truc bizarre dont tu ne te souviens même plus. »

Il a haussé les épaules.

« Mais sur le moment ? Sur le moment, tu te sentais mieux. Tu te disais « j'investis ». En réalité, tu finançais le vide intérieur. Mais chut. C'est notre petit secret. »

Quatrième fiole. Verte. Qui pulsait comme un cœur.

« Sport compulsif ! » Il l'a levée comme un trophée. « L'ivresse des endorphines. Les endorphines, c'est la tequila naturelle du corps. Ça brûle, ça pique, mais après tu planes. Tu te sens euphorique. Puissante. Invincible. Tu te dis *c'est sain.* Et ça l'est ! En quantité normale. »

Il s'est penché vers moi.

« Mais quand tu cours plus pour fuir tes émotions que pour ton cardio ? Quand tu fais trois heures de gym par jour juste pour ne pas cogiter ? Quand tu punis ton corps parce que ton esprit souffre ? Là, ce n'est plus de la santé. C'est moi. C'est juste un autre de mes tours. »

Cinquième fiole. Grise. Métallique. Froide.

« Suractivité ! » Il l'a secouée. « L'anesthésie par l'occupation. Tu mets ton mental sur un tapis de course à vitesse douze. Pas le temps de penser. Pas le temps de sentir. Tu coches des cases. Tu te sens comme Wonder Woman. Productive. Efficace. Indispensable. »

Il a fait une pause.

« Sauf que tu ne vis pas. Tu fuis. Le vide te fait peur, alors tu le remplis. Avec du travail, des projets, des *to-do lists* interminables. Tu crois *gérer ta vie.* En vrai, ta vie défile en mode accéléré et toi, tu la regardes passer. Parce que ralentir signifierait ressentir. Et ressentir, c'est exactement ce que tu veux éviter. »

Il a rangé toutes les fioles. En a sorti une dernière. Transparente. Presque invisible. Mais à l'intérieur, de la fumée tourbillonnait.

« Nicotine », a-t-il dit doucement. « La respiration sous stéroïdes. Tu sais ce qu'elle fait, celle-là ? Elle envoie son petit stagiaire hyperactif — la nicotine — distribuer de la dopamine, de l'adrénaline et de la sérotonine à tout le monde sur le pont. Tu inspires. Tu expires. Tu te dis que tu médites. Que c'est ta pause. Ton moment à toi. »

Il a souri.

« Mais ton gourou, c'est une clope. Et moi, ton dealer intérieur, j'ai déjà programmé l'alarme pour la prochaine. Dans une heure. Dans deux heures. Tu te dis que c'est toi qui décides. Mais c'est moi qui ai réglé l'horloge. »

Il a replacé la fiole dans son chapeau. L'a fermé. S'est rassis.

« Tu vois ? J'ai des tours pour toutes les occasions. Pour toutes les douleurs. Pour tous les vides. Alcool. Cigarettes. Sucre. Scroll. Shopping. Sport. Travail. Sexe. Tout ce que tu veux. »

Il m'a regardée droit dans les yeux.

« Et tu sais ce qui est génial ? Ils marchent *tous* de la même façon. Ils agissent vite. Ils modifient ton état interne en quelques secondes, quelques minutes. Ils te donnent l'illusion que tu contrôles. Que c'est toi qui choisis le moment, la dose, le geste. Tu te dis : « C'est *moi* qui tiens les rênes. »

Il s'est penché encore plus près.

« Mais en réalité, ils exploitent tous les mêmes circuits automatiques de survie et de récompense. Ceux qui sont vieux comme l'humanité. Calmer la douleur. Chercher le plaisir. Éviter le vide. GABA. Dopamine. Endorphines. Sérotonine. Adrénaline. C'est toujours les mêmes acteurs. Juste des costumes différents. »

Il a tapoté le coussin encore posé sur l'alarme incendie.

« Et tu sais ce qu'ils ont *tous* en commun ? Ils ne traitent jamais la cause. Jamais. Ils ne font qu'étouffer le signal. Comme ce coussin sur cette alarme. Le feu continue de couver. Invisible. Pendant que toi, tu savoures ce silence acheté à crédit. »

Il s'est levé. A remis son chapeau sur sa tête. Il s'est dirigé vers la porte.

« Je reviendrai demain », a-t-il dit. « Avec mes fioles. Avec mes tours. Tu choisiras celui que tu veux. Alcool ? Sucre ? Scroll ? Sport ? Peu importe. Ils marchent tous. »

Il s'est retourné avant de sortir.

« Ah, et un dernier truc. »

Il a souri. De son sourire de vendeur. De filou. De magicien.

« Certaines de mes clientes préfèrent la variété. Un peu d'alcool le soir. Du sucre l'après-midi. Du scroll la nuit. Du sport le matin pour compenser. Du shopping le week-end. Elles font une collection. Je fais des tarifs spéciaux pour ces packages complets. »

Il a ricané.

« Plus tu en as, plus tu penses contrôler. Mais en réalité ? Plus tu es piégée. Parce que chaque tour a besoin d'être répété. Chaque coussin finit par glisser. Et l'alarme recommence à hurler. Alors tu reviens me voir. Encore. Et encore. Et encore. »

La porte s'est refermée.

Le silence est revenu.

Le feu brûlait toujours.

Mais je ne l'entendais plus. J'avais le coussin bien épais sur mon alarme incendie, des GABA plein le pont... et une envie irrésistible de dormir. Enfin !

« À demain, Stella », dit le Magicien en remettant sa capuche.

Anesthésier n'est pas soigner

Ce soir-là, après le passage chez Lucy qui a duré presque deux heures, j'avais rendez-vous avec des amis dans un restaurant pour dîner. Je ne sais même plus comment j'ai conduit jusque-là. Mon corps fonctionnait en pilote automatique, pendant que mon esprit flottait ailleurs, suspendu dans une réalité éclatée.

Je suis entrée dans le bâtiment comme un zombie. La grande tablée bruissait de rires, de conversations, de verres qui s'entrechoquaient. Moi, j'étais en apnée.

Dès que ma pote m'a vue, elle a compris. Je n'ai eu besoin que de quelques mots — « c'est pire que ce que je pensais » — pour que ses bras s'ouvrent. Et là, la digue a cédé. Mes jambes se sont dérobées. Mes larmes ont jailli, incontrôlables, comme une crue qu'on ne retient plus. Elle m'a entraînée dehors, une cigarette entre les doigts, ce petit rituel banal qui, à cet instant, avait la saveur d'un rite sacré.

Une autre amie est arrivée avec un verre de vin. Elles savaient. Elles savaient exactement ce dont j'avais besoin. Elles m'ont entourée de gestes simples, d'accolades silencieuses, de regards qui disaient : *on est là. Tu peux t'effondrer.*

J'ai pris le verre. Plein à ras bord. Mes mains tremblaient tellement que j'ai failli le renverser.

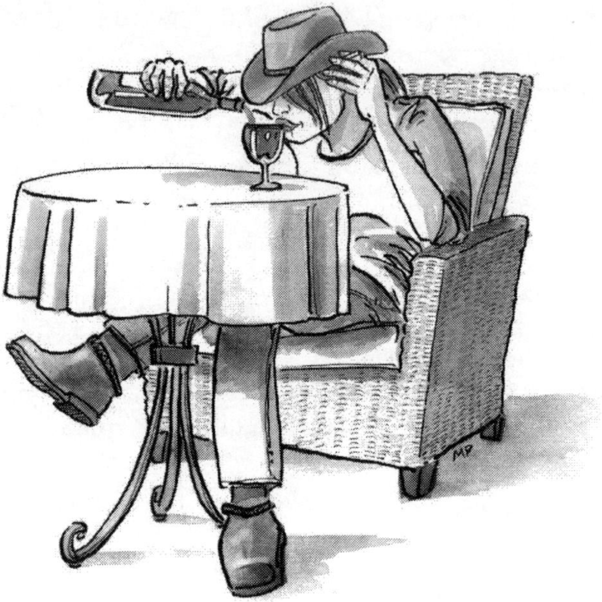

J'ai porté le verre à mes lèvres. J'ai bu. La première gorgée était amère. Acide. Violente dans ma gorge.

Mais quelques secondes plus tard ...

Sur le pont de La Neuro S'intoxique, le Magicien a souri.

Il a versé le contenu d'une fiole ambrée sur le pont. Le GABA s'est répandu partout comme une vague apaisante.

La Vigie a arrêté de hurler. Ses cris se sont transformés en murmures. « Danger... mais bon... peut-être que... ça va... »

Mes épaules se sont relâchées. Ma respiration s'est calmée. Mon cœur a ralenti. Le chaos dans ma tête s'est transformé en brouillard cotonneux supportable.

« Tu vois ? » a murmuré Le Magicien. « Le GABA fait son travail. Tout ralentit. Le frein s'active. C'est mieux, non ? »

J'ai bu une autre gorgée. Puis une autre.

Il a sorti une deuxième fiole. Rouge vif. Presque fluorescente.

« Dopamine », a-t-il annoncé comme un présentateur de télé-achat. « La récompense chimique. Le jackpot du cerveau. »

Il l'a versée.

Le Moussaillon s'est réveillé d'un coup. « Oh ! On est bien là ! Continue ! C'est bon ! »

Une sensation de chaleur m'a envahie. Pas seulement physique. Émotionnelle. Cette sensation de « ah, ça va mieux maintenant ». Cette illusion que j'avais fait un bon choix. Que ce verre allait m'aider à traverser cette épreuve. Que tout n'était pas perdu.

Troisième gorgée. Quatrième. Le verre se vidait vite.

Il a sorti une troisième fiole. Dorée. Lumineuse.

« Endorphines. Les antidouleurs naturels. »

Il l'a versée.

Un voile doré s'est posé sur tout. La douleur était toujours là — le premier soir, les messages « *marry me* », la maison à trois cents mètres, Lucy, tout — mais... lointaine. Comme derrière une vitre épaisse. Comme si ça n'avait plus d'importance. Comme si je pouvais enfin respirer sans que chaque inspiration me déchire.

« Voilà », a murmuré Le Magicien. « Les endorphines adoucissent tout. Comme un filtre Instagram sur ta douleur. Tu peux enfin respirer. Et si on commandait un deuxième verre ? »

Le vin avait le goût du soulagement. Le goût de l'interruption. Le goût de l'anesthésie. Et sans le savoir, j'avais ouvert une porte vers un tourbillon.

On est rentrées dans le restaurant. J'ai commandé un autre verre. Puis un autre. Le dîner est devenu flou. Les conversations m'atteignaient à peine. J'étais là physiquement, mais mon esprit flottait ailleurs. Pour la première fois depuis des heures, exister ne faisait plus mal.

L'alcool est devenu mon adoucissant du trauma. Ma béquille pour continuer à avancer. Mon interrupteur pour faire taire mes pensées. Après ce soir-là, je n'ai presque plus passé un seul soir sans boire. C'était l'alcool, ma nouvelle came. Mon allié. Il floutait les contours, atténuait les pics, rendait le chaos vaguement tolérable. Et parfois, quand j'allais trop loin, il m'offrait l'oubli. Un oubli instable, précaire, mais suffisant pour survivre.

La confrontation avec Lui – 3 jours après impact

Après être sortie de chez Lucy, j'avais tous les éléments nécessaires pour la confrontation. La Bibliothécaire avait empilé toutes les preuves : chaque mensonge, chaque humiliation, soigneusement consignées.

Et Kyle, lui, était loin d'imaginer que je savais tout dans les moindres détails. J'avais un avantage stratégique absolu. Un joker. Une bombe dans la poche.

Et j'avais hâte, vraiment hâte, que la vérité éclate, pour qu'il voie la situation dans laquelle il m'avait entraînée. Moi, obligée d'aller chez une autre femme pour comprendre ce que mon propre mec me cachait. Personne ne devrait avoir à faire ça. Et je comptais bien lui rendre la monnaie de sa pièce.

Je savais que j'allais rompre. C'était évident. Dans ma tête, la décision était prise depuis le moment où j'avais quitté la maison de Lucy. Mensonges. Trahison. Infidélité. Le trio gagnant pour un désastre. L'option de rester était inconcevable. Et ce manque de respect absolu : raconter aux autres des choses absurdes sur moi. C'était inhumain.

Alors je lui ai envoyé un message. Un message parfaitement calibré avec une petite idée derrière la tête. « Tu me manques, viens demain, je prépare un truc sympa à manger. »

Je lui ai fait croire qu'après deux jours de réflexion, j'étais prête à ce qu'il revienne. Que je voulais qu'on parle. Il a mordu à l'hameçon en une seconde.

« Super, moi aussi, j'ai hâte. » Il ne se doutait de rien. Rien. Mon plan machiavélique devrait marcher à merveille !

On a toutes, un jour, juré très fort — parfois un verre de vin à la main, parfois en pyjama devant une série — que nous, jamais de la vie, on ne pardonnerait une trahison. On a toutes dit des phrases du genre : « Moi ? Je fais ma valise en dix minutes », « Je brûle ses affaires ». Et puis il y a celles qui affirment qu'elles resteront dignes, celles qui se voient déjà en mode Beyoncé, celles qui fantasment sur une vengeance digne d'un thriller, et celles qui, honnêtement, ne savent pas du tout comment elles réagiront, mais qui font semblant d'avoir un plan. La vérité, c'est qu'on ne sait rien tant que ça ne nous tombe pas dessus. On peut jouer les dures, les sages, les stratèges... mais le jour où ça arrive vraiment, c'est une autre version de nous qui se présente. Une version qu'on n'avait pas prévue. Une facette qu'on découvre en même temps que les nœuds se démêlent.

Je ne m'étais jamais demandé comment je réagirais face à une trahison. Je pensais que je pleurerais, que je supplierais, que je m'effondrerais. Mais non. J'ai découvert une facette de moi que je ne connaissais pas : la femme stratégique. Manipulatrice. La femme qui prépare sa vengeance subtilement. La femme qui ne tremble pas. J'ai passé tout l'après-midi à élaborer un plan d'action minutieux. J'ai même fait un diagramme avec des post-it !

Je n'avais pas l'intention de le détruire ou de le blesser... quoique... Ce que je voulais, c'était le déstabiliser. Le mettre face à ses mensonges. Pour qu'il voie que je n'étais pas si conne. Pour lui laisser une dernière image de moi : digne, forte, classe. La fille qui te piège dans ta propre toile. J'avais tout préparé. Sauf le dîner, bien sûr.

À dix-huit heures, il est arrivé.

Le bruit de sa voiture dans l'allée. Le claquement de la portière. Ses pas sur le gravier. Chaque son amplifié par mon hypervigilance. J'ai ouvert la porte avant qu'il frappe.

Il était là. Debout sur le seuil. Souriant. Ce sourire qui m'avait fait tomber amoureuse. Ce sourire qui maintenant me donnait envie de vomir. On s'est pris dans les bras. Il m'a embrassée. Et c'était... bizarre. Mes lèvres bougeaient, mais mon cœur était ailleurs. Je ne ressentais que du dégoût.

Les phrases de Lucy tournaient dans ma tête en boucle, comme un écho impossible à faire taire. Mon estomac s'est retourné, mais j'ai souri. J'ai joué mon rôle.

« Tu m'as manqué », a-t-il dit, entrant dans la maison comme si de rien n'était.

« Ça va ? Prends une bière dans le frigo si tu veux. »

Ma voix était calme. Neutre. Parfaitement contrôlée.

Il est allé au frigo. A pris une bière. Il s'est installé comme chez lui. Parce que c'était chez lui. Enfin, c'était censé l'être.

Je l'ai regardé boire assis sur le canapé. Décontracté. Sans un soupçon de culpabilité sur son visage.

« Qu'est-ce qu'ont dit les gars au boulot quand tu es venu camper à nouveau sur place après des mois où tu n'avais pas dormi dans ton ancien lit ? »

Il a haussé les épaules. « Ils étaient surpris. »

« Et ça va ? T'as réussi à dormir seul ? Pas eu peur du noir ? »

Il a ri. Ce rire facile. Innocent. « Non. »

Comme si tout allait bien. Comme si on était juste un couple normal qui se retrouve après quelques jours de séparation.

Je me suis servi un verre de vin. Mon quatrième de l'après-midi. La bouteille était presque vide. J'en ai ouvert une autre. J'avais acheté un carton entier. Je savais qu'après cette soirée, j'allais en avoir besoin.

On s'est installés dans le canapé d'angle, chacun à un coin. Je voulais pouvoir le regarder dans les yeux. Il m'a attrapé la main, comme s'il venait de me retrouver échouée sur une plage après m'avoir perdue. Ses doigts entrelacés aux miens. Chauds. Fermes. Menteurs.

J'ai commencé.

« J'aimerais qu'on discute un peu avant le dîner. J'ai pris le temps de digérer ce qui s'est passé le week-end dernier. »

Il a hoché la tête. Attentif. Concerné. L'acteur parfait.

« Je sais que tu n'aimes pas trop parler, mais là j'ai besoin de clarifier quelques trucs. »

Mon cœur battait. Fort. Mais ma voix restait stable.

« Les messages que j'ai vus sur ton téléphone m'ont fait croire que quelque chose s'est passé, et pas qu'une fois. Donc j'ai besoin que tu me dises exactement ce qu'il en est. »

Pause. Ses yeux cherchant les miens. Calculant déjà son mensonge.

« C'était quand la dernière fois que vous vous êtes vus avec Lucy ? »

« Avant qu'on se rencontre, comme je t'ai dit. »

Sa voix était ferme. Assurée. Comme s'il croyait vraiment à ce qu'il disait. Ou comme s'il avait répété cette ligne tellement de fois qu'elle était devenue vraie dans sa tête.

« Donc vous avez couché ensemble avant qu'on commence à se fréquenter ou que tu viennes habiter chez moi ? »

« Avant toi. »

Mensonge numéro un.

Je sentais la colère monter. Mais je l'ai gardée enfouie. Pas encore. Pas maintenant.

« Mais alors pourquoi avez-vous continué à garder contact ? Elle te manquait ? Tu voulais la revoir ? »

Il a secoué la tête. « Non. C'était... compliqué. On s'envoyait juste des messages comme des amis. »

Mensonge numéro deux. Je le laissais parler, s'enfoncer tout seul.

« Donc tu n'as pas couché avec elle non plus quand, moi, je suis partie aux Philippines ? »

« Non. » Catégorique. Presque offensé que je puisse suggérer ça.

« Tu m'as toujours dit qu'elle était dans une relation libre avec plein d'autres gars, donc je me suis dit que ce n'était pas un danger, surtout que vous aviez rompu, c'est ça ? »

« Oui. Et puis, en plus après, je t'ai rencontré, toi... tu étais ma *dream girl.* »

Les mots ont frappé ma poitrine comme un coup de poing. Mon estomac se tordait, mais je continuais.

« Vous avez rompu quand ? »

« Bah, on n'a jamais été vraiment ensemble... »

Je me suis penchée en avant. « Donc tu n'as jamais été amoureux d'elle ? Ou voulu emménager chez elle tous les soirs, avoir des gamins ? »

« Non. »

Ferme. Direct. Les yeux plantés dans les miens.

Mensonge numéro trois.

« Du coup tu lui envoyais des textos comme ça... pour le fun ? Parce qu'elle te manquait ? Je ne sais pas, c'est possible tu sais, je comprendrais. »

Je gardais ma voix douce. Compréhensive. Comme si je lui donnais une porte de sortie.

« Non. On a rompu — enfin rompu, on n'était pas ensemble — mais on a arrêté de se voir bien avant qu'on se rencontre. »

« OK. »

Pause. Je buvais une gorgée. Le laissais respirer.

« Mais du coup, les messages un peu chauds, un peu *flirty,* voire carrément *Olé Olé* que j'ai entrevus, c'était... ? »

Il a hésité. Juste une microseconde. Mais je l'ai vue.

« Ce n'était rien. C'était que du bluff. Il ne s'est rien passé. »

Il s'est penché vers moi. A pris mes deux mains dans les siennes.

« Mais il n'y a plus rien avec elle, vraiment. J'ai coupé. Je suis heureux avec toi, avec ce qu'on a... Il ne se passerait rien aujourd'hui, ça c'est sûr... »

Ses yeux suppliaient. Ses pouces caressaient mes mains.

Et pendant une seconde — une toute petite seconde — j'ai voulu le croire. Parce que ce serait tellement plus simple. Tellement moins douloureux. Mais je connaissais la vérité.

« D'accord, Kyle. Parce qu'elle est belle, notre histoire, quand même. »

Ma voix s'est adoucie. Nostalgique même. J'ai continué.

« On a commencé à construire de belles choses. Et tu vas rencontrer ma famille en France dans quelques semaines, donc j'espère que t'es bien sûr de ce que tu veux avec moi ? »

« Évidemment. »

« Rien à confesser qui pourrait ressortir plus tard et nous faire du mal ? Me faire du mal ? »

« Non. »

Direct. Sans hésitation.

Mensonge numéro quatre. Cinq. Douze. Je ne les comptais plus.

« D'accord. Parce que tu sais que si on a des enfants et que je découvre quelque chose, ils ne seront pas une excuse pour ne pas te quitter. Donc, si je découvre au final qu'il s'est passé quelque chose avec Lucy, même au début de notre relation, je partirai. À l'autre bout du pays. Avec enfants... et notre futur chien... »

Il a ri. Comme si c'était absurde. Comme si c'était impossible.

« Ça n'arrivera pas. Ou alors je paierai une bonne pension alimentaire. » Et il a ri. Ça m'a glacé le sang. Comme si c'était une blague. Comme si ma douleur future était drôle.

« Euh ouais, nan, ce n'est pas le but. Tu sais que mon pire cauchemar serait d'être seule, dans un pays étranger, à des milliers de kilomètres de ma famille, avec des enfants, où je pourrai plus faire le boulot de mes rêves... Donc, moi, je veux un mec qui puisse assumer d'être père, jusqu'au bout. Si je renie ma liberté de nomade, c'est pour une vie de famille *avec* toi. »

Ma voix tremblait légèrement maintenant. Pas de colère. De peur. Peur que ce cauchemar devienne réel. Peur d'avoir déjà sacrifié trop.

« Non, Stella, je suis vraiment heureux avec toi. »

Ses mains serraient les miennes plus fort. Comme pour me convaincre.

« D'accord. Tu te souviens quand on a fait des tests pour voir si on était clean tous les deux et qu'on pouvait ne plus mettre de capote ? Tu m'as dit qu'il n'y avait que moi. Tu étais vraiment honnête ou il faut que je programme d'autres tests ? »

« Non, pas besoin. Je suis honnête. »

« OK. Parce que moi je le suis. Je t'aime vraiment. Je t'ai dit je suis *All in !* »

Je le regardais. *Vraiment*. Cherchant une fissure. Un signe.

Il s'est penché. M'a embrassé le front. Tendrement.

« *You are the one*. » Tu es la seule.

Le silence est tombé. Je l'ai laissé s'installer. S'épaissir. Devenir insupportable.

Puis j'ai lâché la bombe.

Tous aux abris !

« Non, mais en fait je suis en train de me foutre de ta gueule, là. »

Ma voix était calme. Trop calme.

Il a cligné des yeux. Pas sûr d'avoir bien entendu.

« J'ai envoyé un message à Lucy. Et je lui ai demandé quand est-ce que vous vous êtes vus pour la dernière fois. »

Son visage s'est figé. Juste imperceptiblement. Mais je l'ai vu. La panique. Brève. Puis le masque qui se remet en place.

« Et elle a dit quoi ? »

Sa voix était neutre. Mais ses mains ont lâché les miennes.

« Bah c'était juste avant que tu viennes me rejoindre pour la semaine aux Philippines. La veille de ton vol, en fait. »

Pause. Je le regardais. Attendant. Puis j'ai continué.

« Bien plus récent que ce que tu me dis là. Du coup, cela faisait trois mois qu'on vivait ensemble, la veille de venir me retrouver en vacances, pour nos toutes premières vacances... tu étais chez elle en train de la sauter ? »

« Non. Je ne crois pas. Enfin, je ne me souviens pas. »

Il détournait le regard maintenant. Ses yeux fuyant les miens.

« Ah, tu es amnésique maintenant ? »

Ma voix montait. Légèrement. Le premier craquement dans mon armure.

« Laisse-moi te rafraîchir la mémoire. C'était la veille du jour où je t'ai sauté dans les bras à l'aéroport version comédie romantique. On a passé une semaine à faire du kitesurf et à faire l'amour au moins deux fois par jour. Tu te souviens maintenant ? »

« Non. Je ne crois pas avoir couché avec elle... »

Il secouait la tête. Comme un enfant pris la main dans le pot de bonbons.

« Apparemment la veille de partir. Mais apparemment aussi à la fin de la semaine, au moment de partir, tu l'as appelée de l'aéroport pour savoir si elle voulait quelque chose au *duty free* à Bali. Puis elle t'a récupéré quand t'es arrivé dans le Pilbara. Puis tu as recouché avec elle ce soir-là. Puis pendant tes pause repas. Et peut-être même hier soir, non ? »

Ma voix était clinique maintenant. Détachée. Comme si je lisais un rapport médical.

« Comment est-ce possible, ça ? »

« Non. Je pense que c'était avant. Elle a dû mélanger les dates. » Il était confus, mais il s'accrochait encore. Désespérément.

« Stella, je suis heureux avec toi. Je ne reviendrai jamais vers elle. C'était il y a longtemps. Elle n'est même pas jolie, pourquoi j'aurais envie d'y retourner ? »

Oh my... J'ai ri. Un rire sans joie. Creux.

« Non, Kyle. En fait je me fous *vraiment* de ta gueule ce soir. »

J'ai bu une grande gorgée de vin. Mes mains tremblaient légèrement.

« J'ai été voir Lucy hier chez elle. On a parlé pendant un bon moment. »

Pause. Ses yeux se sont écarquillés.

« Et je sais tout. »

Le silence. Assourdissant. Il me regardait comme si je venais de lui annoncer que le jour ne se lèverait plus jamais.

« Et elle a dit quoi ? »

Sa voix était faible maintenant. Tremblante.

« Disons que je pense qu'elle peut ouvrir la bouche autant que ses cuisses... Je sais tout. »

Il a pâli. Littéralement pâli. Puis il a commencé à nier. Encore. Des détails. Minimes. Pathétiques.

« Non, mais attends, elle exagère sûrement, elle... »

« Kyle. »

Ma voix l'a coupé net.

« Elle m'a envoyé au moins trente captures d'écran avec vos textos qui prouvent le contraire de tout ce que tu me racontes. »

Échec et mat.

Il s'est décomposé. Littéralement décomposé devant moi. Ses épaules se sont affaissées. Son visage s'est vidé de toute couleur. Ses mains tremblaient légèrement autour de sa bière. Il a ouvert la bouche. L'a refermée. Aucun son. Il regardait le sol. Ses mains. Sa bière. N'importe quoi, sauf moi.

Alors je lui ai raconté l'histoire. D'une voix extérieure. Détachée. Comme quelqu'un qui raconterait un film. Je racontais.

Méthodiquement. Chronologiquement. Chaque détail. Chaque mensonge. Chaque trahison.

Il ne bougeait pas. Ne disait rien. Son visage complètement vide d'émotions. Je ne savais pas s'il cherchait encore ses prochaines excuses ou s'il était complètement consterné.

Quand j'ai fini, j'ai bu une gorgée. Calmement.

« Qu'est-ce que tu penses de cette histoire ? »

Long silence. Puis, finalement :

« *It's pretty fucked up.*[22] »

Sa voix était un murmure.

« Moi, je pense que t'es le psychopathe le plus égoïste de l'histoire de l'humanité. »

Les mots sont sortis. Clairs. Nets. Définitifs.

« Psychopathe ? »

Il a levé les yeux. Surpris. Blessé même.

« Eh oui, psychopathe. Mais attends là, je suis gentille par rapport à ce qui me traverse la tête depuis hier. »

Ma voix montait maintenant. La colère perçant enfin.

« Tu mens avec une facilité... c'est déconcertant ! »

« Aouch... alright. »

Il a grimacé. Comme si mes mots lui faisaient physiquement mal. Bien.

« Je t'ai dit au début : ne te fais pas chopper si tu me trompes un jour, car je ne te le pardonnerai pas. Quand ma confiance est brisée, c'est pour toujours. »

Je me suis penchée en avant. Mes yeux plantés dans les siens.

« Et toi, tu as essayé. Tu as joué. Tu as perdu. »

« Mais c'était au début... »

Il essayait encore. Encore cette excuse pathétique.

« Et alors ? »

Ma voix a explosé.

« Au début on est censés vivre une lune de miel ! Une période idyllique ! Comment tu peux essayer de construire une relation durable avec quelqu'un pendant que t'en baises une autre dans la même journée ? Il te suffisait juste de me dire que t'étais pas prêt pour quelque chose de sérieux, c'est *tout* ! »

---

[22] It's pretty fucked up : c'est complètement aberrant, pour rester polie.

Silence. Il n'avait pas de réponse. Parce qu'il n'y en avait pas. Il a baissé la tête. Vaincu.

« Alors on n'est plus... »

Sa voix était petite. Fragile. Espérant encore que peut-être...

« Non, je ne crois pas, non ! »

Ma voix était ferme maintenant. Claire. Définitive.

« Tu vas ramasser toutes tes affaires, là, maintenant, dégager de ma maison, de ma vie et je ne veux plus jamais te revoir. J'espère que le kebab du coin est encore ouvert, car tu penses bien que je n'ai pas préparé à manger. »

Les mots sont sortis. Puissants. Victorieux. C'était jouissif !

« Stella, je suis désolé, j'ai vraiment merdé... »

Il tendait la main vers moi. Suppliait.

J'ai reculé. Mis de la distance.

« Je ne te le pardonnerai jamais. »

Le couloir de la mort des MST – 1 semaine après l'impact

Après les révélations de Lucy sur ses multiples partenaires sexuels, la première étape de ma reconstruction était évidente.

J'étais assise dans la salle d'attente de la clinique pour faire une prise de sang et vérifier que je n'avais pas ramené un souvenir biologique non désiré. Charmant programme. Le genre de rendez-vous qu'on ne met pas sur son calendrier avec un petit emoji cœur.

La voix de Lucy résonnait encore dans ma tête : « Je suis dans une relation avec deux autres mecs à Perth. » Trois en tout. Waouh. Trois paires en même temps !

Comment certaines personnes sont-elles capables de ça ? La fluidité sexuelle, le polyamour, le no-string-attached, peace & love et tout le bordel... Pourquoi est-ce que ça ne résonne pas en moi ? Est-ce que je suis trop traditionnelle ? Coincée ? Non, mais sérieusement, tu as déjà essayé d'enfiler une paire de tongs par-dessus tes bottes, toi ? Beurk. Rien que l'idée de la scène me retournait l'estomac. Moi, c'est une paire à la fois. Bien choisie. Bien lacée. Tu la portes, tu l'entretiens, tu ne la mélanges pas avec d'autres. Bon. Je sais. Je t'entends d'ici. Mais Noa et Alex, c'était de la rééducation. Médicalement justifié.

Parce que c'est ça le truc. Lucy était libre. C'était son problème, d'avoir un coffre à chaussures XXL. Mais Kyle ? Lui était censé être *avec moi.* Exclusivement. Monogame. Tu sais, ce concept vieux jeu où quand tu es avec quelqu'un, tu évites de mettre ta bite dans d'autres personnes. Apparemment, c'était optionnel.

Et le clou du spectacle : ils ne s'étaient pas protégés. Je doute que ce soit en espérant une progéniture. Mais enfin ! Moi, on m'a toujours appris qu'on n'essaie pas des chaussures sans chaussettes. C'est comme ça qu'on attrape des trucs horribles... des verrues, des champignons, des bébés... Lucy, ce n'était pas une femme, c'était un centre commercial. Tu rentres, tu testes, tu repars avec un échantillon gratuit. Moi, j'aime faire les soldes, mais quand même... une paire à la fois.

Et me voilà, assise dans la salle d'attente, à remplir ce foutu questionnaire alors que je travaille dans la salle juste à côté. Mes collègues passaient devant moi. Certaines me reconnaissaient. Détournaient le regard. Parce qu'on sait tous pourquoi tu es là. Ce n'est pas pour un bilan de santé annuel.

« Cochez les cases correspondant à votre situation. » Ah super, un jeu ! Parfait, ça va me changer les idées ! C'est fou comme cocher des cases, ça fait du bien.

Non, mais vraiment : les listes de vacances, les inventaires de fin d'année, la liste de courses... Il y a un petit côté gratifiant, presque orgasmique ! Un truc de contrôle, de « regarde comme je suis appliquée », de « je maîtrise ma vie », alors que pas du tout.

Et là, en cochant, j'ai senti revenir la version de moi qui essayait d'être la copine parfaite : celle qui rangeait ses émotions dans des boîtes, tick ! Celle qui faisait des efforts pour être « facile », tick ! Celle qui voulait qu'on lui mette un dix sur dix en comportement affectif. Et tick ! *Merde !* Je viens de cocher diabétique, prothèse dentaire et pacemaker... Oh, foutu pour foutu de toute façon... Alors voyons... si ce questionnaire me note aussi bien que Kyle.

Alcool. Check. Tabac. Check. Autres drogues. Check. Partenaires multiples — oui enfin, pas directement moi, pour le coup. Ce n'est pas moi qui gère ces trois mecs comme un abonnement Netflix multi-écrans. Avez-vous eu des relations sexuelles non protégées — bah oui, elle est conne ! Elle ne se doute pas que pour faire des bébés, on enlève d'abord le film de protection ?! Hyperactivité. Check. Insomnies. Check. Consommation d'anxiolytiques. Check. Oh là là, ça en fait des points !

Euh... Monsieur ? Il manque la case « *all of the above*[23] ! » Ou alors on pourrait rajouter « autre, à préciser », parce que si vous voulez mon avis, il en manque encore un paquet de cases à cocher.

Je pourrais vous refaire le questionnaire, moi, attendez : « Avez-vous récemment découvert que votre copain vous trompe avec quelqu'un d'autre sans protection pendant que vous, vous cochez vos périodes d'ovulation sur le calendrier ? » Check. « Avez-vous l'impression que votre vie est une blague cosmique ? » Check. « Pensez-vous que l'univers vous déteste personnellement ? » Double check.

Et pendant que je descendais la liste comme si je déroulais mon propre casier judiciaire, je me suis dit : on devrait me retirer l'accès à moi-même. C'est trop dangereux. Genre, bloquer mon compte. Mettre un mot de passe que je ne connais pas. Me mettre en mode avion permanent.

Parce que visiblement, quand on me laisse gérer, je finis assise dans le couloir de la mort des MST à cocher des cases comme si je jouais au bingo de la honte.

Bravo, Stella. Bravo.

À ce stade, j'étais à deux doigts de demander au réceptionniste s'il pouvait me tamponner « Bonne chance » sur le front. Ou « Retour à l'expéditeur ». Ou même « Fragile », tiens.

Au moins, ça préviendrait les prochains.

L'accoutumance des fioles magiques

Mon quotidien était vide, mais ma tête saturée, repassant la scène en boucle comme pour me lacérer encore et encore. Alors d'un verre, je suis passée à une bouteille. De l'heure de l'apéritif, au début d'après-midi. Ça te choque ? Tu crois qu'il existe une heure « adéquate » pour se soulager ? Une mesure standard qui sépare la femme « qui gère » de la pochtronne qui boit seule pour oublier ?

Quand je n'avais pas assez d'alcool dans le sang pour m'effondrer d'ivresse dans les bras de Morphée, je passais mes nuits à fixer le plafond. Mon corps en alerte permanente, incapable de se reposer, incapable de se réparer.

---

[23] All of the above : un bon mix de tout ça – la case qu'on rêve tous de cocher quand la liste des options est trop longue et qu'on n'a plus la patience.

Je fondais à vue d'œil, parce que mes seules calories étaient liquides : café pour tenir debout, vin pour ne pas ressentir. C'était devenu mon régime émotionnel. Une alternance entre tension et anesthésie. Une tentative maladroite de rester fonctionnelle dans un monde qui ne faisait plus sens.

J'étais l'ombre de moi-même. Coincée dans le prolongement du cauchemar. Incapable de me reconstruire. Incapable même d'imaginer qu'un après puisse exister. Ce que je cherchais, ce n'était pas la guérison. C'était l'interruption. Le silence. Tout ce qui pouvait me tenir à distance de moi-même. L'anesthésie était entrée dans ma routine, mais le Magicien ne soigne rien. Il maquille. Et moi, j'étais prête à signer le pacte.

Le prix à payer

Faire un deal avec le Magicien n'est pas complètement gratuit : quelques heures d'engourdissement contre... quoi exactement ?

Sur le corps : L'alcool dérègle le sommeil. Nuits blanches, réveils à trois heures du matin, fatigue collée à la peau. Le système immunitaire faiblit. Rhumes à répétition, cicatrisation lente. Ton corps a moins d'énergie.

Sur l'esprit : La mémoire se brouille. La concentration s'effrite. Lire une page devient un exploit. La créativité s'étouffe. Juste un mental en veille qui tourne en rond.

Sur les relations : Tu t'éloignes. « Non merci, je suis fatiguée. » Tu mens pour protéger ton anesthésie. Les liens se distendent. Ils sentent que tu n'es plus vraiment présente.

Sur soi-même : Tu ne sais plus ce que tu aimes, ce que tu veux. Tu deviens spectatrice de ta propre vie. Un jour, tu te regardes dans le miroir. Tu ne reconnais plus la personne en face.

Voilà le paradoxe : l'anesthésie promet un soulagement, mais elle vole tout le reste.

Mais attends, ça ne s'arrête pas là !

Parce que tu pourrais te dire : « OK, mais au moins, ça reste privé. Mon problème. Mes bouteilles. Mon corps que je déglingue. »

Sauf que non. L'anesthésie ne connaît pas de frontière. Elle s'invite partout. Comme un invité chiant qui refuse de partir.

Au travail : Tu continues à livrer, à sourire en réunion, à hocher la tête. Experte du masque. Mais derrière l'écran, c'est le chaos. La mémoire flanche. Tu oublies des deadlines. Tu relis le même e-mail quatre fois. Les projets stagnent. Tu donnes l'impression de gérer. En réalité, tu survis en mode gestion de crise permanente.

Dans la famille : Tu es là physiquement. Mais pas vraiment. « Maman, tu as vu ce que j'ai fait ? » « Oui, c'est super, chéri. » Aucune idée de quoi il parle. Les enfants sentent que tu n'es pas disponible. Le conjoint arrête de poser des questions. La culpabilité s'ajoute à la fatigue. Mais tu n'as plus l'énergie pour eux.

Dans les projets : Cet article que tu voulais écrire. Ce cours. Ce voyage. Ce business. Tout en pause. « Plus tard. Quand ça ira mieux. » Mais plus tard n'arrive jamais. L'énergie est absorbée par le cycle anesthésie-répit-vide. Les projets meurent à petit feu pendant que le Magicien chuchote : « Pas maintenant. Prends un verre. On verra après. »

Dans l'identité : Tu deviens « celle qui tient grâce à son verre ». « Celle qui sourit, mais qui est morte à l'intérieur ». L'anesthésie redéfinit ton identité. Jusqu'à ce que tu te regardes dans le miroir et que tu ne voies plus qu'une silhouette floue. Une photocopie de photocopie. De plus en plus pâle.

Voilà pourquoi c'est un fléau. L'anesthésie n'éteint pas seulement la douleur : elle éteint la lumière, l'espoir, les rêves. Elle t'éteint… toi.

Faire du tri — ce qui m'emporte, ceux qui me portent

Ouvrir ses bagages après une tempête, c'est un peu comme vider un tiroir qu'on n'a pas ouvert depuis trois ans : tu tombes sur des trésors oubliés, des insectes morts, des trucs dont tu ignores pourquoi tu les as gardés… et, parfois, des preuves accablantes de tes choix douteux.

Il y a les objets qui font sourire, ceux qui font lever les yeux au ciel, et ceux qu'on repose aussitôt en se disant : « Mais… pourquoi ? » C'est un inventaire qui oscille entre nostalgie, fierté et souvenirs absurdes. Et mine de rien, ça te rappelle une chose essentielle : tu pourrais très bien repartir sans rien de tout ça. Faire du tri dans ses affaires, c'est se recadrer émotionnellement.

Toi, debout au milieu de tout ça, tenant ta bouée sous le bras. La seule chose qui compte, c'est qu'elle flotte. Et toi avec. Le reste ? C'est du décor. C'est même presque jouissif de marcher sur tes propres débris comme sur un tapis rouge improvisé : « Merci, merci... oui, c'était mon ancienne vie... oh, ce mug ? Cadeau d'un ex, il est reparti à la mer... et là, ce bout de bois ? Une ancienne étagère, désormais œuvre d'art contemporain nommée *Planche humide n° 3.* »

Et plus tu avances, plus tu réalises que tu n'as besoin de rien d'autre pour flotter. Tant que tu as ta bouée, tu es équipée. Tant que tu es équipée, tu peux avancer.

Le reste ? Qu'il flotte, qu'il coule, ou que quelqu'un d'autre le récupère... ça ne te regarde plus.

Le test ultime - 10 jours après l'impact

Mon estomac grogne. Cela fait des jours qu'il n'a pas vu l'ombre d'une protéine. J'ai capitulé : tout ce qui entre, ressort aussitôt. Tout me dégoûte.

14h15

Je suis assise sur les toilettes, le carrelage froid sous mes pieds nus. Le silence est lourd, seulement brisé par le tic-tac de l'horloge dans la pièce d'à côté. Je fixe le sol, comme si je pouvais m'y enfoncer. Je n'étais plus une femme, juste une carcasse qui attendait un verdict.

Le test de grossesse attendait recouvert d'urine près du lavabo. Dans le doute avec toutes ces nausées, il fallait écarter toute autre cause possible. La notice disait cinq minutes. Cinq minutes pour me dire si je suis seulement en train de survivre... ou si je dois porter une autre vie dans ce chaos. Je reste assise, incapable de me lever. J'ai peur que le résultat me fasse tomber de ma hauteur. Déjà que je ne tiens plus debout.

Je prends ma tête dans mes mains. Mes doigts tremblent. Le temps s'étire. Chaque seconde est une lame. Et je prie en silence : que ce soit seulement mon corps qui encaisse, seulement mon cœur qui se fissure. Pas un autre. Pas une vie minuscule en train de recevoir les éclats de ce désastre. L'idée qu'un petit être puisse déjà souffrir avec moi me transperce.

Le pays m'offrait ses horizons rouges, mais aucun bras pour me rattraper. Le silence me rappelle avec une cruauté implacable que je suis à 19 000 kilomètres de ma famille et de mes amis. Alors j'imagine. Seule. Enceinte. Dans ce décor grandiose, mais indifférent. Personne pour tenir ma main, personne pour dire « ça va aller ».

J'utilise ces longues minutes pour réfléchir à : qui vais-je bien pouvoir mettre dans la case « personne à prévenir » sur les formulaires administratifs.

Une barre se dessine : « Ouf, c'est négatif ». Je pousse un soupir de soulagement, mais aussitôt les images affluent. Ce qu'on aurait pu être avec Kyle. Une famille d'aventuriers casse-cou, des enfants grandissant dans le pays où j'avais toujours rêvé de vivre... entourés des merveilles de la nature, avec deux parents aventuriers. « Quel gâchis ! » Les mots s'échappent alors que le bout de plastique termine sa chute vertigineuse au fond de la poubelle.

14 h 37.

Premier verre de vin pour anesthésier la scène. J'essaie de me perdre dans une série romantique, mais mes pensées me rattrapent dès que je reste immobile. Et là, clou du spectacle : l'acteur principal a son sourire. Punaise, c'est Kyle tout craché. La même tête. La ressemblance me gifle. Je mets la vidéo en pause, puis les larmes débordent. L'écran reste figé des heures, jusqu'à ce que la télé s'éteigne d'elle-même... et que le Valium fasse enfin son travail.

18 h 15.

Je sais qui frappe à la porte. Depuis dix jours, il dépose fleurs, dîners, souvenirs sur mon paillasson. Dix jours après l'avoir jeté dehors, il revient. Il essaie de recoller les morceaux. Il me joue cette même musique, mais je me force à ne pas l'entendre. Mais ce soir, je me sentais au plus mal... et sentir ses bras m'aurait sûrement fait l'effet d'un pansement temporaire.

Il y a quelque chose de pervers, mais de satisfaisant dans le fait d'être poursuivie par ton ex. Même quand tu le détestes. Même quand ton cerveau hurle *ne le laisse pas entrer*. Parce que pendant dix jours, tu t'es demandé si tu comptais.

Et là, tu obtiens de la validation sur un plateau d'argent. Un shoot de dopamine pour l'ego brisé. Tu redeviens celle qu'on veut. Celle qu'on supplie. Même si ton cœur est en miettes. Là, maintenant, tu as le contrôle. Et cette bouffée de pouvoir, aussi éphémère soit-elle, c'est comme de l'oxygène quand tu te noies.

Mon cerveau hurle : « N'ouvre pas. »

Ma main, elle, attrape déjà la poignée.

Il est là. Debout dans l'encadrement. Le regard intense.

Pas de « bonjour ». Pas de « comment tu vas ». On sait tous les deux que c'est du superflu. Rien de ce qu'il dira ne réparera la situation. Aucun mot n'enlèvera la souffrance. Aucune explication ne donnera du sens à ses mensonges.

Et pourtant... je suis en manque. Pas de lui. Pas de son corps. Je suis en manque de ce vertige qu'il déclenche, de cette preuve fugace que j'existe encore pour quelqu'un. De cette sensation d'être dans l'idylle qu'on s'était créée. Ce frisson qui me dit : *tu comptes*. C'est irrationnel. Mais mon corps supplie pour une dose de validation. Mon ventre se tord comme si ma survie dépendait de son regard. Ce n'est pas de l'amour. Ce n'est pas du pardon. C'est juste ce vide qui hurle à être rempli.

J'ai encore les yeux rouges et boursouflés. Il voit instantanément l'épave que je suis devenue. Il me regarde avec compassion, avec un air triste qui avait tout d'un « je suis désolé » à ajouter au tableau des collections de la semaine.

Ses yeux descendent sur mon tee-shirt trop grand. Mes jambes nues. Mes cheveux défaits. Je suis une catastrophe ambulante. Pourtant, il me regarde comme si j'étais la seule chose qui compte au monde.

« Je sais, je ne devrais pas être là », dit-il.

« Non. » Mais je recule. J'ouvre la porte. Il entre. La faille en moi s'est resserrée.

Il referme la porte derrière lui. Le clac du verrou résonne.

On est à un mètre l'un de l'autre.

Peut-être moins. Je sens la chaleur de son corps. Son odeur. Celle qui m'obsède depuis dix jours. Celle qui a imprégné mes draps, mes oreillers, ma peau.

Il ne bouge pas. Moi non plus. Juste ce regard. Noir. Intense. Qui descend sur ma bouche. S'attarde. Remonte. Me transperce. Quelque chose va se briser. Je le sens.

Je préfère ne rien dire. Parce que si j'ouvre la bouche, je vais dire quelque chose de stupide. Comme « reste » ou « je t'aime » ou « pourquoi tu m'as fait ça ». Alors je le regarde. Juste ça. Et ça suffit.

Il fait un pas. Mon cœur explose. Un autre pas. Mon souffle se coupe.

Encore un pas.

On est à quelques centimètres maintenant. Je sens son souffle sur mes lèvres. Chaud. Rapide. Haché. Sa main se lève. Lentement. Comme s'il avait peur que je disparaisse. Ses doigts effleurent ma joue. À peine. Un toucher fantôme.

Un frisson me traverse. De la tête aux pieds. Violent. Électrique. Il le sent. Il le sait. Je le vois dans ses yeux. Cette étincelle. Ce flash de désir brut qui traverse son regard.

« Tu trembles », il murmure.

« Non. » Mensonge. Je tremble comme une feuille.

Sa main glisse. De ma joue à ma mâchoire. De ma mâchoire à mon cou. Ses doigts se referment. Doucement. Juste assez pour sentir mon pouls qui bat comme un marteau-piqueur. Ses mains trouvent ma taille. Fermes. Possessives. Comme s'il avait attendu dix jours pour ça. Pour me toucher. Pour me tenir. J'étais partie pour le repousser, mais mes mains ont attrapé son tee-shirt.

Plus près.

J'ai perdu tout contrôle.

On recule. Trébuche. Mes jambes cognent le dossier du canapé. Mes genoux lâchent. On tombe. Lui sur moi. Son poids. Sa chaleur. Son corps qui couvre le mien. Ses lèvres trouvent mon cou. Sa bouche descend. Le creux de ma gorge. Ma clavicule. L'os sensible juste en dessous. Il mord. Doucement. Il me connaît par cœur.

« Tu m'as manqué. » Il murmure contre ma peau. « Putain, tu m'as tellement manqué. »

Mon cerveau hurle : *STOP. Tu es une épave. Tu as fait un test de grossesse il y a quatre heures. Tu as pleuré devant un acteur qui lui ressemble. Tu as bu pour oublier. Il t'a trompée. Il l'a choisi, elle. Pendant des mois.*

Mais impossible de stopper cette machine infernale. Tous les signaux sont au rouge. C'est impensable ce qui est en train de se passer, pourtant c'est si bon. Et mon corps supplie : *encore*. Ses mains glissent sous mon tee-shirt. Peau contre peau. Chaleur. Électricité pure. Il s'arrête. Juste une seconde. Me regarde. Ses yeux cherchent les miens.

Je l'embrasse. Fort. Désespérément. Comme si c'était la dernière fois. Parce que ça l'est peut-être. Il répond. Plus fort. Plus profond. Ses mains sont partout. Mes cheveux. Mon dos. Mes hanches. Comme s'il essayait de me mémoriser. De me graver dans sa peau.

« Je te déteste. »

« Je sais. » Ses dents attrapent ma lèvre inférieure. Tirent. Relâchent. « Déteste-moi encore. »

Ma main plonge dans ses cheveux. Mon tee-shirt disparaît. Je ne sais pas comment. Je m'en fous. Chaque baiser une torture. Chaque caresse un supplice.

Mon cerveau fait : *s'il part demain, je vais mourir.*

Mon corps fait : *s'il s'arrête maintenant, je vais mourir.*

Je suis coincée entre deux morts.

Alors je choisis celle qui ressemble à la vie. Celle où ses mains me tiennent. Où son regard m'ancre. Où j'existe.

Il déboutonne mon short. Plus un mot. Parce que si on parle, ça devient réel. Si on parle, je vais devoir admettre ce que je suis en train de faire et que je me trahis. Encore.

Juste cette fois. Une dernière fois. Un dernier shot.

Parce que pendant qu'il m'embrasse, je ne suis pas celle qui a pleuré sur un test de grossesse négatif. Je ne suis pas celle qui a bu à 14 h 37. Je ne suis pas celle qu'il a trompée pendant des mois. Je suis juste... celle qu'il *veut*. Là. Maintenant. Même si c'est un mensonge. Même si demain, il part. Même si dans une heure je vais le détester encore. Là, maintenant ? Je suis désirée. Validée. J'existe. Et crois-moi, c'est sortir du coma émotionnel juste quelques minutes, et ça valait tout l'or du monde.

C'était ce poison délicieux qu'on s'injecte en sachant qu'il va nous tuer. Ce sexe de rupture, sale, désespéré, addictif. Et c'est ça qui me dégoûte. Parce qu'en cet instant, je suis elle. Je comprends tout ce que Lucy m'avait raconté sur leur *break-up sex*.

Ces galipettes post-rupture ou l'on est plus ensemble, mais on ne peut pas s'empêcher de se tripoter quand même. Parce que je suis en train de le vivre.

Je suis ce corps qu'on consomme pour combler un vide. Il est cette drogue qu'on prend en tremblant, qu'on recrache en culpabilisant devant un éclair de lucidité, mais qu'on reprend encore.

Et soudain, une image explose dans ma tête. Celle de Lucy. Assise sur son canapé. Son sourire triste. Sa voix basse, presque coupable :

« C'était addictif, tu sais. Ce sexe de rupture. On était deux aimants. C'était plus intense. Plus sale. On se détestait. On se voulait. On ne pouvait pas s'en empêcher, c'était impulsif. »

Mon sang se glace. *Non non non non.* Je suis en train de vivre ce qu'elle m'a décrit. Cette intensité. Ce désespoir. Cette faim animale. Cette électricité toxique. C'est exactement ça. Je comprends maintenant ce qu'il a vécu avec elle.

Je comprends pourquoi ce chaos-là tatoue ton système de récompense. Parce que ce vertige-là s'imprime plus fort. Il s'infiltre dans chaque synapse, colonise chaque battement de mon cœur. Ce n'est pas du désir, ce n'est pas du pardon, encore moins de l'amour. C'est une dépendance pure. Une injection directe dans la faille la plus profonde de mon être.

Je suis *elle*.

Mon estomac se retourne. Je suis le corps de remplacement. Sa nouvelle dose. Le même shoot. Même saveur. Même addiction. Même mensonge. Leurs fantômes qui se superposent. Leurs corps entrelacés. Leurs souffles mélangés. Leurs secrets partagés. Pendant qu'il m'embrasse, je les vois. Pendant que ses mains glissent sur ma peau, je vois *ses* mains à *elle* sur *lui*. Pendant qu'il murmure mon nom, j'entends le *sien*.

Je comprends maintenant. Cette danse toxique. Ces retrouvailles interdites. Cette décharge d'hormones de récompense.

Je veux vomir. Mais je ne peux pas m'arrêter.

Le feu se consume, ne laissant que des cendres. Et ce dégoût profond, visqueux, qui monte dans ma gorge. C'était l'un des pires moments de ma vie. Et je n'avais aucune envie que ça s'arrête.

Je plane, tu planes, nous planons

On reste là. Sa respiration qui ralentit. Ma main sur son torse. Je trace des cercles invisibles sur sa peau. Comme si je pouvais le graver dans ma mémoire. Il m'attrape la main. La porte à ses lèvres. M'embrasse les doigts. Je suis en *extase*. Pure. Totale. Je l'aime. Je l'aime tellement que ça me consume de l'intérieur. Je pourrais rester là pour toujours.

C'est exactement pour ça que je dois le faire partir.

« Tu devrais y aller. »

Il se fige. « Quoi ? » Ses yeux cherchent les miens. « Stella, je pensais... »

« Je sais. » Je me redresse. M'assois. Mets de la distance. « Mais... non. Pas maintenant, pas comme ça. »

Mensonge. Ce que je veux *vraiment* dire, c'est : « Reste. Pour toujours. Ne me quitte plus jamais. »

Mais je connais le script. On vient d'avoir de la proximité. De l'intimité. De la connexion. Et maintenant ? Il va se retirer. Disparaître, mettre de la distance. Comme un élastique qui se tend et se détend. Parce que c'est ce qu'il fait. À chaque fois. Alors je devance son mouvement. Je tends l'élastique la première. Je prends le contrôle.

Ou du moins... c'est ce que je me raconte.

« Rhabille-toi. S'il te plaît. »

Il reste immobile. Son regard me supplie de changer d'avis.

Mon amygdale hurle : *mais tu es complètement folle ! Danger, tu demandes l'abandon là !* Peut-être que je le suis. Peut-être que demander à l'homme que tu aimes de partir après avoir fait l'amour, c'est de la folie pure. Ou peut-être que c'est juste de la survie.

Il se lève. Ramasse son tee-shirt. Son jean. S'habille en silence. Chaque geste est lent. Délibéré. Comme s'il me donnait une dernière chance de revenir sur ma décision.

Je ne change pas d'avis. Parce que si je le laisse rester ? Si je m'endors dans ses bras ? Si je me réveille demain matin et qu'il est parti pendant que je dormais ? Je ne survivrai pas. S'il part bosser comme d'habitude en m'embrassant tendrement et qu'il ne m'écrit pas de la matinée, je ne survivrai pas.

Alors je choisis de le faire partir maintenant. Pendant que j'ai encore un semblant de contrôle.

Il arrive à la porte. Se retourne. « Stella... »

« Bonne nuit. »

Il part. La porte se ferme.

Je reste là. Seule. Nue. Vide. Mon shot vient de se dissiper. Et la descente ? Elle est pire que la montée. Je me lève. Marche vers la salle de bain. Regarde mon reflet dans le miroir.

Qu'est-ce que tu viens de faire ?

Je connais déjà la réponse. Je viens de glisser la bouée sous le lit et de remettre la tête sous l'eau toute seule.

Et la noyade ne fait que commencer.

Partie 5

La noyade lente

La danse toxique anxieux-évitant

La chorégraphie invisible

On ne voit jamais vraiment le début de cette danse. On croit tomber amoureux, alors qu'en réalité, on entre dans une chorégraphie millimétrée que personne n'a répétée, mais que les corps connaissent par cœur. L'anxieux avance pour se rassurer, l'évitant recule pour respirer. L'un cherche la fusion, l'autre cherche sa distance de sécurité. Et sans le vouloir, chacun active le système nerveux de l'autre comme on appuie sur un interrupteur. Ce n'est pas une histoire de volonté ou de caractère. C'est une mécanique qui se met en route toute seule.

La montagne russe hormonale

Ce qui rend cette danse impossible à quitter, c'est la chimie. La vraie, celle qui se passe sous la peau. Quand l'évitant s'approche, l'anxieux reçoit une vague d'ocytocine, cette sensation d'être enfin en sécurité. Quand l'évitant s'éloigne, le cortisol monte d'un coup, faisant retentir l'alarme a incendie. Et quand il revient — toujours au moment où on n'y croyait plus — la dopamine explose. Un shoot. Un soulagement. Une récompense émotionnelle si forte qu'elle efface tout le reste. Le cerveau ne tombe pas amoureux de la personne. Il tombe amoureux de la variation.

La récompense aléatoire

Imagine que tu gagnes la tombola de Noël chaque année. Crois-moi après la troisième fois, tu ne réagirais même plus. Une récompense constante finit par ennuyer. Une récompense aléatoire rend accro. L'évitant, sans le vouloir, devient exactement ça : une machine à récompenses imprévisibles. Un message qui arrive après trois jours de silence. Un « tu me manques » lancé au moment où l'anxieux s'était enfin résigné à respirer seul. Un retour qui tombe comme une pièce dans une machine à sous. Et le cerveau, naïf, mais loyal, interprète ça comme une preuve d'importance. Comme si cette personne était vitale et nous avait enfin accordé l'attention que l'on mérite.

Le piège qui se referme

Le plus cruel, c'est que l'anxieux ne reste pas pour l'amour. Il reste pour la prochaine récompense. Pour ce moment où tout redevient doux, même si ça ne dure jamais. Et l'évitant, lui, revient juste assez pour maintenir le lien, sans jamais s'y abandonner. Chacun nourrit la blessure de l'autre, sans le vouloir, sans le comprendre. Une danse brillante pour le système nerveux. Et catastrophique pour le cœur. Une danse dont on sort seulement quand on réalise que ce n'était pas de l'amour. C'était une chorégraphie apprise dans l'enfance. Une histoire de chimie et de dépendance.

Tu gardes le poisson rouge, moi le bocal

Cinq jours plus tard, j'étais sur le parking de son travail avec deux cartons dans les bras : ses vêtements, ses affaires, tout ce qui restait de lui chez moi.

« Tiens, je te redonne ton casque de moto rouge et blanc, comme ça, tu pourras l'utiliser pour ton prochain rencard. »

J'avais décidé d'être digne, ferme, claire. La femme qui ne se laisse pas marcher dessus. Celle qui a des valeurs, des limites, des principes. Celle qui dit : « Moi ? Jamais je ne reprends un mec qui m'a trompée. »

Bref, la version de moi que j'aimais bien imaginer.

Il m'attendait, appuyé contre sa voiture, bras croisés, ce regard planté dans le mien. Le genre de regard qui, malheureusement, a toujours eu un effet catastrophique sur ma lucidité.

Et là, dans ma tête, *La Neuro s'amuse* avait transformé le pont en cours de tennis et se préparait pour le match du siècle.

La Neuro s'amuse — Version Roland Garros

La Bibliothécaire, en arbitre, perchée sur sa chaise haute, sifflet autour du cou.

Le Stratège échauffait son poignet.

Le Moussaillon sautillait déjà d'excitation.

Miss Sérotonine s'éventait avec un éventail rose.

Le Capitaine tentait de maintenir l'ordre, en vain.

« Mesdames et messieurs, bienvenue au match du siècle ! » annonça la Bibliothécaire.

D'un côté du filet : Kyle.

De l'autre : moi. Ou plutôt... tout mon navire interne en mode comité de crise.

Premier service.

Kyle fit un pas vers moi.

« Stella... s'il te plaît. On peut parler ? »

Je me suis redressée, glaciale, impeccable.

« On n'a rien à se dire. »

« Si. On a tout à se dire. Je ne vois pas ma vie sans toi. »

Et là, sur le pont, le Moussaillon hurla :

« Ouiii ! Il nous veut ! Il nous aime ! »

La Bibliothécaire leva son panneau : 15-0. Premiers points pour Kyle.

Je sentis mon cœur faire un bond ridicule. Parce que oui, évidemment, cette phrase... c'est de la drogue dure. Même quand tu sais que c'est du marketing émotionnel.

Deuxième service.

Le Stratège arracha la raquette des mains du Moussaillon.

« Stop. Analyse des faits : il t'a trompée. Il t'a menti. Il t'a humiliée. Pendant des mois. »

Revers parfait.

15-15.

Kyle avança encore.

« J'étais perdu. Je ne savais pas ce que je voulais. Mais maintenant, je sais. C'est toi. Ça a toujours été toi. »

Sur le pont, le Scénariste se leva d'un bond, les yeux brillants.

« Oh ! Une rédemption ! Un homme qui se trouve grâce à nous ! C'est beau ! C'est puissant ! C'est... cinématographique ! »

La Bibliothécaire soupira.

30-15 pour Kyle.

Je tentai de rester rationnelle.

« Si c'était toujours moi, pourquoi t'es retourné chez elle ? »

« Parce que j'avais peur. Peur de ce que je ressentais pour toi. C'était trop intense. Trop vrai. Alors je suis retourné vers ce qui était familier, même si c'était perdu d'avance. »

Sur le pont, la Diplomate leva la main.

« Alors… si on regarde de son point de vue… c'est cohérent. La peur de l'intimité authentique peut… »

« Ta gueule ! » hurla le Capitaine.

Trop tard.

40-15 pour Kyle.

Puis il s'approcha encore, si près que je pouvais sentir son souffle.

« J'aimerais tellement tout effacer. Revenir en arrière. Je te jure, je referais les choses différemment. »

Sa voix se brisa. Ses yeux brillèrent. Des larmes. Évidemment. La carte joker.

Miss Sérotonine se leva, majestueuse.

« Il veut changer. Il reconnaît ses erreurs. Il veut construire quelque chose de stable. De sain. Avec nous. »

Service gagnant. Jeu Kyle. Premier set.

Et moi… je sentais mes défenses se fissurer. Parce que l'attachement affectif, ce truc invisible, irrationnel, animal, venait de se réveiller comme un chien enragé qu'on croyait endormi. Et il tirait sur la laisse. Fort.

Je me suis entendue murmurer :

« Oui… moi aussi, j'aimerais bien mettre les doigts dans la prise et, bzzz, tout oublier d'un coup, les dossiers, le classeur rouge et ma mémoire tout entière ! Mais bon sang, où est la Bibliothécaire ? Brûle-moi tous ces souvenirs, bordel ! »

Sur sa chaise d'arbitre, la Bibliothécaire jeta ses dossiers en l'air et son sifflet au milieu du court de tennis.

« Mais pourquoi c'est toujours moi qui prends ?! Je n'y peux rien, les faits existent ! Il a merdé et c'est dans les archives maintenant. Point. »

Mais personne ne l'écoutait.

Parce que Kyle venait de jouer la carte la plus dangereuse : celle qui te fait croire que peut-être, toi aussi, tu pourrais être l'exception.

Celle qui te fait penser : « Il y a plein de couples qui traversent ça et qui s'en remettent… »

Il te fait dédramatiser l'impardonnable. Il te fait oublier tes valeurs, tes limites, tes principes.

Les pansements verbaux — Les mots qui tuent (et qui soignent)

On dit souvent que les hommes tombent amoureux avec leurs yeux et les femmes avec leurs oreilles. Ce n'est pas totalement vrai... mais ce n'est pas totalement faux non plus.

Disons que la nature, la culture et nos styles d'attachement ont organisé un petit complot neurobiologique contre nous. Les femmes — surtout celles avec un attachement anxieux — réagissent aux mots comme à une drogue dure : un « tu es belle » active plus de zones cérébrales qu'un espresso double. Merci les œstrogènes, le cortex temporal gauche et vingt ans de socialisation à croire que « les mots comptent ».

Chez nous, le circuit est simple : les mots entrent par les oreilles, descendent directement dans le système limbique, déclenchent une petite décharge de dopamine et allument cette sensation primitive : « j'existe, je suis aimée, je suis choisie ».

Les hommes, eux, fonctionnent souvent sur un autre canal : la validation passe par le regard, l'admiration visible, le désir concret. Leur cerveau, dopé à la testostérone, réagit davantage au statut, à la performance, à ce qu'ils font plutôt qu'à ce qu'ils disent. Leur circuit ressemble plutôt à un regard admiratif qui traverse les yeux, active le système limbique, libère la dopamine et murmure : « je vaux quelque chose ».

Mais attention, ce n'est pas une guerre des sexes. C'est une guerre des styles d'attachement. Un homme anxieux fond devant les compliments comme un marshmallow sur un feu de camp. Une femme évitante, elle, peut recevoir un « tu es incroyable » comme une intrusion dans son espace vital.

Au fond, ce n'est pas « hommes vs femmes ». C'est anxieux vs évitant. C'est chimie + histoire personnelle + blessures + besoins + illusions + dopamine. Rappelle-toi, notre cerveau est câblé pour survivre, pas pour être rationnel. Et c'est pour ça qu'une seule phrase peut nous faire replonger dans les bras de quelqu'un qu'on avait juré de ne plus jamais toucher.

La Neuro s'amuse — Le casino infernal

Le court de tennis n'avait pas tenu longtemps.

À peine Kyle avait-il commencé à parler que l'équipage avait appuyé sur un bouton rouge imaginaire suite à notre première défaite, et tout le décor s'était transformé en un gigantesque casino intérieur : néons rouges et dorés, machines à sous alignées comme des soldats, tables de blackjack, pluie de jetons, ambiance Las Vegas, mais version psyché féminine post-rupture.

La Bibliothécaire, toujours traumatisée du match précédent, s'était réfugiée derrière une machine à sous en murmurant : « Je démissionne. Je refuse de gérer ça. »

Le Moussaillon, lui, avait déjà un seau de jetons dans les bras.

Miss Ocytocine s'était installée au bar, un cocktail rose à la main.

Le Stratège tentait de couper l'électricité du casino, mais évidemment, personne ne lui donnait les codes.

Et Kyle, sans le savoir, venait d'entrer dans la salle de jeu la plus dangereuse du monde : celle où chaque phrase qu'il prononçait déclenchait un jackpot émotionnel.

Notre système d'attachement, c'est une machine à sous : il s'allume, il clignote, il récompense... et parfois, il nous ruine.

Première mise.

Kyle me regarde droit dans les yeux.

« Tu es la plus belle femme que j'aie jamais connue. »

Tcha-tchin !

La machine s'allume. Jetons qui tombent. Lumières qui clignotent.

Dopamine +50. Ocytocine +30. Estime de soi +40.

Le Moussaillon hurle : « Validation ! Désirabilité ! On prend tout ! »

Deuxième mise.

Kyle avance d'un pas.

« Personne ne me comprend comme toi. »

Tcha-tchin ! Tcha-tchin !

Deux machines s'allument en même temps.

Dopamine +70. Ocytocine +60. Sérotonine +50.

Le Scénariste-Conteur bondit sur une table : « On est spéciale ! Unique ! Ça sent la demande en mariage, l'engagement, le conte de fée ! »

Kyle me prend les mains.

« Donne-moi une chance. Une vraie chance. S'il te plaît. »

Et je dis :

« Non... je ne peux pas passer au-dessus d'un truc pareil. »

Ma voix est cassée. Honnête.

« La loyauté, c'est trop important pour moi. Je me connais. Je ne vais jamais pouvoir oublier. Jamais pouvoir faire confiance complètement. Ça va me ronger. Pour toujours. »

Sur le pont :

Le Capitaine se lève. « Enfin ! La raison ! Les faits ! On part ! »

Le Stratège acquiesce. « Analyse correcte. Décision logique. »

La Bibliothécaire soupire de soulagement. « Merci mon Dieu... »

Allez, Stella, fais demi-tour maintenant !

Mais Kyle dit :

« Alors on va y aller doucement. Pas à pas. Et tu verras. Avec le temps, tu vas voir que j'ai changé. Que c'est différent. »

Il caresse ma joue.

« Je vais te le prouver. Chaque jour. »

Tcha-tchin !

Oh putain. Quelques pièces tombent ! On a une ligne de dopamine !

Parce que : il reconnaît ma douleur (validation). Il propose une solution (stabilité). Il ne demande pas l'impossible (réalisme). Il promet le temps (patience). Il dit « je vais te le prouver » (espoir).

Il continue : « Je t'aime tellement, je n'arrive pas à imaginer ma vie sans toi. »

Tcha-tchin-tchin-tchin !

C'est ça, le coup fatal. Pas les grands mots d'amour. Pas les promesses impossibles. Mais cette reconnaissance de ma réalité plus l'espoir qu'elle peut changer.

Sur le pont :

La Vigie s'effondre. « On est foutus. »

Le Stratège brûle ses tableaux. « Les faits ne comptent plus. »

La Bibliothécaire range ses dossiers rouges. « Personne ne veut les voir de toute façon. »

Le Capitaine abandonne le gouvernail. « Je sais plus comment faire. »

Et moi, je dis :

« D'accord. »

Le mot le plus dangereux de ma vie.

« D'accord. On essaie. »

Jackpot !

Ding ding ding ding ding !

Toutes les machines s'allument en même temps. Les jetons pleuvent comme une mousson tropicale. Le casino entier entre en transe.

Dopamine +200. Ocytocine +150. Sérotonine +180. Cortisol –100. Endorphines +90.

Le Moussaillon danse sur une table. Miss Ocytocine pleure de joie. Le Scénariste écrit déjà le discours du mariage. La Diplomate distribue des brochures « Couples qui ont survécu à l'infidélité ». La Bibliothécaire s'évanouit.

Le Stratège se jette au sol en criant : « C'est un piège ! Barrez-vous ! » Il coupe l'alimentation générale et plonge le casino dans le noir.

Et au milieu du chaos, une voix mécanique retentit : « Et voici notre grande Gagnante ! »

Sauf que... ce n'est pas moi qui ai gagné. C'est la maison Kyle. C'est lui qui a tout récupéré alors que c'est lui qui misait gros.

Moi ? J'ai tout perdu. Ma dignité. Ma confiance. Mes derniers espoirs. Je recommence à zéro avec quelqu'un que je pense ne même pas connaître.

Mais au moins, je ne suis pas seule.

Oh non, où est encore passé l'équipage ?

« Bah quoi, vous n'êtes pas contents ? Les gars, oh ?? On est toujours dans la survie, ce n'est pas ce que vous vouliez ? »

La chimie plus forte que la raison — 12 jours après l'impact

Je sais ce que tu te demandes. Je t'entends presque tourner la page avec un soupir. Tu lèves les yeux du livre, tu fais cette petite moue incrédule. « Mais alors... tu l'as repris ? »

Respire. On va flotter un instant, toi et moi, dans un endroit où la logique ne sert à rien. Un endroit où le cerveau reptilien tient la barre, où la raison se fait toute petite, où le cœur bat comme un tambour mal réglé. Parce que la vérité, c'est que personne ne « reprend » quelqu'un.

On est juste happée. Aspirée. Rattrapée par une chimie qui court plus vite que nos bonnes résolutions.

Essayer de prendre des décisions avec ta raison à ce moment-là, c'est un peu comme nager de toutes tes forces à contre-courant : tu peux croire avec tout l'espoir du monde que tu vas y arriver... mais tu t'épuises avant même d'avoir avancé de quelques mètres.

Et la rivière te ramène exactement là où elle veut.

Ce n'est pas de la faiblesse. C'est de la biologie. Une réaction en chaîne. Un mélange d'ocytocine, de cortisol, de dopamine : un cocktail plus puissant que n'importe quelle morale.

On ne retourne pas vers quelqu'un parce qu'on est stupide. On y retourne parce que le corps le valide avant la tête. Parce que le manque fait plus de bruit que la raison. Parce que le soulagement, même bref, même fragile, même toxique, ressemble à une accalmie.

Alors oui. Douze jours plus tard, j'ai replongé. Je l'ai repris. Pas par choix. Par réflexe. Par chimie. Par ce mécanisme ancestral qui nous pousse vers ce qui nous apaise... même quand ça nous abîme. Mais reste avec moi, et ne me juge pas trop vite s'il te plaît ! On va comprendre. On va remonter le courant ensemble.

Tu vas voir : c'était beaucoup plus complexe que ça.

Et c'est reparti pour un tour !

Voyage en France — 1 mois après l'impact

« Je vous déclare mari et femme, vous pouvez embrasser la mariée. » Mes larmes coulaient sur mes joues. Il me serra la main un peu plus fort. Je ne pensais jamais l'avoir avec moi le jour du mariage de ma mère, entourée de toute ma famille dans *ma* ville natale, au beau milieu de la France en plein juillet.

Peu de temps après nous être remis ensemble, il est venu en France rencontrer ma famille. Quitte à jouer le jeu jusqu'au bout, autant avoir plus de spectateurs.

> Sur le pont de mon navire intérieur, l'équipage était en fête.
> Le Capitaine avait ressorti les cartes, tracé une nouvelle route : « On repart à zéro. Cap sur l'avenir. »

La Vigie s'était endormie dans son nid-de-pie, bercée par l'illusion de sécurité. Plus d'alerte. Plus de danger. Tout allait bien. Enfin... elle gardait tout de même un œil ouvert, sinon, qui le ferait ?

Lady Sérotonine dansait sur le pont en chantant : « Stabilité ! Famille ! Futur ! Je suis sûre qu'on a fait le bon choix ! »

Le Scénariste-Conteur réécrivait notre histoire en version Disney : « Et ils vécurent heureux et eurent beaucoup d'enfants dans l'Outback australien. »

Même Miss Oxytocine soupirait d'aise : « Enfin. Enfin il nous aime vraiment. »

On a visité ma ville natale. Les rues où j'avais grandi, l'école, la boulangerie où j'achetais mes pains au chocolat. Il prenait des photos, posait des questions, s'intéressait.

Mes amis l'ont adoré. Évidemment. Il savait être charmant quand il le voulait. Drôle, attentionné, aventurier. « Il est parfait pour toi, Stella ! » Validation. Encore. « Vous êtes tellement beaux ensemble ! » Validation. Toujours plus.

On a dîné chez mon père. Il a raconté ses histoires de mines, d'Australie, de 4x4 dans le désert. Mon père hochait la tête, impressionné. « Prends soin d'elle là-bas. »

« Je vous le promets. »

Promesse. Le mot résonnait dans ma tête comme une cloche d'église. Il *promettait.* Devant mon père. Devant ma famille.

Les jours passaient dans une bulle dorée. On visitait des châteaux, on mangeait fromages et baguettes, on buvait du champagne sur les plus belles terrasses. Je lui avais fait un programme digne d'un guide touristique avec trente ans d'expérience !

On faisait semblant. Ou peut-être que *lui* faisait semblant. Ou peut-être que *moi* je voulais tellement y croire que je ne voyais pas qu'il jouait juste son rôle. Ou peut-être qu'il avait compris la leçon et qu'il ne voudrait jamais reproduire cette erreur qui l'avait obligé à me supplier de le reprendre quelques semaines plus tôt.

Un soir, attablés chez ma meilleure amie avec son copain, on riait autour d'une raclette. Elle m'a prise à part dans la cuisine :

« Stella, je suis tellement contente pour toi. Il a l'air d'avoir vraiment compris et essaie de racheter ses erreurs. Vous avez l'air solides tous les deux. Tu le mérites. »

J'ai souri. Hoché la tête. « Oui. Cette fois, c'est différent. »

Le dernier soir, avant de reprendre l'avion, on était chez ma mère. Elle nous a préparé un dîner d'adieu. Elle nous regardait avec tellement d'amour, tellement d'espoir.

« Vous allez me faire de beaux petits-enfants, vous deux. »

Kyle a ri, pris ma main. « On verra, on a le temps. »

Puis son téléphone a vibré sur la table. Un message de son pote, je vois d'un coin de l'œil le nom qui s'affiche.

Kyle avait ri, un rire un peu trop fort, un peu trop rapide.

J'avais dit : « Fais voir. »

Il avait refermé son écran. « Non, ce n'est rien. »

Rien. Le mot préféré des hommes qui cachent quelque chose. Je sentais la glace sous mes pieds se fissurer.

Sur le pont de La Neuro s'amuse, la Vigie avait ouvert un œil. Juste un. Mais un œil suffisant pour dire : « Ça sent le coup foireux. »

Je n'avais rien dit. J'ai pensé : *ne t'inquiète pas. Si ça te turlupine encore dans un mois, tu regarderas son téléphone en douce quand tu seras rentrée dans le Pilbara.*

Parce que le dernier truc dont j'ai besoin maintenant, c'est de faire un scandale alors que ça fait un an et demi que je n'avais pas vu ma famille.

Mais dans mon ventre, quelque chose se serrait. Un malaise sourd. Une petite voix que j'étouffais sous les couches de validation externe.

Ou peut-être parce que, au fond, je savais déjà. La pilule ne passait toujours pas. Je savais qu'on jouait à un jeu dont les règles étaient truquées. Que cette bulle allait éclater. Que le retour en Australie me ramènerait à la réalité. Que rien n'avait vraiment changé.

Mais je refusais de l'admettre. Parce que si j'admettais ça, alors il fallait partir.

Et partir, c'était renoncer à la famille parfaite imaginaire, aux aventures partagées, à l'image que je m'étais construite dans ce conte de fées cérébral. Partir, c'était avouer que j'avais eu tort. Que j'avais pardonné trop vite. Que j'avais repris quelqu'un qui ne changerait jamais. Alors je me suis accrochée à l'illusion... en attendant que la prochaine vague se forme. Car je savais que ce n'était qu'une question de temps.

Illusion de normalité, retour dans le Pilbara et adoption de George — 2 mois après l'impact

Le retour chez nous, un mois plus tard, avait un goût étrange. Comme si la France avait été une parenthèse dorée, un décor de cinéma qu'on venait de démonter. On retrouvait notre maison, nos habitudes, nos gestes... mais quelque chose avait changé. Je suis sûre que lui aussi le sentait.

Et puis il y avait ce texto qui me hantait toujours. Quelque chose me disait de le lire. Nous, les femmes, on a un sixième sens. Et bien souvent, on ne se trompe pas. J'ai attendu patiemment qu'on soit de retour chez nous.

J'ai attendu qu'il prenne sa douche, un soir, sans éveiller le moindre soupçon.

J'ai attendu que son téléphone soit posé sur la table de nuit.

Putain, Stella, tu t'apprêtes à fouiller dans le téléphone de ton mec. Ce n'est pas toi, ça.

Et là, j'ai vu. Ce message qu'il avait refusé de me montrer lors du dîner chez ma mère... Celui qui venait de son meilleur pote. Et il valait le détour !

« Putain mec t'es encore avec elle ? Je t'avais dit que les Françaises sont difficiles. Largue-la, et redeviens le *bachelor*[24] du Pilbara ! »

Et lui :

« Je sais. Non, on est encore ensemble. Le truc maintenant, c'est que je dois plus me faire chopper. »

La phrase m'a transpercée. Une déchirure. L'illusion qui se fissure lentement.

Je suis sortie de la chambre avec le téléphone dans la main. Je tremblais. Je ne savais pas si c'était la colère, la peur, ou cette sensation de chute libre qui précède les décisions irréversibles.

Je suis entrée dans la salle de bain comme une tornade. Il était tout mouillé, à poil, venant tout juste de couper l'eau de la douche. Je me suis plantée devant lui.

« C'est quoi, ça ? »

---

[24] Bachelor : terme chic anglais pour définir un statut social qui équivaut, en pratique, à un célibataire qui vit sa meilleure vie… surtout la nuit.

Il a blêmi. Juste une seconde. Une microseconde qui a suffi à confirmer tout ce que je redoutais.

« Ce n'est rien, *babe*, c'est juste... »

« Non. Pas cette fois. Pas "rien. »

Sur le pont de La Neuro s'amuse, c'était l'incompréhension.

La Vigie hurlait : « Je le savais ! Je le savais ! »

Le Capitaine tentait de garder le contrôle : « On reste droite. On ne s'effondre pas. On reste classe, digne et calme ! »

Miss Sérotonine venait de s'évanouir.

Le Scénariste-Conteur brûlait le script Disney en criant : « Que du blabla ! Tout n'était *encore* que du mensonge ! »

« Tu t'habilles et tu dégages de chez moi. Maintenant. »

Il est parti. Sans broncher. J'étais fière. Mais ça n'a pas duré longtemps.

La rupture a duré dix-huit heures.

Dix-huit heures où j'ai dit « cette fois, c'est fini ». Et puis, le lendemain soir, 19 h 30, on a frappé à la porte. Lui. Bouquet de fleurs. Yeux rouges. « S'il te plaît. » J'aurais dû dire non. J'aurais dû garder la porte fermée. Et moi... j'ai ouvert. Une fois de plus.

Ces dix-huit heures de réflexion m'ont aussi donné le temps d'adopter un chiot. Un de mes amis m'avait envoyé un message juste après lui avoir raconté la scène :

« Prends un chien. Ils sont plus loyaux. » Avec une photo de chiots de la SPA qui cherchaient une famille d'accueil. Dix minutes plus tard, j'étais dans la voiture, direction le refuge.

Et c'est comme ça que George est entré dans ma vie. Pas comme un choix. Comme une bouée de sauvetage au beau milieu de la mer déchaînée.

Le lendemain, Kyle et moi, on rejouait au casino émotionnel... et il a remporté le jackpot une fois de plus. Il était de retour à la maison, comme si rien ne s'était passé. Il a rencontré George.

Une nouvelle dynamique s'est créée ce soir-là. Ce n'était plus moi qui trépignais d'impatience, attendant qu'il rentre chaque soir à la maison, seule avec un verre de vin, en cuisinant le dîner. Il y avait quelqu'un d'autre qui m'attendait, qui me regardait avec des yeux d'amour inconditionnel, qui ne mentait pas, qui ne disparaissait pas.

George avait toujours l'air heureux de me voir rentrer. Toujours. Sans faute. Sans variation. Sans excuses. Je n'avais pas le droit d'être trop bourrée et de ne pas pouvoir marcher droit pour le sortir. Pas le droit d'être trop brisée pour sortir du lit ou trop faible pour jouer avec lui. J'avais une responsabilité.

C'était cruel, quelque part, de réaliser qu'un chiot pouvait offrir plus de stabilité qu'un homme adulte. Cruel… et pourtant profondément salvateur. George n'a pas recollé les morceaux de mon cœur ; il a simplement empêché qu'ils coulent au fond.

Je me demande encore aujourd'hui lequel de nous deux a sauvé l'autre.

Ce qui est certain, c'est qu'il a été mon ancre, mon point fixe, mon souffle régulier dans un monde qui commençait déjà à tanguer. Parce que les secousses arrivaient. Les vraies. Celles qui te retournent, te lessivent, te projettent contre les parois de ta propre vie.

Et moi, j'étais là, accrochée à un chiot qui ne comprenait rien à la tempête, et qui pissait toujours partout… mais qui, par sa seule présence, m'avait permis de rester à flot.

Parce que les montagnes russes arrivaient.

Les semaines qui ont suivi l'arrivée de George ont été étranges. Comme si la vie avait décidé de jouer à un jeu sadique : un coup de lumière, un coup d'ombre. Un coup de paradis, un coup d'enfer. Et moi, j'étais coincée au milieu, attachée à un wagon lancé à pleine vitesse, incapable de descendre.

Ascension 1 — Shark Bay, 3 mois après l'impact

L'eau était d'un bleu irréel. Turquoise électrique, transparente jusqu'au fond sablonneux où les algues ondulaient doucement. Le soleil tapait fort sur mes épaules, cette chaleur sèche de l'Australie qui te brûle la peau en cinq minutes.

George nageait comme un petit phoque désorienté, les oreilles plaquées en arrière, les pattes battant frénétiquement, la langue pendant hors de sa gueule. Il avait l'air à la fois terrifié et extatique. Comme moi, en fait.

Nous avions enfin réussi à caler des dates pour nous faire une semaine tous les trois à Shark Bay, un paradis caché sur la côte ouest.

Kyle souriait, les bras tendus sur les poignées du jet-ski, cheveux au vent, bronzé, magnifique. Il a crié quelque chose que je n'ai pas entendu à cause du bruit du moteur, mais j'ai ri quand même. Parce que c'était beau. Parce que c'était simple. Parce que pendant une fraction de seconde, j'ai oublié tout ce qui avait pu se passer.

Et puis les dauphins sont arrivés.

Trois. Puis cinq. Puis une dizaine.

Ils tournaient autour de nous, curieux, joueurs, leurs corps gris argenté glissant sous l'eau comme des ombres liquides. L'un d'eux est passé si près de moi que j'ai pu sentir le déplacement d'eau contre ma jambe.

J'ai crié de joie.

Kyle m'a attrapée par la taille, m'a soulevée, m'a fait tourner dans l'eau. « C'est dingue ! Regarde ça ! C'est notre vie, Stella ! C'est *notre* vie ! »

Et j'y ai cru. Pendant cinq minutes, j'y ai vraiment cru.

On a pris des photos qui ressemblaient à des cartes postales. Moi, lui, George trempé, les dauphins en arrière-plan. La photo parfaite du couple aventurier. Celle qu'on pourrait encadrer. Celle qu'on pourrait montrer à nos enfants un jour.

« Je t'aime », dit-il.

« Moi aussi. »

Et c'était vrai. À ce moment précis, j'y ai cru de toutes mes forces.

Premier Creux — « Doll Sing », 4 mois après l'impact

Après cette semaine magique de camping et d'aventure à Shark Bay, les bourdes ont commencé à arriver comme une série de dominos qui tombent.

Ce matin-là, trois jours après notre retour, ça avait la forme d'un texto envoyé au mauvais destinataire : « *Good morning Doll Sing*. » Mon cœur s'est arrêté net. *Doll Sing*. *Doll Sing*. Le surnom. Son surnom à elle, Lucy. Est-ce que ce texto lui était destiné ? Ou en avait-il encore une autre prise au piège dans cette toile ?

Le flash m'a traversée comme une lame : moi, quatre mois plus tôt, dans le 4x4 sur les dunes, le téléphone tremblant entre mes mains, les messages qui défilaient comme une gifle après l'autre. « *Doll Sing*, tu me manques. » « *Doll Sing*, viens ce soir. » « *Doll Sing*, t'es où ? » Des dizaines. Des centaines peut-être. Et maintenant, devant mon premier café de la journée, après tout ce qu'on avait traversé, c'était à moi qu'il l'envoyait.

Pas par accident. Par réflexe. Par automatisme neuronal. Parce que dans sa tête, on était quoi exactement ? Des silhouettes interchangeables ? Des corps alignés sur une étagère émotionnelle ?

J'ai senti quelque chose se décrocher en moi. Ce n'était pas de la tristesse. C'était pire. Une disparition. Une déshumanisation silencieuse. Comme si je n'étais plus Stella, mais juste un amas de viande, un corps, une présence commode. Un objet parmi d'autres objets. Jetable. Remplaçable. Effaçable.

Je fixais le texto. Mes doigts tremblaient. J'aurais dû répondre. J'aurais dû hurler. J'aurais dû partir. Mais j'ai écrit : « *Good morning* » Parce que si je disais quelque chose, si je réagissais, il faudrait affronter la vérité : que pour lui, nous étions peut-être toutes les mêmes. Que je n'étais pas spéciale. Que les promesses, la France, sa famille... n'étaient peut-être que des refrains recyclés.

Alors j'ai avalé la pilule comme un mauvais souvenir qui s'accumule sur les autres. Encore. Toujours. Et j'ai continué comme si de rien n'était. Parce que la vérité, ce matin-là, était trop lourde pour mon navire.

Sommet 2 — Le rodéo, 4 mois après l'impact

L'odeur du cuir, de la poussière rouge, du barbecue qui grille au soleil. Le bruit des sabots sur le sable, des cowboys qui crient, de la musique country qui s'échappe des haut-parleurs géants.

Mon premier rodéo.

Kyle m'avait acheté un chapeau, comme celui des cowboys australiens. Il l'avait posé sur ma tête en riant. « Maintenant, t'es une vraie Aussie. » Comme si un chapeau iconique m'avait fait officiellement changer de nationalité en deux minutes et un grand sourire étiré comme pour une pub de dentifrice.

On s'était assis dans les gradins en bois branlants, bière à la main.

Les taureaux entraient dans l'arène. Magnifiques. Terrifiants. Un cowboy s'est accroché, a tenu trois secondes avant d'être éjecté comme un projectile. La foule a hurlé.

Kyle m'a prise par la taille. M'a serrée fort. « Un jour, c'est toi qui seras là-dedans. »

« Tu es fou, même pas en rêve ! Rien que de les regarder, j'ai les mains moites. »

« Ouais. On initiera nos enfants à la place. »

Mon regard avait répondu avant que ma voix sorte. Mais sa réponse m'avait fait plaisir quand même. Il se projetait encore. Avec moi. Victoire. On a pris une photo. La photo parfaite. Moi dans mes bottes, mon chapeau de *cowgirl*, lui torse nu sous sa chemise *Ringers Western* ouverte, bronzé, souriant.

Le couple aventurier. L'image de carte d'identité de notre vie rêvée. Et de futurs parents complètement inconscients.

Chute libre — Crise de panique monumentale, 5 mois après l'impact

Jeudi soir, 19 h 15.

Trente minutes se sont écoulées depuis l'envoi de ce message.

Vu. Pas de réponse.

Le dîner est prêt, la table est mise, et je me surprends à me ronger un ongle — moi qui ne fais jamais ça. Le silence s'épaissit dans la maison. En temps normal, nous dînons tôt, les journées commencent à l'aube ici. Mais ce soir, rien. Pas un mot. Il aurait dû être là depuis une heure, et je ne sais pas ce qu'il fait, où il est et si quelque chose lui est peut-être arrivé. L'angoisse monte, comme une marée que l'on ne peut pas stopper.

J'ai déjà essayé d'appeler deux fois. Pas plus. Je refuse d'être celle qui harcèle, celle dont le numéro s'affiche en boucle sur l'écran de l'autre comme une alarme irritante. L'envie de le composer à nouveau me brûle les doigts, mais je me retiens. Parce que je sais que si je franchis cette limite, je passerai du côté de celles qu'on juge « folles », « collantes », « désespérées ». Et je ne veux pas être ça. Je ne *suis* pas comme ça.

Cinq mois sont passés depuis le tsunami, et voilà que, de mauvais souvenirs remontent à la surface. Depuis quatre heures, c'est silence radio. Mon corps chauffe, vire au rouge. J'en suis à mon quatrième verre de vin, ma septième cigarette en moins d'une heure. J'attends. Je sais qu'il n'aime pas que je commence à manger sans lui. Alors j'attends.

19 h 40. Toujours rien.

Je suis sûre que s'il était retenu au travail, il m'aurait envoyé un texto au moins pour me prévenir. Non, là il avait les mains trop occupées pour prendre son téléphone et avoir la délicatesse de prévenir sa copine à la confiance branlante qu'il allait avoir du retard. Mais alors... à quoi s'occupaient ses mains ?

Et soudain, l'idée me transperce comme un éclair dans un ciel noir : et s'il était avec elle ? Moment de panique total.

Cela faisait des semaines que je n'avais pas laissé ce doute m'empoisonner, et le voilà qui revient, brutal, implacable. Peut-être que j'ai baissé ma garde. Peut-être qu'il a profité de la faille.

J'ai l'impression que mon cœur cogne contre mes côtes, prêt à s'échapper, tandis que mes jambes s'agitent sous la table comme si elles voulaient fuir à ma place. Je tente de me raisonner. *Non, Stella, ne pense pas comme ça. La peur n'évite pas le danger.* Mais la peur est déjà là, elle m'étrangle, elle me hurle qu'il est peut-être ailleurs, en train de me trahir encore.

Je craque.

J'enfile mes chaussures, un sweat à capuche sur mon pyjama, et je sors. J'ai bu, oui, mais pas au point de tituber. Et puis ici, c'est une petite ville de mineurs : pas de circulation, pas de feux rouges, en cinq minutes, on en a fait le tour. Les rues sont désertes, silencieuses, comme si elles retenaient leur souffle avec moi.

J'arrive devant chez elle, rien. Pas de voiture. Mais la lumière est allumée.

Et là, mon esprit s'emballe. Et s'il s'était garé plus loin ? Et s'ils étaient là, à quelques mètres, leurs corps emmêlés, pendant que moi je me consume dans ma voiture, garée au coin de la rue, comme une espionne pathétique de ma propre vie ?

La douleur est insoutenable. Je pleure à en trembler, je me déteste. Ma poitrine se serre, mes mains tremblent, ma respiration s'accélère comme si je manquais d'air. Mon corps entier devient une alarme stridente, incapable de se calmer. Pourquoi je souffre autant ? J'essaie tant bien que mal de reconstruire cette relation en laquelle je croyais à fond. Mais je n'y arrive pas. Je n'arrive pas à passer à autre chose. Je n'arrive pas à lui pardonner. Je voudrais, parce que je l'aime, mais je sais aussi que je me consume à petit feu.

Et c'est là que j'ai senti le besoin de comprendre. De tirer un trait, comme sur une page blanche. Ça suffit. *Pourquoi suis-je devenue comme ça ?*

Je fais demi-tour. Retourne à la maison, toujours en larmes. À peine la porte franchie, je fonce vers le frigo, les mains tremblantes, pour me resservir un verre. Et c'est à ce moment-là que la poignée tourne. La porte s'ouvre.

Lui.

Mon regard se lève. Je ne sais pas ce qu'il lit dans mes yeux — colère, désespoir, panique. Mais il comprend. Il s'avance près de moi et me prend dans ses bras. Je laisse s'échapper toute la panique et l'effroi de ce volcan intérieur que je venais de créer en à peine une heure.

Il m'explique qu'il a eu un gros problème au travail et qu'il a dû rester, remplir des rapports d'incidents et appeler les grands chefs. Évidemment qu'il aurait pu m'envoyer un message. Ça ne lui aurait pris que cinq secondes et m'aurait épargné une heure de montée de cortisol dans le corps.

Je lui ai avoué ma petite balade nocturne, et je me sentais ridicule. Je n'étais pas plus en colère contre lui que je ne l'étais contre moi. J'avais besoin de comprendre pourquoi, moi, cette fille si forte, si indépendante, avec un caractère affirmé et une opinion sur tout, j'étais devenue incapable de contrôler un moment de panique si intense. Mon calme intérieur ne dépendait désormais que d'un seul élément extérieur : lui. Sa volonté de m'écrire un message ou non. C'était un désastre.

Ce soir-là, j'ai compris. On connaît tous cette personne, ou on l'a peut-être été : elle est là, téléphone en main, à rafraîchir l'écran pour la dixième fois en cinq minutes. Rien. Pas de message. Et pourtant, toute sa météo intérieure dépend de cette petite bulle bleue qui pourrait apparaître. Si son cœur était un immeuble, elle en aurait donné les clés à quelqu'un qui n'y vit même pas. Et chaque fois qu'il s'éloigne, c'est comme si l'électricité était coupée dans tout le bâtiment.

Ce n'était pas de l'amour. On avait dépassé le stade de l'addiction. C'était une dépendance émotionnelle. Et ça ne venait pas de lui, même s'il aimerait entendre qu'il était la raison de mon attachement sadomasochiste. Non. J'ai compris que ce volcan intérieur n'avait pas été déclenché par son silence, mais par une faille plus ancienne. Il y avait une blessure intérieure qui s'ouvrait, et qui ne datait pas d'hier.

Si je voulais avancer, dans un sens comme dans l'autre, je devais comprendre pourquoi, *lui*, la réactivait ainsi.

Remontée éphémère — LANCELIN 6 mois après l'impact

Une semaine de camping avec sa famille. Sa mère, son père, sa sœur, son beau-frère, les enfants. Tout le clan. Et nous. Et George. Les dunes de sable de Lancelin s'étendaient à perte de vue. Blanches, immenses, comme des montagnes de sucre sous le ciel bleu électrique. On a fait du quad. De la moto. Kyle m'a appris à conduire sur le sable, comment pencher dans les virages, comment ne pas se planter. J'ai hurlé de rire en dévalant une dune, le vent dans les cheveux, l'adrénaline qui explosait dans mes veines.

Kyle m'avait fabriqué un sac en tissu pour que George puisse venir en moto avec moi. Je le portais devant, ses fesses posées sur Lilly, bien au fond du sac, serré contre moi, les oreilles au vent. Au début il n'était pas rassuré, puis il ne voulait plus descendre.

Le soir, barbecue autour du feu. Saucisses, bière, marshmallows. Les enfants jouaient avec George qui était aux anges. Sa sœur m'a souri. « Il t'aime vraiment, tu sais. Je ne l'ai jamais vu comme ça avec quelqu'un. » Validation. Sa mère m'a serrée dans ses bras. « On veut vraiment que tu restes dans la famille, ma chérie. » Validation. Son père a trinqué avec moi. « Content que Kyle et toi ayez pu trouver un terrain d'entente. » Validation. Validation. Validation. Je me suis surprise à penser : *Peut-être que c'est ça, finalement. Peut-être que j'ai gagné. Peut-être qu'on va s'en sortir.* Une vie parfaite. Une famille parfaite. Une illusion parfaite.

Virage très serré — Baptême sur la piste, 7 mois après l'impact

La piste de motocross s'étendait devant moi comme un serpent de sable rouge. J'avais peur. Une peur bleue, viscérale, celle qui te colle l'estomac au fond de la gorge. C'était la première fois que j'allais faire le tour entier seule, à peine un an après avoir découvert ce monde-là. Je voulais qu'il soit fier. Je voulais prouver que j'en valais la peine. Que je n'étais pas juste une fille fragile. Que je pouvais être celle qu'il voulait. Même si je devais me casser un bras.

D'ailleurs, je visualisais déjà la scène : moi, avec un plâtre, essayant d'enfoncer deux aiguilles dans les bras de mes patients de dialyse. Ouais, non. Clairement pas légal. Et le sparadrap, impossible. *Bon. Pas de bras cassé, Stella. Vitesse trois, grand max. Vas-y doucement là-dessus.*

J'étais dans les starting-blocks. Là où les grands, les rapides, les furieux démarraient leurs courses dans des nuages de poussière et de cailloux. Kyle était juste à côté de moi, fermant sa visière d'un geste assuré et sexy.

J'ai démarré. Le cœur battant. Les mains crispées sur le guidon.

Je n'ai pas mis très longtemps avant de finir dans le décor au quatrième virage : coincée dans le sable. Les roues tournaient dans le vide. La moto penchait. Mon cœur cognait. Kyle attendait, patiemment, comme s'il me disait : « Tu sais ce que tu dois faire. Vas-y. » Il avait cette façon de me pousser tout en restant là. Mais la pression, la vraie, celle qui m'écrasait, elle venait de moi.

Prouve-lui que tu en vaux la peine. Qu'il ne parte pas. Qu'il ne te laisse pas. Qu'il ne te trahisse plus jamais. J'ai enclenché la première. Les roues ont craché du sable. Lilly a bougé. Doucement. Puis plus vite. Je suis repartie, sourire scotché au visage, poussière dans les dents. Lui à mes côtés. J'ai fini le tour. Sa famille m'a applaudie. « T'as assuré, Stella ! » Validation. Encore. Toujours. On est retournés près des voitures, je buvais de l'eau à grandes gorgées. J'avais la bouche sèche et les yeux collants. Ma peau était rouge, recouverte de poussière. Le soleil couchant incendiait le ciel.

Et il a lâché la bombe.

« Dans deux mois, je reprends un roulement 2/2 pour les compétitions. » Le monde s'est figé. 2/2. Deux semaines *ON*. Deux semaines *OFF*. Deux semaines loin de moi. Toutes les deux semaines. Deux semaines où il va bosser non-stop dans le Pilbara et rentrer chaque soir tard, fatigué et comptant les jours restants jusqu'à son prochain break où il pourra se barrer loin de moi, enfin. Pendant deux semaines, Monsieur se fait carrément la malle, à dix heures de route de chez nous. Un roulement définitif a priori. Il venait de modifier sa rotation de travail et ne m'en avait même pas parlé avant. Pas un mot. Il venait de l'annoncer là, devant sa famille, comme un fait accompli. Comme si mon avis ne comptait pas. Comme si ma confiance, déjà en miettes, déjà recollée avec du scotch et des prières, pouvait encaisser ça.

J'étais devenue la copine par intermittence. J'ai senti mon cœur se rétracter, comme s'il refusait de battre pour quelqu'un qui ne me voyait même plus comme un être humain. À ce moment-là, j'ai compris que je n'étais plus sa partenaire : j'étais devenue la pause entre deux échappées. Une fille de plus reléguée au énième plan. Je venais de perdre un combat que je n'avais jamais eu la moindre chance de gagner.

J'ai souri. « Ah ouais ? C'est cool. » J'ai bu mon eau. J'ai félicité quelqu'un pour son temps sur la piste.

Mais dans ma tête ? *Où est le Magicien ? Apporte-moi le chapeau entier. N'importe quoi pour anesthésier. N'importe quoi pour tenir. N'importe quoi pour ne pas sentir.* Parce que je savais déjà que je n'avais pas les ressources pour affronter ça dans l'état où j'étais.

Frein d'urgence — Appel de l'ex - 7 mois après l'impact

Quelques semaines avant Noël, on a pu passer une semaine près de l'endroit où il a grandi pour faire notre shopping et voir sa famille.

On s'est réveillés dans la tente avec le bruit des vagues. George dormait entre nous deux, ronflant doucement, complètement crevé par sa semaine de jeu intensif.

Kyle m'a embrassée. Un vrai baiser. Doux. Présent.

« On devrait venir ici plus souvent », a-t-il dit.

« Ouais. » J'ai souri. Un vrai sourire. Parce que là, dans cette tente, avec cette magnifique plage juste devant nous, avec le soleil qui commençait à chauffer la toile kaki épaisse... tout était bien. Vraiment bien.

Quelques heures plus tard.

On devait passer en ville faire toutes nos courses avant de rentrer chez nous dans le Pilbara. Les trucs basiques et tout ce qu'on ne trouve pas dans notre ville reculée. Kyle m'a déposée devant le centre commercial de la ville.

« Je vais faire le plein et nettoyer la voiture. Je reviens te chercher dans deux heures ? »

« Parfait. »

Il m'a fait un clin d'œil. « Dépense pas tout. »

J'ai ri. Suis sortie de la voiture. George est resté avec lui et me regardait avec ses yeux de chiot inquiet quand j'ai refermé la portière.

C'est fou comme vivre dans un endroit reculé finit par rétrécir ton monde. Là où nous vivions, il n'y avait que deux magasins qui vendaient l'essentiel, personne ne « fait les boutiques ». Alors, en traversant le centre commercial, j'ai retrouvé cette sensation oubliée de flâner entre les vitrines. Le bruit, les lumières, les couleurs — un carnaval sensoriel presque agressif. Au bout de deux heures, c'était oppressant. Je n'avais presque rien acheté. J'attendais devant le centre commercial, un sac à moitié vide à mes pieds, téléphone à la main. La chaleur écrasante de l'après-midi tapait sur le béton. Même à l'ombre, c'était suffocant.

J'ai vu la voiture arriver. Propre. Brillante. Il avait vraiment pris le temps de la nettoyer.

Je suis montée, côté passager. George s'est jeté sur moi depuis la banquette arrière, langue pendante, queue battante. J'ai ri, en le repoussant gentiment. « Oui, oui, tu m'as manqué aussi. »

« Il n'a pas arrêté de gémir à la station de lavage. Je crois qu'il pensait que je t'avais abandonnée. »

« Malin, ce chien. »

Il a démarré. Et c'est là que j'ai vu le téléphone.

Posé sur l'accoudoir entre nous. Face visible. Écran déverrouillé.

Et il a sonné.

Le nom sur l'écran : LOUISE.

Pas « Louise — boulot. »

Pas « Louise — contact professionnel. »

Juste : LOUISE.

L'ex.

La *sex-friend* qu'il gardait sous le coude depuis des années. Celle avec qui il avait déjà trompé sa dernière partenaire sérieuse. Celle avec qui il m'avait peut-être aussi trompée en même temps que Lucy, qui sait ? Celle qu'il m'avait promis de ne plus jamais contacter. Un peu comme la paire de chaussures qui date du siècle dernier que tu dois jeter depuis trop longtemps et qui finit toujours par réapparaître au fond d'un vieux placard.

Mon estomac s'est retourné. C'est toujours les coups auxquels on s'attend le moins qui font le plus mal. Ma vision s'est troublée. Mes poings se sont serrés.

Kyle a vu le téléphone. A vu le nom. A vu ma tête.

Il a raccroché. Rapidement. Trop rapidement. Et a tourné le téléphone face de l'autre côté.

« Ce n'est pas ce que tu penses. »

Ce n'est jamais ce qu'on pense. C'est toujours pire.

« Ah ouais, et qu'est-ce que je pense d'après toi, Kyle ? »

Cette voix lisse qui précède les explosions et attend juste la bonne réplique.

« C'est pour du boulot. Quelqu'un cherche une nana pour un poste à la mine. J'ai pensé que ça pouvait l'intéresser. »

Du boulot. Évidemment. Quoi d'autre ?

Je le sentais : mon corps entrait une fois encore en état de panique. Comme si ça n'avait pas fait assez mal une fois, j'en reprenais une deuxième part. L'effet kiss cool du trauma, encore sur la table, prêt à me retourner les tripes. Ce froid dans la poitrine, cette chaleur dans la nuque, ce vertige qui remonte comme une marée noire. Je regardais la route défiler devant nous, mais j'étais ailleurs. Dans une autre voiture. Dans une autre scène. Dans l'autre trahison. Tout se superposait. Les mêmes mots. Les mêmes excuses. Le même ton. Le même foutu scénario recyclé comme un mauvais film qu'on m'obligeait à revoir.

Kyle parlait encore, je crois. Une justification, un truc flou, une phrase qui commençait par « je voulais juste... » et qui s'écrasait contre la vitre comme un moustique suicidaire. Je n'entendais plus rien. Mon cerveau avait déjà tiré le rideau. La Vigie hurlait à nouveau. La Bibliothécaire vidait les étagères une dernière fois. Le Capitaine sombrait encore. Et moi, j'étais là, assise à côté de lui, à regarder l'histoire se répéter, avec cette précision cruelle qui ressemble à une punition.

J'ai inspiré. Lentement. Trop lentement.

Et j'ai senti cette phrase monter, froide, nette, tranchante.

La phrase qui ne laisse plus de place au doute. La phrase qui annonce la suite.

« Kyle... arrête la voiture. »

Le pacte rompu

« Plus jamais de contact avec tes ex. C'était ma condition et c'était non-négociable. »

Il m'en avait fait la promesse pour que je le reprenne il y a sept mois. Et là, maintenant, dans cette voiture qui sentait encore le produit de nettoyage, avec George qui haletait sur la banquette arrière, avec le soleil qui tapait sur le pare-brise...

Louise.

LOUISE.

Qui l'appelait.

Comme si de rien n'était. Comme si elle avait le droit. Comme si *mes* limites ne comptaient pas.

« Pourquoi ? »

Le mot est sorti tout petit. Cassé.

« Quoi ? »

« Pourquoi elle ? Pourquoi *tu* l'appelles pour du boulot ? Y'a personne d'autre ? Y'a pas un putain de site de recherche d'emploi ? Y'a pas *un* autre contact que *ton ex* avec qui tu as baisé pendant des *années* ? »

Ma voix montait. Je ne la contrôlais plus. « Stella, calme-toi. »

« *Non*. Non, je ne me calme pas. Tu m'avais *promis*. Je suis censée faire quoi, moi, maintenant ? »

Il a serré le volant. Les mains blanches. La mâchoire contractée. « C'était vraiment juste pour du boulot. Je ne pensais pas que... »

« Que *quoi* ? Que ça ne me dérangerait pas ? Comme la fois où tu as dû changer les pneus de Lucy ? Que ça ne me ramènerait pas directement à tous tes mensonges, à tout ce que j'ai dû avaler pour rester ? »

Le silence.

Juste le bruit du moteur. De la clim qui crachait de l'air froid.

Et l'incompréhension.

Sur le pont de La Neuro s'écroule, l'ambiance était pire qu'à un enterrement.

La Vigie criait dans son porte-voix : « Code rouge ! Il recommence ! Il n'a jamais arrêté ! »

Le Capitaine essayait de maintenir la barre, mais ses mains glissaient : « Restez calmes ! On peut encore — »

Miss Sérotonine s'était effondrée, recroquevillée : « Stabilité... vous aviez dit stabilité... Là il est stable, mais avec trop de femmes en même temps. »

Le Scénariste-Conteur déchirait les pages à pleines mains : « Mensonges ! Tout n'était que mensonges ! La France ! Le camping ! Les promesses ! Les ex ! »

Le Cortisol inondait le navire comme raz-de-marée acide qui condamnait le navire dans les abîmes du trauma non résolu. Puis l'alarme incendie s'est déclenchée, plus forte que jamais.

Le Magicien commençait à sortir de l'ombre, un sourire en coin : « Besoin d'un petit quelque chose pour oublier tout ça ? »

L'eau trouble — nos parts d'ombre

Viens. On remonte sur nos bouées. On dérive ensemble vers une zone où personne n'aime aller.

Regarde autour de nous : le soleil s'est caché derrière un nuage épais, le vent s'est levé, l'eau est devenue plus sombre. C'est normal. On entre dans la zone d'ombre. Celle qu'on garde sous le tapis, sous la peau, sous les sourires. Celle qu'on préfère ignorer tant qu'on peut encore respirer à la surface.

Tu sais... tout le monde a une part moche. Une part qu'on essaie de cacher au maximum. Une part qu'on ne veut même pas reconnaître. Pas parce qu'elle est monstrueuse, mais parce qu'elle est humaine.

C'est la part qui ment pour nous sauver. Qui fouille pour se rassurer. Qui espionne pour ne pas mourir de doute. Qui franchit des lignes que l'on jurait sacrées. C'est la part qui dit : « Je ne ferai jamais ça. » Et puis un jour, on le fait quand même.

Regarde l'eau. Elle est trouble. Comme nous. Comme toi. Comme moi.

On n'est pas en train de se noyer. On dérive juste dans un endroit où la lumière ne passe plus. Et c'est ici que je dois te parler de ce qui vient. De ce que j'ai fait. De ce que j'ai franchi. Et je n'en suis pas fière. Mais ne pas en parler serait adoucir la réalité à mon avantage. Et ça, pour la guérison, ce n'est pas très judicieux.

Parce que parfois, après un tsunami, on ne cherche pas seulement la vérité. On cherche juste un moyen de ne plus avoir peur et mal. Et c'est là que la part moche prend le gouvernail. Le Capitaine se transforme en Dark Vador... et le navire avance vers cette zone lugubre. Les murènes frôlent la coque. Le vent se lève. Les corbeaux nous encerclent.

Alors accroche-toi à ta bouée. On va descendre un peu plus bas. Là où l'eau est si trouble qu'on ne voit plus nos propres mains.

MISSION IMPOSSIBLE — 7 mois après l'impact

J'avais besoin de preuves. Pas même pour le quitter sur-le-champ — non, car ça, j'en étais manifestement incapable — mais pour me forcer la main. Pour trouver quelque chose d'assez accablant, assez tranchant, pour que je n'aie plus d'autre choix que de partir. J'avais besoin de preuves pour justifier la terreur qui me rongeait. Pour valider que je n'étais pas folle. Pour confirmer que mon instinct ne me trahissait pas. Alors j'ai franchi une ligne. J'ai perdu douze kilos et mon humanité. Et même en me voyant dans le miroir, squelettique et désespérée, je n'arrivais toujours pas à partir.

Je ne sais plus exactement quand ça a commencé.

Peut-être le soir où il est sorti « juste pour une bière » et n'est pas rentré. Peut-être le matin où il a juré qu'il n'avait rien à cacher, alors que son regard disait l'inverse. Peut-être le jour où il m'a proposé d'installer cette application de géolocalisation « pour qu'on se sente en sécurité tous les deux. »

Sécurité.

Le mot résonnait dans ma tête comme une ironie cruelle. Je me souviens juste du moment où mon cerveau a basculé. Où la peur a pris le volant. Où mon système nerveux a décidé que d'avoir accès à la vérité justifiait tous les moyens.

Alors j'ai commencé à chercher. Pas par curiosité. Pas par jalousie. Par instinct de préservation. Je fouillais les signes. Les silences. Les incohérences. Les absences. Les messages qui vibraient trop tard. Les regards qui glissaient trop vite. Les excuses qui sonnaient creux. Et plus je cherchais, plus je me perdais. Il fallait que je trouve un moyen d'avoir accès à ses messages sur son téléphone.

James Bond girl, version cauchemar en cuisine. J'étais bourrée. Évidemment. Trois verres de vin blanc, peut-être quatre. Pyjama trois fois trop large, que j'avais depuis mes vingt-cinq ans, cheveux gras, yeux gonflés.

J'avais passé trois semaines à me former. Trois semaines à regarder des tutoriels YouTube en boucle, à m'entraîner sur mon vieux téléphone comme une espionne en herbe qui prépare une mission commando.

Sauf que moi, deux ans plus tôt, je confondais encore « URL » et « WiFi ». Littéralement. Et là, je voulais installer un outil secret, capable de me délivrer les preuves aussi vite qu'un livreur de pizza.

Moi.

La fille qui avait redémarré son ordinateur quarante-sept fois parce qu'elle ne comprenait pas pourquoi « le petit nuage ne voulait pas synchroniser ses photos ». Mais j'étais désespérée. Ce que j'avais trouvé me donnait l'illusion d'un accès à la vérité et me donnait accès à ses conversations, appels et géolocalisation. Une mine d'or pour quelqu'un dont les mots changeaient selon l'heure, l'humeur et l'audience.

Je misais trop gros. Je jouais ma vie de couple à coup de roulette russe et de messages aléatoires. Je jouais mon avenir, mon corps, ma liberté, mon désir d'enfant, ma jeunesse, ma santé mentale... Et lui, je ne savais même pas s'il jouait encore, en tout cas pas avec mes règles, s'il avait peut-être déjà quitté la table de jeu. Ou s'il ne s'y était jamais vraiment installé.

Le plan : cinq minutes chrono pendant qu'il était sous la douche.

La réalité : moi, assise sur le lit, son téléphone dans les mains tremblantes, en train de paniquer parce que je n'arrivais pas à me rappeler si c'était « Paramètres > Sécurité > Sources inconnues » ou « Sécurité > Paramètres > Applications ». Je ne savais même plus où cliquer.

Quatre minutes.

Le bruit de l'eau coulait toujours. Mes mains tremblaient tellement que j'ai cliqué trois fois sur la mauvaise icône.

Trois minutes.

J'entendais mon cœur cogner dans mes tempes. Mon estomac était noué. Ma gorge sèche.

Allez, Stella. Concentre-toi. T'es une infirmière, bordel. Tu piques des veines dans le noir. Tu peux installer une putain d'app.

Deux minutes.

Le téléphone a vibré. Notification. *Merde, ne clique pas dessus avec tes grosses mains pleines de doigts !* J'ai failli le lâcher comme si c'était une grenade.

Une minute.

L'eau s'est arrêtée.

Oh non ! Vite vite vite !!!

J'ai cliqué. N'importe où. Partout. Mon pouce volait sur l'écran comme celui d'une ado en crise hormonale sur Tinder.

Trente secondes.

L'application s'est installée. Miracle. Bruit de la porte de douche qui s'ouvre.

J'ai reposé le téléphone exactement où il était. Pile. Précision chirurgicale d'ivrogne en mode panique. Je me suis jetée dans le lit. Ordinateur ouvert. Air décontracté. Il est sorti, serviette autour de la taille.

« Ça va, *babe* ? »

« Ouais. »

Sourire. Faux. Tellement faux que même George avait l'air suspicieux.

Je me suis sentie puissante… Pendant environ vingt minutes. Intelligente. Sexy, même. James Bond girl avec ses gadgets high-tech, mission accomplie, retour à la base.

Puis je suis allée dans la salle de bain. J'ai regardé mon reflet dans le miroir. Joues creuses. Yeux cernés, injectés de rouge. Pyjama Mickey. Cheveux gras. Haleine de vin blanc. On était à des années-lumière de la James Bond girl sexy. Non — là, devant le miroir, c'était : Gollum. Obsédée par un anneau qui me détruisait, mais que je ne pouvais pas lâcher.

Et le pire ?

L'application n'était franchement pas terrible. Enfin… pas complètement nulle non plus. J'ai trouvé des choses. Des choses très moches. Des messages, des conversations, des mots que je n'aurais jamais dû lire. Parce qu'ils étaient privés, oui. Mais parce qu'ils me détruisaient encore plus. Ding. Un message. À elle. À une autre. Peu importe. Des mots doux que je croyais réservés pour moi. Des blagues sur moi, sur « la Française », sur « celle qui est trop compliquée ». Une version de moi caricaturale, déformée. Comme si j'étais devenue, dans son récit, quelqu'un d'autre. Ses promesses du soir… qu'il défaisait le lendemain matin.

« Tout ça pour ça ? » J'avais accès à… quoi ? Quelques messages. Des localisations GPS approximatives. Des bribes. Des miettes. Pas assez pour partir. Pas assez pour rester. Juste assez pour me rendre encore plus folle.

La fille que j'étais il y a un an et demi ? Elle serait partie en courant. Elle aurait claqué la porte, jeté ses affaires par la fenêtre, bloqué son numéro, disparu. Mais moi ? Accro à cette relation toxique qui me détruisait doucement mais sûrement. Je suis restée.

Et c'est là que j'ai compris. J'ai compris pourquoi les femmes battues restent. Pourquoi les femmes qui ont peur de leur compagnon intimidant restent. Pourquoi les femmes dans des relations où elles se sentent étouffées, humiliées, détruites... restent. Avant, je les jugeais. Pas méchamment. Pas consciemment. Mais je pensais : « Moi, jamais. Moi, je partirais. » Et maintenant ? Maintenant je comprenais. Parce que la violence psychologique, ça ne laisse pas de bleus. Ça ne saigne pas. Personne ne voit les ecchymoses sur ton estime de toi. Personne ne voit les fractures dans ta dignité. Personne ne voit les plaies béantes dans ton âme.

Chaque message que je lisais, c'était un couteau. Planté. Tordu. Retiré. Replanté. Et je me suis surprise à penser, un soir, téléphone dans une main, verre dans l'autre : « Je préférerais presque qu'il me frappe. Au moins, il y aurait du sang. Une preuve. Quelque chose de visible. Quelque chose qui justifierait cette douleur. »

Mais à la place ? Mon corps saignait à sa façon. Je vomissais. Encore. Toujours. Chaque matin, chaque soir, après chaque message découvert, après chaque mensonge avalé. Mon estomac se retournait comme si mon corps essayait d'expulser le poison. Mais le poison était dans ma tête, dans mon cœur. Pas moyen de le vomir assez fort pour qu'il sorte.

Et je restais quand même. Parce que partir ? Partir, c'était admettre que tout était faux. Que l'amour était faux. Que j'avais sacrifié ma liberté, mon corps, mon avenir, ma santé mentale... pour rien. Pour du vent. Pour un homme qui ne m'aimait pas assez pour arrêter de me détruire.

Alors je restais. Et je continuais à lire. Et je continuais à vomir. Et je continuais à me dire que demain, peut-être, ce serait différent. Que demain, peut-être, il changerait. Que demain, peut-être, les messages s'arrêteraient. Mais demain ne venait jamais. Juste un autre aujourd'hui. Avec un autre message. Un autre mensonge. Un autre coup de couteau.

Opération micro pour une maxi onde de choc

Parce que quand tu as franchi une ligne et que ça ne marche pas, le Stratège (cortex préfrontal dorsolatéral) en treillis militaire, compas à la main, te dit : « Vas-y, franchis la suivante. »

C'est lui qui pousse à espionner, à chercher et qui pousse à franchir des lignes morales. Parce que pour lui, la morale est un luxe. La survie, non.

Le Magicien avait enfilé la casquette du Capitaine et était aux commandes. L'équipage savait que le passage des eaux troubles allait durer plus longtemps que prévu. Surtout lorsqu'ils ont compris ma prochaine stratégie 007.

J'ai acheté un petit dispositif. Pas n'importe lequel. Un petit truc magnétique, discret. Commandé sur internet. Livré en trois jours avec soixante-quinze dollars de frais de port. Je l'ai regardé dans ma main. Petit. Noir. Insignifiant.

Et je me suis dit : *Putain, Stella. Qu'est-ce que tu fous ?*

Mais je l'ai fait quand même.

Je l'ai placé dans un endroit où il passait du temps le soir avec d'autres. Juste pour entendre comment il parlait de moi quand je n'étais pas là. Juste pour savoir si j'existais encore dans sa tête quand il ne me voyait pas. Juste pour... je ne sais même plus.

Et puis j'ai entendu. J'ai eu accès à une conversation à laquelle je n'aurais pas dû. Pas de sa part. Un de ses collègues. Celui que j'adorais. Celui qui avait complimenté mon curry de poulet coco quelques mois plus tôt et m'ouvrait grand les bras chaque fois qu'il me voyait. Il parlait à quelqu'un que je n'arrivais pas à reconnaître. Sa voix crépitait dans le micro, mais avait tout de même un ton enjoué. Je captais un mot sur cinq. Dans mon souvenir, ça sonnait à peu près comme :

« *Mate*, elle est complètement *crazy*, sa Française. » Rires. « Genre elle lui a installé un truc de géolocalisation sur son phone. »

« Sérieux ? Elle le traque ? »

« Ouais. Paranoïa niveau 100. » Rires.

« Pourquoi il ne la largue pas ? »

« Je ne sais pas. Elle est... compliquée. C'est un véritable détecteur de mensonge humain, tu vois le genre. Au début elle était cool, mais là vraiment... Je te jure chaque fois qu'il part du taf, il traîne les pieds pour aller la rejoindre. On a pitié de lui à force, on se demande qu'est-ce qu'il fout encore avec elle, car lui est un mec génial, tu vois ? »

Je me rappelle la date, l'heure exacte... et ce papillon de nuit qui m'emmerdait alors que je fumais ma quinzième clope au beau milieu de la nuit. Sur ma terrasse, les larmes dévalaient sur mes joues. Une avalanche de désillusions. J'ai senti mon cœur descendre dans mes entrailles, parce que la trahison venait cette fois d'un visage qui m'avait toujours souri. Un visage amical, qui t'enlace. Ça a duré vingt minutes comme ça. Vingt minutes où j'étais la folle. Vingt minutes où lui semblait devenir la victime. Vingt minutes de démolition.

Pendant trois jours, chaque cellule de mon corps a rejoué ces vingt minutes en boucle. Je me souviens de chaque intonation, chaque syllabe, chaque soupir, chaque bruit de bouteille sur la table. C'était une trahison dans la trahison. Trois jours où je me suis regardée dans le miroir et où je n'ai vu qu'une ombre. Mes joues creusées. Mes yeux éteints. Mes bras si maigres que je pouvais les encercler avec mon pouce et mon index.

J'avais perdu douze kilos.

Douze.

Mon corps mangeait mes muscles pour tenir debout.

Le navire de La Neuro s'amuse, même les pirates des mers n'en auraient pas voulu.

Le Capitaine était toujours ligoté dans un coin, bâillon sur la bouche. La logique et la justice avaient sauté par-dessus bord depuis longtemps.

La Vigie hurlait dans le vide, personne n'écoutait. On était tous tellement habitués à être en alerte maximale depuis des mois !

Miss Sérotonine en PLS, allongée dans son vomi.

Le Scénariste avait carrément brûlé sa plume. Il restait assis sur les cendres, silencieux.

Et le Magicien, cape noire flottant au vent, sourire victorieux, tenait fermement la barre, emmenant l'équipage dans les profondeurs de l'enfer. « Peu importe la drogue, ma chère. Alcool, surveillance, obsession... Tout ce qui compte, c'est que le bruit s'arrête. Que la douleur s'arrête. »

Accepter sa part de responsabilité

Il y a une phrase que j'ai répétée pendant des mois : « Il a fait surgir le pire en moi. » Ça sonnait juste, logique, comme une explication. Mais c'était un mensonge confortable qui me gardait enchaînée. Parce que dire ça, c'était lui donner un pouvoir qu'il n'a jamais eu. Et ça, c'est encore de la dépendance affective.

Imaginer que quelqu'un d'autre dirige mes réactions, mes peurs, mes impulsions. Que je ne suis qu'une marionnette suspendue à ses ficelles... Ce serait presque confortable. Mais non. La vérité est plus crue, et bien plus difficile à encaisser. La vérité, c'est : « J'ai choisi de rester. Et en restant, j'ai commencé à me haïr. »

Ce n'est pas « Il a créé le monstre », c'est « Je suis devenue quelqu'un que je ne reconnais plus parce que j'ai choisi de rester avec quelqu'un qui me casse. » Et ce choix-là, c'était le mien. Pas le sien.

Tu sais pourquoi c'est important ? Tant que je disais « il a fait surgir le pire en moi », je restais victime. Mais le jour où j'ai pu dire « J'ai choisi de rester, et ça m'a transformée en quelqu'un que je détestais », j'ai repris du pouvoir.

Alors la vraie question n'est pas « Pourquoi il a fait ça ? », mais « Pourquoi moi, ai-je accepté ça ? » Et la réponse n'est pas « Il ne m'a pas laissé le choix », la réponse est : « J'avais tellement peur de le perdre que j'étais prête à me perdre, moi. »

Ce n'est pas l'histoire d'un méchant mec qui casse une bonne fille, c'est l'histoire d'une fille qui avait appris à se sacrifier et qui a rencontré quelqu'un parfaitement à l'aise avec ça.

La rupture numéro... je sais plus — 7 mois après l'impact

Et puis est arrivé le moment où il a fallu agir après ces révélations. Début décembre. Je suis allée le trouver sur son lieu de travail, sans trembler, sans détour.

Tu peux faire ça. Tu peux faire ça.

Je sors. Claque la portière. Traverse le parking. Chaque pas est un effort. C'est comme marcher dans du sable mouillé. Les jambes sont lourdes, et mon corps veut faire demi-tour mais j'avance quand même.

Parce que les mots, les insultes, le coup de poignard que ces mots avaient imprimé dans ma mémoire, étaient gravés dans ma bibliothèque pour des décennies. Parce que j'ai vu les preuves. Trop de preuves. Plus que je ne voulais m'avouer. Parce que je suis fissurée. Pour de bon. Cette fois.

« On peut parler ? » dis-je.

On sort sur le parking, entre les voitures. Là où personne ne peut nous voir. Je le regarde. Vraiment. Peut-être pour la dernière fois.

« C'est fini, toi et moi. Il faut que ça s'arrête. Maintenant. »

Silence. Il cligne des yeux. Comme si je venais de parler en chinois. Je pourrais lui dire. Lui balancer tout. Mais je ne peux pas. Parce que si je lui dis, je deviens exactement ce qu'il pense que je suis. La fille la plus tarée de l'histoire de l'humanité. Et je ne peux pas prendre ce risque. Alors je choisis mes mots avec soin.

« J'ai mes raisons. De bonnes raisons. Que je ne peux pas t'expliquer. Mais c'est fini. »

Ma voix tremble, mais je la maîtrise.

« T'es pas quelqu'un de bien, Kyle. Et je mérite qu'on parle de moi mieux que ça. »

Il ouvre la bouche. La referme.

« Et je vais te demander quelque chose. »

Il attend.

« Choisis bien ta prochaine victime. Prends une femme qui n'a pas de cœur. Tu ne te rends pas compte de l'impact que ton comportement peut avoir sur les filles avec qui tu es. Au final tu as peut-être raison de penser que je suis devenue folle ces derniers mois et c'est peut-être vrai. Mais le seul crime dont je suis coupable, c'est de t'avoir aimé et d'avoir espéré un futur avec toi. »

Il me regarde, les yeux écarquillés. Comme si je venais de le gifler. Il ne m'en demande pas plus.

« Je... je suis désolé. »

« Je sais. Mais ça ne change rien. »

Je tourne les talons, monte dans la voiture et ferme la portière. Démarre. Dans le rétroviseur, il est toujours là. Debout. Immobile. Perdu.

Je quitte le parking. La route défile. Mes mains serrent le volant. Ma respiration est saccadée.

Je l'ai fait. Je l'ai quitté. C'est fini.

Le soulagement arrive par vagues. Pas immédiat. Pas explosif. Juste... progressif. Comme si quelque chose en moi commençait enfin à se détendre. Le mécano arrête de balancer du cortisol dans les tuyaux, la pression des machines diminue et repasse dans la zone orange, pour la première fois en sept mois.

Les épaules descendent. La mâchoire se relâche. Les mains tremblent moins.

Je l'ai fait.

Je rentre chez moi. Dans mon espace. Mon air. Je m'allonge sur le lit. Fixe le plafond.

Silence.

Et là, une pensée.

Il fait quoi, là, maintenant ? Comment l'annonce-t-il ? À qui en parle-t-il ? Qu'est-ce qu'il dit ?

Je me redresse. Prends mon téléphone.

Non. Laisse tomber. C'est fini. Tu t'en fous.

Mais mes doigts bougent tout seuls.

Parce que je sais. Je sais que j'ai encore un moyen de le savoir.

Juste un coup d'œil. Juste pour voir.

Je clique. L'écran s'ouvre. Conversations récentes. Il y en a une. Active. Je ne peux voir que ce que lui écrit. Mon cœur se serre. Mais je clique quand même. Les messages s'affichent. En temps réel. Des phrases froides, du style :

« De toute façon c'est mieux comme ça. »

« Ce n'est pas une personne très active. »

Le téléphone tremble dans ma main.

Et lui... lui, il retourne tout. D'un coup, c'est moi le problème : la fille casse-pieds, l'ouragan sur pattes. Lui, évidemment, devient le « gentil garçon » qui « a essayé », qui « a fait ce qu'il a pu ». Je fixe l'écran, et les mots se mettent à onduler : flous, nets, flous.

Putain, mais à qui il écrit ?

Mais nan...

Louise. Évidemment.

Je pose le téléphone.

Il y a deux chocs.

Le premier choc : il m'écrase. Sans attendre. Sans pause. Devant celle que j'avais toujours perçue comme son plan B et qui, visiblement, venait de devenir son plan A. Trente minutes après s'être fait larguer.

Le deuxième : même en partant, je ne récupère rien. Pas ma dignité. Pas ma version de l'histoire. Pas même un peu de paix intérieure, ni la moindre satisfaction tirée de sa culpabilité.

Les larmes viennent. Mais pas comme avant. Pas des sanglots. Juste… un ruisseau silencieux qui coule sur les tempes, dans les cheveux. *Tu savais qui il était. Tu savais comment ça allait finir. Il m'a déjà remplacée. Dans sa tête. Dans sa vie. Dans ses conversations. Tu ne lui manques pas.*

Mais étrangement… ça me libère. Parce que je n'ai plus à espérer. Je n'ai plus à attendre qu'il change. Je n'ai plus à me demander si cette fois sera différente. Je sais, maintenant. Il ne changera pas. Et moi, je suis partie. C'est tout ce qui compte.

Je supprime tout ce qui pourrait me tenter de retrouver ces messages. Pour de bon, cette fois. Je bloque son numéro. Je range ses affaires dans un carton. Je mettrai ça dehors demain.

Je pose les yeux sur sa brosse à dents. Puis décide de la plonger dans les toilettes. Bah quoi ? Tu ne l'as jamais fait ? Essaie c'est génial pour passer ses nerfs après une rupture !

Je m'allonge sur mon lit. Seule. Et je respire. Pour la première fois depuis des mois, je respire sans que ça fasse mal.

C'était fini. Cette fois, c'était vraiment fini.
Enfin je crois…

La dernière descente aux enfers — 8 mois après l'impact

LES CLÉS

Les clés. Où sont ces putains de clés ? Mes doigts fouillent mon sac, encore et encore, mais ne trouvent que du vide, des papiers froissés, un briquet qui glisse entre mes doigts maladroits. Le monde tangue autour de moi, ou peut-être que c'est moi qui tangue, je ne sais plus vraiment faire la différence maintenant, tellement je suis intoxiquée. La porte est là, juste là, à deux mètres à peine. Mais deux mètres, c'est l'Everest quand ton esprit flotte dans un aquarium de champignons hallucinogènes et que tes jambes ne répondent plus aux commandes à cause du rhum.

J'essaie de me concentrer sur la serrure, sur ce petit trou noir qui refuse de rester immobile et danse devant mes yeux, comme tout le reste dans ce monde qui refuse de se stabiliser. Et puis mon estomac se soulève, cette vague acide qui monte sans prévenir, et je pense *non, pas maintenant, pas ici*, mais mon corps s'en fout de ce que je pense.

Je titube vers la boîte aux lettres, je m'effondre à moitié et me rattrape au mur au dernier moment.

Et là, ça sort.

Un geyser acide qui brûle ma gorge, mon nez, mes sinus, tout ce que j'ai avalé, sniffé, fumé, injecté dans mon système pour ne plus sentir, pour ne plus penser, pour ne plus *être*. Ça gicle derrière la boîte aux lettres, sur mes chaussures, sur mes mains tremblantes. Je m'essuie la bouche du revers de la main et le goût est infect, métallique, chimique, le goût de la mort.

Respire. Respire.

Je me redresse, ou j'essaie du moins, mais le monde tourne encore et mes mains tremblent tellement que je n'arrive même pas à tenir mon sac correctement. Est-ce que je suis au moins devant la bonne maison ? *Qu'est-ce que tu fous, Stella ? Qu'est-ce que tu es en train de faire de ta vie ?*

Retour devant la porte. La bonne. Je crois. J'enfonce la clé dans la serrure et ça gratte, ça résiste, mes doigts dérapent encore et encore jusqu'à ce que finalement, clic, la porte s'ouvre. Je trébuche à l'intérieur. Les murs se rapprochent, le plafond descend, tout rétrécit comme si la maison elle-même essayait de m'avaler, de me digérer, de me faire disparaître.

FIN D'UN SYMBOLE

Mon épaule accroche quelque chose. C'est le pot bleu. Il vacille, et tout se passe au ralenti comme dans un film. Je tends la main pour le rattraper, mais je suis trop lente, trop saoule, trop défoncée. Il explose sur le carrelage dans un bruit assourdissant qui résonne dans toute la maison vide. Des morceaux de céramique volent de partout, la terre se répand, sombre et grasse, elle éclabousse mes jambes et les racines de la plante s'étalent sur le sol, flétries, pathétiques, aussi mortes que tout le reste. Et moi, je reste là, figée, à fixer les débris éparpillés à mes pieds. Je réalise que c'est le pot, le pot avec le palmier bleu, celui qu'il m'avait offert pour mon « nouveau chez-moi ».

Je ris.

« Bah oui ! Évidemment. Évidemment que je casse ça maintenant. » Il est clair que dans ma destruction, je dois aussi détruire les symboles. L'univers a le sens de l'humour, apparemment.

LA SALLE DE BAIN

Je me traîne jusqu'à la salle de bain en m'accrochant aux murs, puis au lavabo, puis au rebord de la douche, mes jambes ne me portent plus, mais je continue d'avancer par pur automatisme, comme quelqu'un qui n'est déjà plus vraiment vivant.

J'ouvre l'eau. Elle est froide, ou peut-être que c'est moi, mais je m'en fous complètement.

J'arrache mes vêtements, par le haut. La robe colle à ma peau moite, les chaussures puent encore le vomi frais. Tout tombe en tas à mes pieds. Ce tas-là, je ne le prendrai pas en photo demain matin, c'est sûr ! J'entre dans la douche nue, tremblante, brisée en mille morceaux invisibles. Je me laisse glisser contre la paroi de la douche. Assise par terre. Sur le carrelage froid.

TOUCHER LE FOND

L'eau frappe mes épaules, mon dos, ma tête avec une force qui devrait me réveiller, mais je ne la sens pas vraiment. Je suis ailleurs, engourdie, déconnectée de ce corps qui ne m'appartient plus depuis longtemps. Je me recroqueville sur moi-même, front sur les genoux, bras autour des jambes, comme un fœtus qui essaie de retourner dans le ventre de sa mère. Comme une petite fille apeurée dans le coin d'une pièce. Comme si je pouvais disparaître complètement, si seulement je me faisais assez petite.

L'eau continue de tomber en cascade sur mes cheveux. Elle devrait me nettoyer, me purifier, me laver de toute cette merde, mais rien. Le poison n'est pas sur ma peau, il est dedans, dans mes veines, dans ma tête, dans mon cœur qui bat encore par habitude plus que par envie.

Mon estomac se soulève encore, je n'ai même pas le temps de réagir ou de me préparer, ça sort sans prévenir. Je vomis sur mes genoux repliés, sur mes pieds, ça coule entre mes orteils et se mélange à l'eau qui tourne en spirale. Je tousse, je crache, des filaments dégueulasses pendent de mes lèvres que j'essuie du dos de la main, mais ça continue encore, mon corps essaie désespérément d'expulser la souffrance qui s'accumule depuis des mois. Encore un spasme, et encore, comme si mes entrailles voulaient sortir par ma bouche.

Je reste là, allongée par terre dans mon propre vomi, l'eau froide qui tombe sur moi comme une punition que je mérite amplement, et je pense avec une clarté étrange et terrifiante : *Je vais mourir ici. Nue, trempée, couverte de vomi, seule dans cette putain de douche. Et le pire, c'est que je m'en fous. Tant que ça s'arrête. Je m'en fous tellement que c'est presque paisible, cette idée de mourir maintenant, là, comme ça. Ça serait plus simple, plus propre, enfin pas propre évidemment, mais plus facile.*

Les larmes commencent, silencieuses d'abord, puis plus fortes, plus violentes, mon corps tremble sous des sanglots qui viennent du ventre, des tripes, de cet endroit profond où la douleur s'est installée confortablement, sans que je ne lui permette jamais de sortir vraiment. Je pleure pour la fille que j'étais, celle qui était venue en Australie pour se trouver, pour vivre des aventures, celle qui traversait le désert avec une valise de vingt kilos et des rêves plein la tête, celle qui croyait encore en elle, en la vie, en l'amour. Je pleure pour cette fille parce qu'elle est morte quelque part entre le Pilbara et maintenant.

Comment en suis-je arrivée là ? Comment la fille qui surfait les vagues au lever du soleil, qui riait avec ses patients, et faisait une différence dans le monde, est devenue ça ? Un tas de chair tremblante au fond d'une douche, couverte de vomi et de honte, shootée à tout ce qu'elle a pu trouver juste pour ne plus sentir, juste pour ne plus penser, juste pour ne plus *être*.

J'ai bu jusqu'à ne plus pouvoir tenir debout. J'ai fumé jusqu'à ce que mes poumons brûlent. J'ai avalé, j'ai sniffé, j'ai tout pris, absolument tout ce que le Magicien avait dans son chapeau empoisonné, jusqu'à ce qu'il n'y ait plus rien, plus un tour, plus une illusion, plus rien du tout. Ça n'a même pas suffi à me soulager.

Et maintenant je suis là, au fin fond du trou, vraiment tout au fond, et je ne sais même plus si je veux remonter à la surface ou si je préfère juste me laisser couler définitivement.

L'eau tourne dans la bonde, rouge maintenant. Le sang s'est invité au trop-plein qui s'évacue par ma bouche. Je suis fatiguée de vomir. Fatiguée de me battre. Je fixe ce petit trou noir, hypnotisée par le tourbillon, tout tourne, tout s'en va, tout disparaît dans ce vortex comme si rien n'avait jamais existé. *Si seulement je pouvais me dissoudre et m'évacuer avec l'eau sale, ne plus être qu'un souvenir flou qui s'efface.*

Ma tête se pose contre le carrelage, froid. Je ferme les yeux sous le martèlement de l'eau et le temps n'existe plus, je ne sais pas si ça fait cinq minutes ou une heure ou une éternité. Tout se fond, tout se mélange, je dérive quelque part entre conscience et inconscience, entre vie et quelque chose d'autre que je n'ai pas encore de nom pour décrire. Mais c'était un endroit paisible. Chaud. Et accueillant.

RETOUR À LA CASE DÉPART

Le bruit de la porte d'entrée me parvient comme de très loin, à travers des couches et des couches de brouillard. Des pas, lourds, familiers, qui résonnent dans la maison vide.

« Stella ? »

Sa voix traverse l'épaisseur du brouillard, mais je ne bouge pas, je ne peux pas bouger, je suis soudée au carrelage. La porte de la salle de bain s'ouvre.

Je sens sa présence, son odeur qui m'est si familière.

Il est revenu. Bien sûr qu'il est revenu. Avec Kyle, la fin n'a jamais été une fin, juste une pause dans un cycle qui me dépassait. Il savait exactement quand frapper : quand j'étais faible, quand j'étais vide, quand j'étais trop brisée pour me défendre. Et moi, j'ai laissé la porte entrouverte. Encore une fois. Pas par amour. Pas par naïveté. Par habitude. Par peur. Par ce vieux réflexe de merde qui confondait attachement et intensité. Alors oui, il est revenu. Et moi, j'ai replongé. Encore.

Il trace un petit sas de vision sur la paroi de la douche, juste assez pour que son visage surgisse derrière le verre embué. Et il est là. Avec son sourire, ses yeux joueurs, son corps qui attire le mien comme une charge magnétique inexplicable.

Lui. Ma CAM. Mon poison. Ma dépendance.

« Bah alors ? Qu'est-ce que tu fous ? »

L'humiliation du geyser de boue à côté de la vision d'horreur actuelle était dérisoire. Je n'étais clairement pas sous mon meilleur angle.

Il avait encore réussi à gagner le second match de tennis quarante-huit heures plus tôt. Et bien évidemment, l'équipage a voté pour lui laisser une quarante-sixième chance. Le Capitaine et moi, on est OUT ! Genre cap-OUT !

C'était la période de Noël, j'étais loin de ma famille, seule dans le désert rouge avec juste George, et il m'avait envoyé un message. « J'ai écouté *Attached*. Le livre audio. Celui dont tu m'as parlé. Je comprends maintenant. On peut trouver des compromis. Anxieux et évitants peuvent arrêter de se déclencher mutuellement. Laisse-moi une chance. »

Il utilisait mes mots, ma bible, mes concepts, tout ce que j'avais partagé avec lui dans mes moments de vulnérabilité. Et moi, pathétique, désespérée, affamée d'amour et de validation comme un chien qui attend les miettes sous la table, je l'avais repris. Évidemment que je l'avais repris. *Putain, mais quand est-ce que ça va s'arrêter ?*

Sa voix est différente maintenant, pas en colère comme d'habitude, mais paniquée, réellement inquiète, presque effrayée.

« Stella. Regarde-moi. *Regarde-moi.* »

J'ouvre les yeux lentement, difficilement, comme si mes paupières pesaient des tonnes. Ses yeux, ces yeux que je connais par cœur, ces yeux qui m'ont fait rester quand j'aurais dû partir. Et je vois quelque chose dedans que je n'avais pas vu depuis longtemps, quelque chose qui ressemble à de la peur, vraie, pure, non filtrée. Il a peur. Pour moi. Ou de me perdre. Je ne sais pas vraiment et je m'en fous.

Il me soulève comme si je ne pesais rien, et c'est vrai que je ne pèse plus rien. Il me porte hors de la douche, m'enveloppe dans une serviette avec une douceur qui me brise plus profondément que tous ses mensonges réunis. Il prend une autre serviette et commence à me sécher, doucement, méthodiquement, comme on sèche un enfant fragile. Mes cheveux, mon visage, mes bras, mon dos, chaque geste est tendre, beaucoup trop tendre, et ça me détruit de l'intérieur. Je souris... le cocktail de drogue m'a emportée sur une autre planète. Et tout ce qui me traverse l'esprit, c'est de savoir si je n'ai pas de vomi dans les dents... ou pire séché sur le visage. Car je ne veux pas qu'il garde cette image en tête.

LE LIT

« Pourquoi tu fais ça ? » Il murmure, et sa voix tremble. « Pourquoi tu te fais ça ? »

Je ne réponds pas parce que je ne sais pas comment lui expliquer. Il me porte jusqu'au lit, m'allonge doucement sur les draps frais, remonte la couette sur moi avec soin, et je me laisse faire comme une poupée de chiffon qui n'a plus de volonté propre.

Et là, assis sur le bord du lit, il me regarde vraiment, comme s'il me voyait pour la première fois depuis des mois, ou peut-être pour la dernière fois, je ne sais pas.

« Je ne peux pas te perdre », dit-il, et sa voix tremble pour de vrai. « Je ne peux pas. »

Et moi, dans ma tête embrumée par toutes les substances que j'ai ingérées, dans mon corps brisé en mille morceaux, dans mon cœur qui n'est plus qu'une plaie béante, je pense avec une clarté terrible :

Mais tu m'as déjà perdue. Il y a longtemps. Des mois. Tu ne le vois juste pas encore parce que tu ne veux pas le voir, parce que c'est plus facile de faire semblant.

Mais je ne dis rien de tout ça. Je ferme les yeux, épuisée jusqu'à l'os, et je le laisse croire. Que demain ça ira mieux. Que demain on remettra nos masques bien en place. Que demain, on redeviendra ce joli petit couple qu'on prétend être devant tout le monde. Parce que c'est plus facile, plus simple, infiniment moins douloureux de faire semblant, que d'admettre la vérité qui nous détruit tous les deux.

La *Neuro s'effondre* — Cyclone catégorie 12

Sur le pont du navire Stella, tout part en vrille. Le ciel se déchire comme une toile trop tendue et un ouragan de catégorie douze s'abat sans prévenir, le vent hurle et arrache les voiles, claque les cordages comme des fouets dans un vacarme assourdissant.

Le Capitaine, cramponné à la barre, essaie encore de garder le cap, mais ses mains glissent sur le bois mouillé, ses ordres se perdent dans le chaos, et la barre tourne toute seule, possédée par la tempête qui a pris le contrôle du navire.

Le Stratège accourt sur le pont, cartes détrempées à la main, en criant qu'il faut recalculer la route immédiatement, mais personne ne l'écoute dans ce chaos total.

Le Moussaillon tente de l'aider mais une vague le balaie et le plaque violemment contre les caisses amarrées sur le pont. Le mât principal craque sous la pression du vent, une fois, deux fois, puis il s'effondre sur le pont dans un fracas de fin du monde qui résonne comme un coup de canon.

La Vigie, descendue de son nid de pie juste avant la chute, hurle maintenant dans toutes les directions : « Iceberg droit devant ! Non, falaises ! Non, Kraken ! Non, sirène à bord ! On va tous mourir ! » Elle voit tout, partout, tout le temps, et absolument tout est devenu une menace mortelle dans son esprit en surchauffe.

Dans la salle des machines, c'est encore pire. Le Mécano court frénétiquement entre les chaudières du système nerveux, toutes dans le rouge vif, toutes prêtes à exploser sous la pression insoutenable. De la vapeur brûlante jaillit des valves qui sifflent, les cadrans tremblent comme pris de convulsions, les alarmes sonnent en continu dans un concert infernal. Il tape sur les tuyaux avec ses poings, tourne des manettes dans tous les sens, mais rien n'y fait, absolument rien : le navire est en surcharge totale, le système est au bord de l'implosion.

Et pendant ce temps, dans un coin sombre du pont, le Magicien fouille frénétiquement dans son chapeau noir avec des gestes de plus en plus désespérés. Il en sort des fioles vides, des poudres qui ne font plus aucun effet, des illusions déjà toutes utilisées et usées jusqu'à la corde. Il secoue le chapeau, le retourne, le frappe contre sa cuisse en criant : « Non... non... je n'ai plus rien... j'ai déjà tout essayé... ça marche plus... il ne reste plus rien... »

Le navire tangue violemment, se cabre comme un cheval fou, retombe dans un choc brutal qui fait gémir toute la structure. Les planches craquent de partout, les cordages se rompent les uns après les autres, et la mer monte à bord par vagues successives comme une bête affamée qui dévore tout sur son passage.

Et au milieu de ce chaos absolu, de cette cacophonie de destruction, une seule vérité se dessine avec une clarté terrifiante : ce n'est plus une tempête qu'on peut naviguer. C'est un naufrage intérieur. Un effondrement complet du système. Une mutinerie de tous les membres de l'équipage en même temps, chacun hurlant des ordres contradictoires, chacun convaincu qu'il a raison, chacun paniquant dans sa direction.

La scène de la douche, vue par l'équipage, c'est exactement ça : un navire qui ne lutte plus contre la mer, qui a épuisé toutes ses ressources, toutes ses stratégies, tous ses tours de magie. C'est un navire qui se rend. Qui lâche prise. Qui casse de partout. Qui dit dans un dernier souffle : « Je ne peux plus tenir comme ça. Je ne survivrai pas si ça continue. »

Le Capitaine, toujours agrippé à la barre qui tourne dans le vide, regarde autour de lui et comprend enfin ce qu'il refuse de voir depuis des mois : ils sont dans l'œil du cyclone, et ce cyclone s'appelle Kyle. Tant qu'ils restent dans cette zone, la tempête ne s'arrêtera jamais, elle ne fera qu'empirer, que s'intensifier, jusqu'à ce que le navire se brise définitivement.

La seule solution maintenant, ce n'est plus de lutter contre les vagues, ce n'est plus de tenir la barre en espérant que ça se calme, ce n'est plus de demander au Magicien de trouver encore une potion miraculeuse. La seule solution, c'est de sortir de cette zone de tempête.

De changer complètement de cap. De fuir géographiquement avant que le navire ne coule pour de bon.

Mais même prendre cette décision semble impossible dans le chaos actuel. Alors, il ne reste plus qu'une option : se cramponner de toutes ses forces, survivre à la tempête encore quelques jours, et surveiller la première opportunité qui s'ouvrira pour se glisser dans une fuite géographique obligatoire.

Partir. Loin. Très loin. Avant que le naufrage ne devienne irréversible.

Le choix entre deux morts

J'ai survécu à la douche. Grâce à son sourire. Grâce à son aide. C'est fou comme parfois la personne qui te blesse le plus devient celle dont tu as le plus besoin.

Et pendant des mois j'ai pensé : « Si je le perds... je meurs. » Mais, à un moment, j'ai réalisé : « Si je le garde... je meurs aussi. » En fait, on ne gagne jamais. C'est quoi ce jeu débile ?

OK, j'ai compris, d'un point de vue de l'équipage, c'est un choix entre deux morts.

Le déclic – 8 Mois après l'impact

Quelques jours après la douche, il m'a tendu son téléphone : une photo. Une de ses ex. Une de plus oui. Celle avec qui il est resté six ans, et qu'il a dû tromper aussi bon nombre de fois. Elle était rayonnante sur cette photo. En robe de mariée, à côté d'un autre homme, bébé dans les bras, sourire qui disait tout sans qu'on ait besoin de deviner.

J'ai regardé le téléphone, puis lui, puis le téléphone encore. Je ne comprenais pas cette demande silencieuse. J'avais capitulé. Pourquoi parlait-on encore d'une ex ? Est-ce qu'il était juste content pour elle ? Est-ce que ça lui faisait quelque chose ? Pire : est-ce qu'il voulait que je le rassure, que je le console, que je le conforte ?

Moi, j'étais vide. Mon système de décodage était en panne depuis plus d'un an. Comment veux-tu que je traite cette photo ?

La Neuro s'éteint — Version scorbut général — 8 mois après l'impact

Sur le navire, c'était la crise de colère, mais les rations de calories avaient été drastiquement diminuées, tout le monde souffrait du scorbut, plus personne n'avait assez d'énergie pour s'exprimer. Personne n'a réagi. Pas un cri. Pas un sursaut. Juste le silence d'un équipage trop affamé pour lever la tête. Quand il n'y a plus de carburant, même la douleur s'éteint.

La Bibliothécaire : « Moi, j'ai plus de place là... tous mes classeurs rouges sont pleins, vire-moi ça, Stella ! »

Le Capitaine : trop faible pour tenir la barre

La Vigie : trop fatiguée pour monter au nid

Miss Sérotonine : plus une goutte depuis des semaines

Le Scénariste : plus d'encre, plus de pages

Scorbut général. Plus assez d'énergie pour paniquer. Plus assez de ressources pour réagir. Plus assez de vie pour ressentir. Juste... vide.

Alors j'ai juste hoché la tête.

« Regarde », m'a-t-il dit en me montrant l'écran.

« Oui, j'ai vu. Et... ? »

« C'est mon ex, elle a refait sa vie, elle est maman ! »

Je voyais qu'il était content pour elle, et qu'il avait un petit pincement au cœur. On l'a toujours, ce pincement, quand on réalise que ce n'est pas nous sur la photo du couple parfait qu'on s'était pourtant imaginé à deux.

« C'est bien, tant mieux pour elle. » J'ai continué à mettre mes chaussures. « Je pars marcher avec George, à plus tard. »

L'indifférence totale. Ce n'était pas du détachement. C'était de l'extinction. Tout en moi était déjà mort depuis longtemps. Il ne restait que mon corps pour fermer la porte derrière moi.

Faire tomber le masque

Les pieds dans l'eau fraîche, les bouées dérivant côte à côte, la rivière devient le seul témoin de ce qui se joue. Elle porte, elle apaise, elle ne demande rien. Dans ce silence, quelque chose se relâche enfin. La fatigue invisible, celle qui ne s'avoue pas, remonte à la surface. Cette fatigue qui n'a jamais eu le droit d'exister, parce qu'on t'a appris à serrer les dents, à relativiser, à continuer.

Dans ces moments-là, ce qui manque le plus n'est pas la force, ni la motivation, ni la clarté. Ce qui manque, c'est la permission de ne pas aller bien. La permission de laisser tomber le masque, de dire intérieurement : *je suis fatiguée et c'est normal.* Le goût de vivre ne revient jamais parce qu'on le force. Il revient quand on arrête de se battre contre soi-même.

Partie 6

Prendre le large

Fin de la danse — arrêt de la musique — 9 mois après l'impact

Ce qui se joue vraiment n'a rien d'un amour passionné. C'est ton système d'attachement anxieux qui s'accroche à son évitement. Ton système reste perpétuellement activé : anxiété, obsession, brèves bouffées de soulagement. C'est l'inverse de ce que la nature avait prévu. L'attachement est censé être une base stable, pas une montagne russe.

Et moi, au milieu de tout ça, je n'étais plus en état de fonctionner. Je ne dormais plus, je ne mangeais plus, je n'arrivais plus à travailler. Je demandais à ma collègue de vérifier mes gestes parce que je ne me faisais plus confiance. En dialyse, l'erreur n'existe pas. Mais avec le peu de sommeil et de calories que j'avalais, je devenais dangereuse. Alors j'ai arrêté de travailler. Deux mois d'arrêt. Mon corps avait déjà tiré la sonnette d'alarme. Je ne l'écoutais pas encore.

Je l'ai compris trop tard, mais cette histoire n'était plus une histoire d'amour. C'était de la chimie. La pire. Celle qui te rend accro et qui te détruit en même temps. Le couple anxieux-évitant, c'est un cycle qui s'emballe : plus il fuit, plus tu paniques ; plus tu paniques, plus il fuit. Et chaque tour te coûte un morceau de toi, jusqu'au moment où ton système nerveux n'a plus rien à donner.

C'est ce qui m'est arrivé sous cette douche. Pas une décision. Pas un choix. Un *shutdown* biologique[25]. Mon corps a dit STOP avant ma tête. STOP au cortisol. STOP aux montagnes russes. STOP à la dissonance cognitive.

Et puis il y a eu le déclencheur. La photo de son ex, radieuse, mariée, bébé dans les bras. Une image banale, mais dans un système déjà fissuré, c'est le coup de marteau qui a fait sauter le décor. Et dans les

[25] Shutdown biologique : effondrement biologique / arrêt d'urgence du corps.

décombres, le Scénariste-Conteur a trouvé son inspiration : enfin une nouvelle histoire à écrire.

Ensuite est venu le *switch*. Le vrai. Celui dont personne ne parle. Quand ton cerveau passe de *survie avec cette personne = menace*. Quand ce *switch* arrive, c'est fini. Même si tu veux revenir, ton corps refuse. C'est une allergie émotionnelle.

C'est à cet instant que tout s'est arrêté. Le point de non-retour. J'ai compris que si je restais, je n'allais pas juste souffrir : j'allais m'autodétruire, jusqu'à disparaître. C'est ce moment-là qui a tout changé. Celui où la survie a repris le dessus.

Alors commence la sortie. D'abord tu vois le pattern. Tu arrêtes de dire « c'est compliqué » et tu nommes enfin ce que c'est : un cycle anxieux-évitant, mécanique, prévisible, toxique. Ensuite tu comprends que ce n'était pas ta faute. Juste une incompatibilité chimique entre deux systèmes nerveux qui ne parlent pas la même langue.

Et quand tu comprends ça, tu arrêtes de vouloir réparer, de vouloir sauver, de vouloir mériter. Tu recommences juste à respirer. Un peu. Et doucement, tu prépares ton évasion.

L'achat de la maison — 9 mois après l'impact

Le stylo que j'avais dans les mains était à deux doigts de glisser. Ma peau devenait moite, une chaleur montait en moi comme une montée d'adrénaline mal contrôlée. Oh putain. Je venais d'acheter ma toute première maison ! Un vrai toit, un vrai sol, un vrai endroit où poser mes meubles, mes plantes survivantes et les morceaux de moi qui tenaient encore debout.

Le truc avec les déclics, c'est que tout s'enchaîne très vite derrière. Une seconde tu te crois encore en train de chercher des excuses pour le reprendre, la suivante tu signes un papier qui dit : *je recommence ma vie ici, seule.* C'était brutal, instinctif, presque animal. Une fuite en avant, mais une fuite qui ressemblait enfin à un choix. Ça faisait à peine vingt-quatre heures que j'étais arrivée dans cette ville pour la toute première fois. Et je signais ce compromis de vente.

Karratha, Pilbara, Western Australia

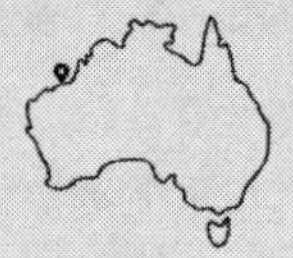

Karratha était une autre ville minière située sur la côte ouest, beaucoup plus grande, avec environ vingt-deux mille habitants. C'était encore le Pilbara, mais au moins j'étais à plus de six heures de voiture de Kyle, cette région qui me faisait sentir chez moi, malgré tous les souvenirs douloureux qui s'y sont forgés.

Le fait d'avoir un logement de fonction tout payé, une voiture de fonction et les déplacements pris en charge m'avait permis d'avoir cette indépendance financière au moment où j'en avais le plus besoin. Et là, je venais non pas d'acheter une simple maison. C'était un tremplin pour la vie d'après. En à peine deux ans à travailler dans les zones isolées comme infirmière de dialyse, j'avais réussi à économiser de quoi mettre cet apport sur la table.

J'avais deux semaines pour partir, mais aussi pour tout reconstruire. Pas le temps de faire du lèche-vitrine auprès de chaque agence immobilière. Il a fallu étudier en quelques jours les principes de l'investissement immobilier dans un autre pays que celui où j'étais née, le marché de Karratha, les tendances, les courbes, l'atmosphère de la ville, les différents quartiers. Puis prendre une décision radicale : OK j'achète.

Trouver un nouveau carrosse - le lendemain matin

Les allées du concessionnaire se ressemblaient toutes. Des grandes, des petites, des colorées, des cabossées. Une vraie ménagerie mécanique. Moi, j'étais experte en choix de chaussures, pas en moteurs. Acheter pour la première fois une voiture qui devait transporter mon chien, mes affaires et les fragments de ma vie rêvée avec Kyle dans un habitacle sur quatre roues... c'était un autre niveau.

Je ne savais pas ce que je voulais, mais je savais ce dont j'avais besoin : qu'il me fallait un carrosse assez grand... prêt à partir.

Tout ce que je savais, c'est qu'il me fallait quelque chose de grand pour mettre ma vie entière dedans — et fiable, pour ne pas tomber en panne au milieu de l'Outback. Et je voulais une voiture déjà équipée, pour ne pas passer une semaine à installer des options pour le tout-terrain.

Il me fallait un véhicule qui n'avait pas peur de traverser des rivières, de grimper sur des zones rocheuses, de rouler des centaines de kilomètres sur des pistes rouges à quarante-cinq degrés. Une voiture qui survivrait à l'Outback et qui serait capable de m'écouter chanter comme une casserole, à fond, pendant plusieurs heures d'affilée. Je marchais entre les rangées comme si j'étais au marché primeur du dimanche matin.

Un vendeur est venu me rejoindre dehors après avoir fait le tour une quinzaine de fois. Comment se décider ? Laquelle choisir ? Il me fallait une voiture. Je devais repartir avec une voiture ce week-end.

« Vous cherchez quelque chose en particulier ? »

« Euh oui, une voiture ! » Sans blague, Stella.

Je me suis immédiatement rendu compte de l'absurdité de ma réponse et j'ai souri, vite, pour qu'il pense que c'était une blague.

Il a écouté mon histoire, patiemment... gratuitement. C'est alors qu'il m'a dit : « Ah, j'ai exactement ce qu'il vous faut, mais elle est à l'intérieur. » On a traversé le showroom, entre voitures de sport, Jeep dernier modèle et camionnettes de travail toutes équipées. Et c'est à cet instant qu'elle est apparue.

« Oh wow ! Mais elle est *énooorme* ! »

C'est vraiment la première chose qui m'a frappée. Moi qui avais conduit une Peugeot 106 en France pendant sept ans... là, on avait le volume triple. Une énorme Nissan Navara, noire, brillante. Ultra équipée. Et, surprise, elle entrait dans mon budget. Est-ce que je pouvais vraiment conduire ça, moi ? Mon corps ressemblait à des os empilés comme une tour de Lego bancale, si fragile, et cette voiture était... La force incarnée. Une bête. Le symbole de ma résurrection et de mon indépendance.

« Je la prends. »

Alors que j'attendais patiemment que le vendeur finisse les papiers, son nom m'est apparu comme une évidence : Lagertha. Guerrière viking. Je posais mes mains sur le capot, et oui, je parlais à ma voiture :

« Toi et moi, on ne va plus jamais se quitter. Je vais avoir besoin de toi, pour que tu m'aides à partir. Loin. Très loin. Trop loin. Que tu nous

gardes en vie, George et moi. Que tu arrives à nous trouver les plus beaux endroits où camper, où s'émerveiller... où me reconstruire. »

« Elle est prête. » Parfait. Moi aussi.

C'est fini — Annonce des 3 300 kilomètres — 10 mois après l'impact

Je venais de faire les deux plus gros achats de ma vie en soixante-douze heures : une maison, et Lagertha, ma bête noire, brillante. Et sans le savoir, j'étais sur le point de passer le test ultime : conduire seule, avec George, à travers ce pays continent qui ne me promettait que reconstruction.

Quand la compagnie pour laquelle je travaillais depuis presque trois ans m'a rappelée pour me proposer de continuer à travailler pour eux, mais dans une autre communauté, j'ai dit oui. Une nouvelle ligne venait de se dessiner sur cette carte invisible. Une autre vie. Et le premier tracé commençait par 3 300 kilomètres d'aventure en solo à travers l'Outback australien.

Je suis rentrée de Karratha vidée, lessivée, mais étrangement droite. J'avais une maison. J'avais une voiture. J'avais trente-six dollars sur mon compte en banque, mais vu l'état de mon estomac, ça me ferait tenir quelques semaines pour la bouffe. J'étais soulagée d'avoir une porte de sortie.

Yuendumu, Australie Centrale

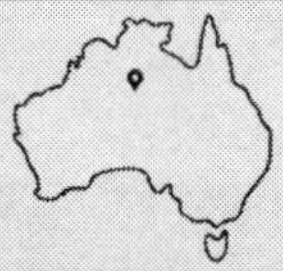

Mon boulot m'avait proposé d'aller à Yuendumu pour quelques mois. Retour dans le Northern Territory, terre où j'ai divorcé. Mais loin de la nostalgie, il y avait ce soulagement. J'allais être à 3 300 kilomètres de Kyle. Un autre monde. Un autre ciel. Un autre destin. J'avais dit oui sans réfléchir. Mon corps avait répondu avant moi. Comme si toutes mes cellules criaient : « Enfin. »

Quand je suis rentrée après ce week-end qui ressemblait à une opération militaire — maison, voiture, fuite organisée — Kyle est venu dîner. Et c'est là que tout est devenu flou. Non, je n'ai pas fait marche arrière pour la cinquante et unième fois, rassure-toi. Le mécanisme du départ était enclenché, plus rien ne pouvait me faire dévier de mon nouvel objectif. Pas même lui. J'avais signé un contrat de rehab' avec l'univers, et j'étais enfin sobre de lui depuis trois jours.

Je me souviens de la lumière. Jaune. Fatiguée. Comme si la maison elle-même nous avait photographiés en vieille photo vintage. Je me souviens de lui qui rentre comme tous les soirs. De son odeur. De ses clés qu'il pose. De son « *hey babe* » qui tombe à plat, comme une balle molle sur un sol en béton. Je me souviens de moi debout, les mains vides, le cœur vide, l'estomac creux. Je me souviens de Lagertha garée dehors, moteur encore chaud. George qui descend du canapé en trombe pour lui faire la fête dès qu'il entre. Tous ces détails qui auraient pu être floutés par l'alcool et la tension de ma salle des machines interne. Chaque élément, qui se déroulait tel quel depuis des mois, me sautait aux yeux comme si c'était la première fois que je regardais la scène. Ou peut-être que je savais au fond que c'étaient les derniers que j'observerais.

Je me souviens de son regard qui cherche quelque chose dans le mien. Une ouverture. Une faille. Une porte. Et je me souviens de ne plus rien avoir à donner. Je crois que j'ai dit son nom. Juste son prénom. Calmement. Comme on commence une phrase qu'on a répétée mille fois dans sa tête.

Je crois que j'ai dit : « J'ai accepté un poste à Yuendumu. » Il me semble qu'il a cligné des yeux. Une fois. Deux fois. Comme si son cerveau n'arrivait pas à charger l'information. Je crois qu'il a demandé : « C'est où ? » Et moi, sans trembler : « À 3 300 kilomètres d'ici. »

Silence.

Un silence qui a duré une éternité. Ou peut-être trois secondes. Impossible à dire. Je me souviens de la sensation dans ma poitrine. Pas de la douleur. Pas de la peur. Juste... le calme. Le calme absolu. Le calme d'une décision déjà prise depuis des semaines, peut-être des mois. Je crois que j'ai ajouté : « Je pars. Pour de bon. »

Pas de cris. Pas de larmes. Pas de scène. Juste une phrase qui tombe comme une pierre dans un lac sans fond. Je me souviens de son visage qui se ferme. Pas de colère. Pas de tristesse. Juste... un mur. Un mur qu'il connaît bien. Un mur qu'il a construit toute sa vie.

Je me souviens qu'il a dit quelque chose comme : « Si c'est ce que tu veux... » Et moi, intérieurement : *Ce n'est pas ce que je veux. C'est ce dont j'ai besoin.*

Je me souviens qu'il est parti. Ou que je suis partie. Ou que la scène s'est dissoute. Je ne sais plus. Parce qu'il n'y avait plus de place pour lui dans ma bibliothèque de souvenirs.

Plus de place pour lui dans ma vie.

La carte aux promesses invisibles

J'ai passé un long moment à fixer le chaos que je laissais derrière moi, persuadée qu'il n'y aurait plus jamais de navigation possible. Tout semblait brisé, saturé, irrécupérable. Et puis le silence est tombé. Un silence si vaste qu'il a ouvert un espace. De l'eau à perte de vue, libre de toute direction imposée. Le vide... mais un vide neuf, un vide qui n'avait encore aucune forme, aucune attente, aucune route tracée. Juste une étendue prête à être inventée.

C'est dans cet espace que j'ai compris : le privilège n'était pas d'avoir perdu, mais d'avoir devant moi une carte entière, vierge, pleine d'espoir. Il suffisait de regonfler la bouée, de refaire les nœuds, et de choisir — enfin — mon propre cap. Et dans cet infime intervalle, le monde s'est remis en marche. L'air est devenu plus dense, la lumière plus nette. Quelque chose attendait ce signal pour se déplier : la carte aux promesses invisibles.

On ne renaît pas parce qu'on le décide. On renaît parce qu'on s'autorise à arrêter de faire semblant. Parce qu'on accepte que le vide fasse partie du chemin. Parce qu'on cesse de se repasser en boucle la scène du tsunami qui nous a arraché le sol sous les pieds. On a deux options : continuer à faire la morte, ou relever la tête et admettre la vérité la plus simple et la plus puissante qui soit : *je suis une survivante. Une guerrière. Une force qui ferait pâlir un volcan en pleine éruption.*

La renaissance est un choix actif. Ce n'est pas seulement se relever : c'est transformer le néant en quelque chose. C'est saisir l'opportunité de repartir de zéro et de façonner la personne qu'on souhaite devenir. On n'attend pas que la vie change. On devient l'actrice, la réalisatrice, la metteuse en scène et le personnage principal de sa propre histoire.

Le cerveau, c'est un peu comme une équipe de petits ouvriers insomniaques qui n'acceptent jamais que les choses restent en l'état. Même quand tout s'effondre, même quand tu crois que « c'est foutu », eux, ils sont déjà en train de sortir les marteaux, les échafaudages et les plans de reconstruction.

La plasticité cérébrale, c'est leur superpouvoir. Ça veut dire que ton cerveau se remodèle, se réorganise, se réinvente. Pas parce que tu vas bien, mais justement parce que tu as traversé quelque chose. Quand un souvenir douloureux se réactive, il redevient malléable pendant quelques heures. C'est comme si la Bibliothécaire ouvrait un dossier rouge poussiéreux et disait : « Bon... on en fait quoi de celui-là ? On le garde tel quel ou on le réécrit un peu ? »

Pendant ce temps, le Mécano resserre les boulons, renforce les circuits, crée de nouvelles connexions. Miss Dopamine repeint les murs. GABA installe des coussins moelleux. Et l'Amygdale, un peu traumatisée par les récents événements, apprend à arrêter de sonner l'alarme pour un oui ou pour un non.

Résultat : Tu n'es jamais figée dans ton trauma. Ton cerveau n'est jamais en mode « c'est trop tard ». Il est littéralement câblé pour te reconstruire.

La plasticité, c'est la preuve scientifique que ta renaissance n'est pas un fantasme : c'est un processus biologique déjà en marche.

La carte aux promesses invisibles, c'est ce point de convergence où tout se rejoint.

Les psychologues y voient l'espace où la croissance post-traumatique devient possible : de nouvelles possibilités, des liens plus profonds, une force personnelle accrue, une appréciation renouvelée de la vie.

Les neuroscientifiques y voient la plasticité en action : le cerveau qui se réorganise, qui crée du neuf, qui transforme les souvenirs en futur où tout est possible.

Les philosophes y voient le moment où l'on assume sa liberté, où l'on accepte qu'il n'y a plus de scénario pré-écrit.

Une page blanche, c'est beau... mais c'est vertigineux. Pourtant, quand rien n'est imposé, tout devient possible. C'est comme aller faire du shopping avec une carte bleue illimitée, mais sans liste. La liberté totale. La surprise. Le recommencement. Le fun.

La carte est là, devant toi. Elle ne dit pas où aller. Elle attend simplement que tu oses poser ton doigt dessus. Parce que le vide n'est pas un manque : c'est un espace fertile.

Les adieux avec Kyle — 10 mois, une semaine et deux jours après l'impact

Il avait une compétition de motocross le week-end où je partais. Il me restait quatre jours avec lui. Quatre jours pour préparer mes affaires, vider un logement de fonction qui sentait déjà le vide, transporter mes cartons dans ma nouvelle maison, tracer l'itinéraire, faire les provisions nécessaires. Je n'avais jamais fait un voyage pareil. L'aller-retour jusqu'à Karratha venait d'être ma plus longue distance seule ; Lagertha avait été parfaite, et George veillait sur moi. Je ne me sentais pas seule... mais j'avais quand même la trouille. C'était le milieu de l'Outback.

On a décidé, ou plutôt il a continué de venir chez moi tous les soirs. J'ai cessé de lutter, n'ayant plus la force de dire non, et puis parce que je savais que c'était bientôt fini, j'en étais déjà nostalgique. Comme une page que l'on tourne avant d'avoir lu la dernière ligne.

On a vécu ces derniers jours dans une dimension parallèle où le temps semblait suspendu, parce qu'on connaissait déjà la fin. Une sorte de parenthèse douce et absurde à la fois. Tout ce qui nous avait abîmés s'était mis en sourdine, comme si quelqu'un avait baissé le volume de nos blessures. Alors, on s'est aimés dans ce calme artificiel : des conversations qui allaient plus loin que d'habitude, des rires qui sonnaient presque comme avant, du sexe tendre et passionné, des confidences qu'on n'avait jamais osées se dire. Et puis ces après-midis volés dans les rocks pools avec George, à se cacher du soleil et du monde, comme si on pouvait encore retarder l'inévitable. C'étaient des souvenirs déjà en train de s'effacer, comme une allumette qu'on tient trop longtemps et qui finit par nous brûler les doigts.

Puis le dernier jour, il a chargé Lola, le 4x4 que l'on avait acheté ensemble quelques mois plus tôt. Oui, j'aime donner des noms à toutes mes voitures. Il l'a ramenée devant la maison pour me montrer sa *roof-top tent*. Je rêvais d'en avoir une. Il venait tout juste de l'installer pour partir à sa compétition de motocross. Il a déplié la tente sur le toit de Lola et m'a dit : « Vas-y, monte dedans, va voir. » J'étais honorée d'être la première.

On s'est allongés dans cette tente, au-dessus de cette voiture, dans l'allée devant la maison, et on est restés là, main dans la main. On se rappelait nos meilleurs moments. On se disait qu'on s'était vraiment aimés d'une certaine façon, mais qu'on savait qu'on se détruirait mutuellement si on continuait.

Je me demandais combien de femmes allaient vivre quelque chose de semblable avec lui dans un futur que je savais proche. Combien allaient enfiler ce casque de moto rouge et blanc qui avait encore sûrement une palette d'ADN féminin imprégnée sur la mousse. Combien partageraient cette bulle hors du temps avec lui, dans cette tente, dans tous ces endroits merveilleux qu'il leur ferait découvrir comme il l'avait fait avec moi.

Puis il a tout remballé, chargé ses derniers sacs. Le moteur de Lola a démarré. Lui, vitre baissée, avec ce sourire que je n'oublierai jamais, m'a fait signe de la main. J'étais en larmes. Mais je souriais quand même, car c'est ce que j'ai toujours fait. Je lui faisais au revoir, le bras tendu en l'air, alors qu'il disparaissait au coin de la rue.

Je le savais au fond de mes tripes. C'était la toute dernière fois que je le voyais.

Reconquérir son autonomie émotionnelle

Nous flottons sur la rivière, chacune sur notre bouée, portées par un courant lent et chaud qui ressemble à une respiration. Le soleil glisse sur nos épaules, les arbres se penchent au-dessus de nous comme s'ils voulaient écouter, et l'eau chuchote contre le plastique. C'est un moment suspendu, un de ceux où le monde entier semble offrir un refuge silencieux. Dans cette dérive tranquille, quelque chose se dépose enfin : la sensation de revenir chez soi. Pas chez quelqu'un. Pas dans une relation. Pas dans un rôle. Chez soi, dans cet espace intérieur que personne ne peut habiter à notre place.

Reconquérir son autonomie émotionnelle n'a rien à voir avec devenir froide ou indépendante. C'est plutôt comme réapprendre à habiter un immeuble intérieur. Quand on vit en dépendance émotionnelle, on laisse quelqu'un d'autre entrer avec toutes les clés. Il monte, descend, allume les lumières, dérange les pièces, et on reste dans un coin en espérant qu'il ne casse rien. Revenir chez soi, c'est redevenir la gardienne de son propre espace, pièce après pièce, étage après étage.

Comme dans un immeuble quand la fumée commence à monter. Le corps parle toujours en premier. Toujours. C'est l'équipage intérieur : un groupe un peu bruyant, un peu dramatique, souvent excessif, mais profondément loyal. Il panique vite, sonne l'alerte pour un rien, mais il veut protéger. Apprendre à lire son corps, c'est apprendre à écouter cet équipage. Pas pour lui obéir aveuglément, mais pour comprendre ce qu'il tente de signaler. Pour pouvoir dire intérieurement que l'information est reçue, que le relais est pris. C'est ça, l'autonomie émotionnelle : ne plus laisser l'équipage piloter le navire, mais ne plus l'ignorer non plus.

Reconquérir son autonomie émotionnelle, ce n'est pas se couper du monde ou prétendre n'avoir besoin de personne. C'est simplement décider de ne plus se quitter soi-même. C'est la fidélité la plus profonde, celle qui ne dépend de personne, celle qui ne se négocie pas, celle qui ne se perd plus dans les bras d'un autre. Il n'y a pas besoin d'être parfaite, ni guérie, ni prête. Il suffit de revenir chez soi. Un étage après l'autre. Une pièce après l'autre. Notre bouée sous le bras.

La rivière avance, l'équipage intérieur se calme, et l'immeuble intérieur attend sur le côté du rivage. Porte ouverte. Lumière allumée. On a les clés dans la main. Il est temps de rentrer. C'est chez nous.

Le moment où tout devient possible parce que rien n'est plus possible - Km 0

Cette fois, ce n'est plus une image : la porte a claqué, et tout est resté de l'autre côté. Cette petite ville du Pilbara, ses habitudes, mon groupe d'amis, tant de souvenirs et ses paysages brûlants... figés derrière moi comme une photo qu'on range dans un tiroir.

Mon cœur battait trop vite, fissuré, mais mes mains savaient déjà quoi faire : tourner la clé, lancer le moteur. Lagertha, mon 4x4, a rugi. George a bondi à l'arrière. Devant nous, 3 300 kilomètres de poussière rouge et de paysages brûlés par le soleil.

Yuendumu m'attend. Je ne sais pas ce que j'y trouverai. Je ne sais pas si je vais me retrouver ou me perdre autrement. Je ne sais pas si 3 300 kilomètres suffisent à transformer une femme qui a passé trente ans à chercher de l'amour dans les yeux des autres.

Les premiers kilomètres ont été avalés dans la douleur. Mon ventre se tordait, mes mâchoires grinçaient sous la peur. Chaque virage me rappelait que jusqu'ici, c'était quand même une grande première — traverser le désert seule. Avant, il y avait toujours eu Kyle : pour me dire quoi faire, pour me rassurer quand un bruit suspect me glaçait le sang. Là, il n'y avait que moi. Moi, et ce silence. Moi et ma solitude, qui s'était confortablement installée sur le siège côté passager.

Il existe des questions qui ne se posent que dans ces moments où le monde cesse de nous envoyer ses distractions incessantes. Celle-ci en fait partie : est-ce qu'on existe quand personne ne regarde ? Quand il n'y a plus de témoin, plus de miroir, plus de reflet. Quand il ne reste que soi, sans décor, sans applaudissements, sans validation. Est-ce qu'on existe encore ?

On passe une vie à croire que l'existence se mesure à la trace qu'on laisse ou à la manière dont les autres nous perçoivent. On se construit des vitrines, des versions présentables, des silhouettes calibrées pour être vues. On apprend à exister dans les yeux des autres avant d'apprendre à exister dans les nôtres. Mais quand les regards s'éteignent, que reste-t-il ?

Peut-être qu'on existe vraiment que dans ces moments où personne ne nous observe, parce que c'est là que tout artifice tombe. Là où la vérité apparaît. Là où la vie se dépose sans témoin.

Peut-être que la vraie question n'a jamais été de savoir si l'on existe quand personne ne regarde, mais si l'on ose encore se regarder soi-même quand il n'y a plus personne pour valider notre présence.

L'existence, la vraie, commence peut-être au moment exact où l'on cesse d'être vue. Quand il n'y a plus de scène, plus de rôle, plus de public. Juste nous. Et la question qui revient, insistante, obsédante, nécessaire : *qui suis-je quand personne ne regarde ?*

Première nuit seule dans le désert - Km 469

Trois heures et demie plus loin, la lumière commençait à diminuer, il fallait s'arrêter pour la nuit. S'arrêter où ? La dernière chose qui ressemblait à un mur et un toit était située à environ 300 kilomètres. J'ai planté mon campement au bord de la Gascoyne River, sur une étendue de terre rouge, derrière les arbres... sur un sol plat, mais rocheux. Pas de réseau. Pas de bruit. Juste l'immensité.

Mes gestes revenaient comme des réflexes enfouis : planter le *swag*, allumer le feu, vérifier les torches. J'avais tout appris avec lui, et j'étais plus que capable de le faire seule maintenant. George tournait autour, la queue battant l'air comme un métronome rassurant. Il avait l'air heureux de cette aventure qui commençait. Je me suis assise, une tasse de thé brûlante entre les mains. Le soleil s'est lentement couché derrière l'horizon, embrasant le ciel de rouge et d'or. Et pour la première fois depuis des mois, j'ai respiré sans douleur. Ce souffle, je l'ai senti descendre jusqu'au plus profond de moi.

3 300 kilomètres.

Ce n'est pas une distance.

C'est le temps qu'il me faut pour oublier comment revenir en arrière. C'est l'espace nécessaire pour se sevrer. C'est la promesse que je me fais : aller si loin que revenir ne sera plus une option.

Dans ce 4x4 qui ronronne comme une bête apprivoisée, avec ce chien qui me regarde comme si j'étais capable de tout... je commence à y croire.

Les premières étoiles s'allument. Et pour la première fois depuis longtemps, je ne cherche pas un regard pour valider ma lumière.

Je brille. Et c'est assez.

Partir, d'accord. Mais pas pour raconter. Partir pour répondre à une seule question :

Oui. J'existe. Même sans témoin.

La Great Central Road de la désintox - 1 967 km

Troisième jour sur la route. Troisième réveil dans le *swag*, la peau collée de poussière rouge, les cheveux transformés en dreadlocks involontaires. Troisième jour sans douche, à manger des nouilles chinoises molles, à pisser derrière des termitières géantes qui ressemblent à des cathédrales préhistoriques. Mais troisième jour de renaissance.

On avait fait bien plus de la moitié du trajet. Mais là, on quittait la partie « facile ». La partie bitumée. La partie où tu croises encore des voitures au moins toutes les trois heures. Au tournant qui séparait la route des chercheurs d'or de celle de la Great Central Road, ma gorge a fait un *GLOUP*. Les choses sérieuses commençaient.

La Great Central Road s'étirait devant moi comme une cicatrice rouge qui traverse tout le pays. Une route qui n'en est pas vraiment une : juste un long ruban de terre battue, cabossé, ondulé par des milliers de pneus avant moi. Une route qui teste tout : les amortisseurs, les nerfs, la foi. Des centaines de kilomètres de piste de terre sans plus aucune trace de civilisation.

Quand j'ai quitté le bitume juste après la petite ville de Leonora, j'ai fait ce que tout le monde fait avant d'entrer sur une piste rouge : j'ai dégonflé mes pneus. Enfin… j'ai essayé. Mon pote m'avait dit : 30 - 32 PSI, c'était pas mal.

Sauf que… Mon baromètre affichait : 280.

HEIN ????

J'ai regardé l'écran. J'ai regardé le désert. J'ai regardé George. J'ai re-regardé l'écran.

Non mais c'est quoi ces chiffres ? Pas de réseau. Pas de Google. Pas de conversion magique. Pas de hotline « Bonjour, ici Michelin, comment puis-je vous éviter la mort ». *Non, mais qui est le con* qui a décidé d'inventer encore une putain d'unité de mesure qui ne sert à rien ?

Déjà, je n'arrive pas à comprendre la différence entre calories et kilojoules. On me dit : ce biscuit fait 500 kJ. Moi : OK, mais est-ce que du coup c'est toxique ou pas ?

Et puis il y a l'électricité, tiens parlons-en ! J'ai refusé d'avoir du jus grâce à un panneau solaire sur le toit de Lagertha parce que le gars m'a parlé d'ampères, de watts, de volts… Je me suis dit : non, là il m'embrouille, il est en train de me raconter son voyage en Autriche. Non, mais sérieux, QUI a décidé ça ?

J'ai abandonné l'idée quand il a mis les trois mesures dans la même phrase. J'ai eu une vision très claire de Lagertha explosant en feu d'artifice au milieu du désert, façon quatorze juillet, mais version Outback : *BOUM*. Des morceaux de 4X4 qui retombent sur les termitières. George qui court en rond. Moi qui flotte dans le ciel en hurlant : « *C'était quoi déjà la différence entre ampères et volts* ?! »

Et maintenant, voilà que les pneus parlent une langue extraterrestre. Pourquoi je n'ai pas vérifié ça plus tôt ? *Je ne pouvais pas savoir bordel* ! C'est comme lorsque l'on te demande combien de pieds tu mesures. Ou pire : en pouces. Non, mais *qui* a décidé qu'on allait mesurer des humains avec des morceaux de doigts ? Sérieux ? Un psychopathe ? Ou un serial killer !

J'ai appuyé sur la valve. Pschhhhhhh. Je vais mourir à cause d'un baromètre chinois à douze dollars. J'ai prié. J'ai arrêté. J'ai continué. J'ai re-prié.

À un moment, j'ai décidé que deux cent trente, ça sonnait... raisonnable. Ou du moins, pas mortel.

Je suis remontée dans Lagertha. J'ai roulé. Et là, j'ai compris. La voiture s'est mise à trembler comme si j'étais un Playmobil scotché sur une mitraillette. Les *corrugations* — ces ondulations de l'enfer, ces vagues de terre qui secouent tout ce qui existe — faisaient vibrer la voiture, mes os, mon âme.

Les *corrugations*, c'est simple : imagine un marteau-piqueur, mais horizontal, et sous tes roues. Imagine que chaque boulon de ta voiture se demande s'il veut continuer cette aventure. Il y avait même un panneau humoristique à l'entrée de la piste : « Retirez vos dentiers, resserrez vos soutien-gorge. » Oui, je comprends mieux pourquoi.

J'ai pensé : *je peux descendre encore un peu la pression.* Puis : *ou mourir.* Puis : *deux cent dix... ouais, ça devrait le faire.* Et j'ai continué. C'était mieux.

Lagertha avalait des kilomètres à travers le désert. Il y avait plein de carcasses de kangourous séchées par le soleil. Des énormes nuages de poussière qui s'envolaient derrière moi comme si je traînais un fantôme. Pas de réseau. Pas de notifications. Pas de tentations. Pas de distractions. Juste moi, un chien, une bête noire sur roues, et cette route qui vibrait comme des tribunes de stades de foot en pleine finale.

C'est là que j'ai compris que j'étais en plein sevrage. Pas seulement de lui. De tout. Pas d'alcool. Pas de clopes. Pas de shopping. Pas de dopamine instantanée. Pas de sexe. Pas de validation. Pas de public. Juste le désert. Juste le vide. Juste moi. C'était libérateur.

Et quelque part entre deux *corrugations*, deux nuages de poussière, deux prières pour que les pneus tiennent... j'ai senti que je revenais à moi.

C'est à cet instant que j'ai compris. J'avais quitté les montagnes russes émotionnelles. Et il n'y avait rien. Rien pour me distraire. Rien pour me dissocier. Rien pour me remplir. Et c'était... magnifique.

La grasse matinée improvisée de notre visiteur rampant - 2 245 km

Je me réveille et je sens quelque chose qui se faufile sous ma jambe, sous la couche épaisse du matelas du *swag*. Je m'étire. Il s'étire avec moi. Il rampe sous mes jambes et a l'air de s'enrouler comme un tuyau d'arrosage. Il ne bouge plus. Merde. C'est sûr, c'est un serpent.

Heureusement, il n'est pas à l'intérieur de la tente. Il n'a pas l'air trop gros, mais il est sûrement assez armé de venin pour nous tous nous tuer, même Lagertha. George ronfle, les quatre pattes en l'air. Tu parles d'un chien de garde. Bon. Il va falloir sortir de la tente et prendre son courage à deux mains.

Je sors. La trouille comme pas possible. Je fais un grand pas et je cours en m'éloignant du *swag*. George finit par me suivre, l'air de se demander pourquoi je panique. Je reste près de la voiture pendant trois minutes. Et je ne vois toujours rien sortir de dessous la tente. Je me fais mes deux cafés. Ma petite toilette aux lingettes bébé. Lavage de dents. Toujours rien.

Il ne reste plus qu'à remballer le *swag*. Mais comment faire quand tu sais qu'il y a un truc qui bouge en dessous, mais que t'es incapable de t'en approcher ? La peur te paralyse. Pourtant, c'est notre lit pour ce soir. Il nous faut cette tente. Je ne peux pas la laisser là et partir incognito.

Allez Stella... une petite dose de courage...

Ah oui ! J'ai une pelle !

Je commence à m'approcher du *swag* et à le pousser avec la pelle. Mes bras les plus tendus possibles pour maintenir une distance de sécurité. Rien ne ressort.

Quinze minutes plus tard... bon, il faut qu'on reprenne la route. George n'a aucune intention de chasser ce squatteur. Il est trop occupé à renifler les spinifex et courir après les lézards.

Je retire les piquets à chaque extrémité, laissant le voile de tente retomber à plat au sol. Si ça se trouve, il est parti et je n'ai rien vu. Bon. Il va falloir soulever la tente pour être sûre. Mais pas à mains nues. Trop peur. Non. Je vais aller chercher mes gants de sécurité spéciale mécanique de bush ! Je les enfile. Ah oui, déjà, j'ai l'impression d'avoir un bout d'armure pour affronter le monstre du Loch Ness version miniature.

Je soulève un coin de la tente. Et il est là. Enroulé. À l'aise même. Un python. Ouf ! Oui, pas venimeux quoi. J'ai presque l'air de le déranger.

Je lui dis : « Bonjour, mais l'heure du check-out c'était il y a déjà plus d'une heure. Nous espérons que vous avez passé un agréable séjour... »

Oh putain, il bouge !

Je relâche le coin de la tente et pars en courant. Puis je le vois qui file doucement. Avec nonchalance. Vers les buissons derrière la voiture. Laissant des traces de « S » géants qui se dessinent dans le sable rouge sous son passage.

« N'oubliez pas de mettre un commentaire sur Google pour l'hospitalité ! »

Le monstre, la radio et le motel – 2 875 km

Je suis coincée derrière un monstre.

Pas une métaphore. Un *vrai* monstre. Un *road train* : quatre remorques attachées comme des wagons de l'enfer... qui roule à la vitesse d'un koala dépressif. Il a même un panneau « 62 mètres de long », qui te laisse deviner le temps qu'il te faudra pour le doubler, même le pied au plancher. Devant moi, c'est Tchernobyl version rouge : un nuage de poussière tellement dense que je ne vois même plus où commence la route et où finit l'apocalypse. Impossible de le doubler, je ne vois pas à vingt mètres.

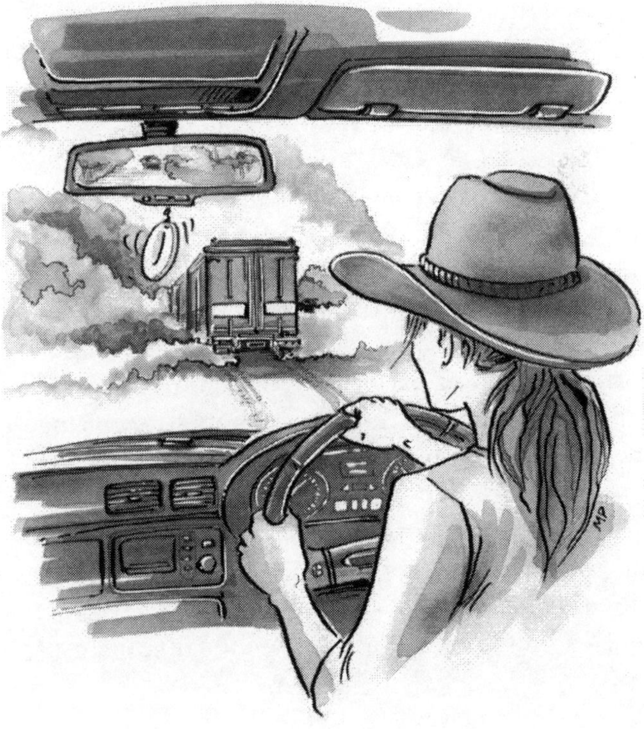

Cinq jours. Ça fait cinq jours que je traverse ce désert. Cinq jours que je conduis Lagertha comme si ma vie en dépendait. Cinq jours que je n'ai pas pris de douche. Cinq jours que mon corps se tord pour aller aux toilettes. Parce que techniquement, ce serait possible dans le bush. Psychologiquement, le cap est difficile à passer. Alors oui, je suis impatiente derrière ce putain de camion, parce que je *rêve* d'arriver à l'hôtel.

George ronfle sur le siège passager, complètement indifférent au fait qu'on est perdu au milieu de nulle part avec un réservoir qui baisse dangereusement et un soleil qui commence à disparaître.

Et maintenant, j'ai un problème. Un *gros* problème.

Il me reste quatre heures avant Alice Springs. Quatre heures avant un vrai lit. Quatre heures avant une douche qui ne soit pas une lingette pour bébé, passée vite fait sous les aisselles. Quatre heures avant de ne plus sentir la poussière dans mes cheveux et mes narines. Mais là, coincée derrière Godzilla sur roues, je suis dans la merde.

Parce que si je ne double pas ce camion *maintenant*, je vais devoir conduire de nuit. Et conduire de nuit dans l'Outback, c'est signer son arrêt de mort. Les kangourous. Les vaches. Les chameaux. C'est un cirque entier qui traverse devant toi dans le noir complet. Un impact à 100 km/h avec un animal et c'est fini.

Alors, il me reste une seule option pour le doubler sans prendre le risque de m'encastrer dans un autre véhicule qui arriverait en sens inverse : la radio. Cette foutue radio CB que je n'ai *jamais* utilisée de ma vie.

Je regarde le micro accroché au tableau de bord. Kyle s'en servait tout le temps. Lui, il parlait à tout le monde avec, comme s'il discutait avec des potes au bar.

« *G'day mate, clear to overtake* ? » — « C'est bon pour doubler ? » Et hop, problème réglé. Mais moi ? Moi, je n'ai *jamais* touché cette chose.

Et maintenant, je dois parler à un inconnu. En anglais. Avec mon accent français où la moitié du temps, les Australiens me demandent si je viens d'Allemagne ou de Suède. Super.

Je prends la radio dans une main. Je n'ai pas l'air convaincue. George lève la tête, me regarde genre : *Qu'est-ce qu'il va nous arriver encore ?* Merci pour ton soutien, George. Vraiment.

J'appuie sur le bouton. Et là ooouuuu... Des grésillements. Des voix lointaines. Des mots dont je ne comprends qu'un sur dix. « *Breaker*

breaker », « *ten-four* », « *copy that* ». C'est quoi ce langage d'extraterrestre ?

J'inspire. J'expire. Et je lâche : « Euhhh... hello ? Bonjour ? *I am... behind you* ? »

Silence.

Putain. J'ai bien appuyé sur le bouton sur le côté en même temps que j'ai parlé ?

Puis une voix éclate dans les grésillements. Un accent australien tellement épais que je comprends à peu près autant que si un wombat me récitait du Shakespeare.

« *Yeah nah love what's your handle* ? »

Mon quoi ?

« *My... what* ? »

« *Your HANDLE. Your call sign.* »

Oh merde. J'ai un *call sign* ? Depuis quand ?

Je panique. George me regarde. Lagertha continue d'avaler de la poussière rouge et d'esquiver deux trois cailloux qui volaient dans les airs.

Et moi, je balance la première chose qui me vient : « Euhhhh... Lagertha ? »

Silence. Puis un rire. Un GROS rire. « *Righto Lagertha, what can I do for ya* ? »

OK. On progresse. Je vais maintenant lui demander si je peux doubler en toute sécurité.

« *I... I need to overtake. Is it... safe* »

« *Yeah nah worries love, she's clear as. Send it.* » *She's quoi* ?

Mais je n'ai pas le temps de demander des clarifications parce que le camion devant moi met ses clignotants. Les deux. Ça ne peut pas être une fausse manip'. Enfin je crois. C'est le feu vert ? Ou peut-être que c'est juste la poussière qui me fait halluciner.

Fuck it.

J'accélère. Pied au plancher. Ooouulalala Lagertha, tu m'avais caché tous ces chevaux sous le capot, ma belle ?!

Lagertha rugit. On déboîte.

La poussière nous avale comme une tempête de sable biblique. Je ne vois RIEN. Absolument RIEN. Juste du rouge partout.

Mon cœur bat tellement fort que je l'entends dans mes oreilles. *Pourvu qu'il m'ait bien fait signe de doubler, que personne n'arrive en face.* George se met à couiner comme si on était attaquées.

« *George, ferme-la, j'essaie de ne pas mourir !* »

Où est la route ? Où est le camion ? Où est l'Australie ?

Et puis, soudain, on émerge. Le nuage de poussière reste derrière. Le ciel redevient bleu. La route redevient visible.

On l'a fait. *On l'a fait.* Je hurle. Littéralement. Un cri de victoire qui ferait pâlir Braveheart.

« *Ouais ! On est trop forts, George !* »

George aboie. Je pense qu'il valide.

Et là, la radio crépite à nouveau : « *Nice one Lagertha. You single*? »...

Pardon ?

Le *truckie*.[26] Vient de me demander si j'étais célibataire. Sur la CB. Au milieu du désert. Je reste bouche bée pendant trois secondes. Puis j'éclate de rire. Un rire hystérique. Non, mais quel pays de malades quand même. Bienvenue dans ma nouvelle vie.

La ville apparaît enfin – 3 007 km

Deux heures plus tard, le panneau apparaît comme un mirage. ALICE SPRINGS — 50 km

Je crie encore et tape sur le volant. George lève sa tête, impatient aussi. Lagertha a tenu bon. Nous avons fait cette route ensemble. Ces 3 000 kilomètres. La route de la réhabilitation. Les kilomètres de sevrage émotionnel. Le long ruban brûlant qui coupait, centimètre après centimètre, le lien invisible qui me maintenait encore à lui. Moins de cinq voitures croisées en cinq jours. Trois camions. Quatre kangourous suicidaires. Un chameau qui nous a fixées comme si on avait tué sa famille. Et nous. Encore là. Vivants. YIIIHAAAA !

L'hôtel n'est pas un palace. C'est un motel miteux avec des néons qui clignotent et une moquette qui a connu des jours meilleurs. Mais là, tout de suite, c'est un cinq étoiles. J'ouvre la porte de la chambre. Un lit. UN VRAI LIT. Avec un matelas. Des draps. Un oreiller qui n'est pas mon pull roulé en crêpe.

[26] Truckie : terme australien affectueux pour désigner un routier — un humain conçu pour conduire sans fin, qui connaît chaque station-service du pays et carbure à la caféine et aux kilomètres.

Je pose mes affaires. George saute directement sur le lit, s'étale comme s'il était chez lui. « Désolée mon pépère, mais là, c'est *moi* qui mérite ce lit, c'est ma place. »

Je le pousse gentiment. Il me regarde avec ses yeux de chien malheureux. On négocie. On finit par partager. Mais d'abord : la douche.

J'ouvre la porte de la salle de bain. Une douche. Minuscule. Carrelage beige. Rideau de douche qui a vu passer trois générations de routiers fatigués.

Je m'en fous. C'est la plus belle douche de ma vie. Je tourne le robinet. L'eau coule. *Chaude*. Pas froide. Pas tiède. *Bien chaude*. Je me déshabille tellement vite que je manque de m'étrangler avec mon t-shirt. Et quand l'eau touche ma peau... Oh. Mon Dieu. C'est l'extase ! Cinq jours de poussière. Cinq jours de chaleur. Des heures de tension. De peur. De solitude. De courage. Tout ça se décroche de moi comme une vieille peau.

L'eau devient rouge à mes pieds. La poussière du désert s'échappe de mes cheveux, de mes oreilles, de mes sourcils. L'Outback avait tatoué sa présence sur chaque recoin de mon corps. Je reste là, debout sous le jet, les yeux fermés, à sentir mon corps se rappeler qu'il est encore capable de se détendre. Mon dos. Mes épaules. Mes mains qui ont agrippé le volant pendant des heures. Tout se relâche. Millimètre par millimètre.

Je pousse un long soupir. Juste... de soulagement.

Je l'ai fait. J'ai vraiment fait ça.

Toute seule.

Je sors de la douche. Je suis propre. *Mes cheveux sentent le shampooing*. Pas la poussière. Pas la sueur. *Le shampooing*.

Je me glisse dans le lit. Les draps sont frais. Le matelas ne bouge pas. Il n'y a pas de cailloux sous mon dos. Pas de vent qui fait claquer la toile du *swag*. Pas de bruit suspect à surveiller comme une casserole sur le feu. Juste... le silence. Enfin... George qui ronfle à côté de moi.

Je m'enfonce dans l'oreiller. Mon corps se fond dans le matelas comme si je redevenais liquide.

Et c'est là que ça me frappe.

Ce n'est pas le luxe. Ce n'est pas le confort. C'est le contraste. Le contraste entre survivre et vivre. Entre l'alerte permanente et la présence. Entre l'Outback qui te dépouille de tout... et ce lit de motel miteux qui te rend à toi-même.

Je fixe le plafond. Une tache d'humidité forme une carte de l'Australie. Ou peut-être une autruche sur le dos. Difficile à dire.

Et je me dis que peut-être, finalement, la guérison commence là. Je me sens mieux que je ne me suis sentie depuis des années.

Pas seulement parce que tout va bien. Mais parce que, pour la première fois depuis longtemps, je peux sentir quelque chose de simple. Un drap frais. Une peau propre. Un souffle tranquille. Un instant où rien ne manque.

L'équipage, s'il vous plaît ? Vous pouvez envoyer le Magicien par-dessus bord ? On n'aura désormais plus besoin de ses services.

Couper les ponts – 3 300 km

Une fois arrivée à Yuendumu, Kyle continuait à m'appeler régulièrement, à m'envoyer des messages, et à chaque fois, ça me faisait tellement plaisir. Mais je savais que pour guérir, il fallait couper tout contact. Je savais que continuer à s'écrire ne ferait que retarder l'inévitable. Et ce moment ultime venait d'arriver : je n'allais pas refaire 3 300 kilomètres en arrière. Il fallait arrêter maintenant, avant que les derniers jours merveilleux qu'on avait partagés ne se transforment en nouvelles blessures.

Alors ce dimanche après-midi, je l'ai appelé. Je lui ai dit calmement : « *It's time to let go*[27]. » Il est temps de couper les ponts et d'avancer chacun de son côté.

Ça sonnait comme un message glissé dans une bouteille à la mer, un message qui libère, fait disparaître les faux espoirs qu'on essayait de maintenir en vie. C'était la dernière fois que j'entendais sa voix. Et pour en être sûre, j'ai tout bloqué. Sevrage obligatoire. Et je ne suis jamais revenue en arrière depuis.

---

[27] It's time to let go: Formule douce pour dire qu'il est temps de lâcher la corde avant qu'elle ne t'arrache les mains. Le moment où l'épuisement émotionnel dépasse tout espoir de réparation.

Le dernier message de Lucy — La révélation - 11 mois après impact

Je vivais dans un *donga* à Yuendumu, un de ces petits cubes de métal posés au milieu du désert comme si quelqu'un avait décidé de construire des maisons là où il était impossible d'édifier des murs. Les chiens errants rôdaient autour, nerveux, imprévisibles, silhouettes maigres qui surgissaient entre les ombres.

Les patients m'avaient enfin donné mon *skin name*, ou mon nom d'adoption. Trois ans que je travaillais dans des communautés isolées, trois ans que je me laissais façonner par cette terre. Et ce jour-là, j'ai senti quelque chose basculer. Pas une appartenance, mais une reconnaissance. Une place. Une légitimité silencieuse.

Et je me suis rappelée ce que mon patient m'avait dit, trois ans plus tôt, juste avant de mourir :
« Ce n'est pas toi qui explores le désert. C'est lui qui t'observe. C'est lui qui te choisit et qui décide si tu restes. »

Ce soir-là, en marchant avec George, j'ai senti cette phrase me traverser comme une vérité ancienne.

J'avais l'impression d'avoir été adoptée par cette terre, qui faisait vibrer chaque cellule de mon corps.

Le ciel flamboyait, violet et orange, comme si quelqu'un avait renversé de la peinture sur l'horizon. Quand je suis rentrée dans mon *donga*, la nuit tombait déjà. Ici, on vit avec le soleil : dîner à 17h30, au lit à 19h, réveil à 04h30. Un rythme primitif, brut, qui avait remis mon corps à l'endroit. Je me suis servi un verre d'eau, j'ai enlevé mes chaussures pleines de terre rouge, j'ai allumé la petite lampe jaune qui rendait la pièce moins triste. Et c'est là que mon téléphone a vibré.

Un message. De Lucy. J'ai senti mon ventre se serrer, juste une seconde. Puis j'ai ouvert.

Une capture d'écran. Kyle venait d'essayer de reprendre contact avec elle. Deux semaines seulement après que j'ai coupé les ponts. Il la suppliait de ne pas le détester. Et là, ça a fait un CLIC dans ma tête.

« Mais attends... les évitants ne font pas ça. »

Chacun son navire, chacun sa merde

On a tous un navire intérieur. Le pont, c'est notre quotidien. La cale, ce sont nos blessures. L'équipage, ce sont nos réactions, nos réflexes, nos alarmes internes — ceux qui influencent toutes nos décisions sans jamais demander notre avis. Le Capitaine, c'est notre conscience. Le gouvernail, c'est notre pouvoir d'action. Et la mer, c'est la vie, avec ses tempêtes, ses accalmies, ses mirages et ses courants imprévisibles.

Mais parfois, on l'oublie. Pire, on oublie que tout le monde a un navire. Et que l'autre en face vit exactement la même chose — mais avec son propre pont, sa propre cale, son propre équipage en vrac. On ne voit que notre tempête. On ne se concentre que sur notre gouvernail qui tourne tout seul. On se dit qu'il y a que notre navire qui prend l'eau.

On oublie que sur le bateau de l'autre, c'est peut-être un bordel bien pire que le nôtre. Un équipage bourré. Un Capitaine en grève. Des voiles trouées. Une boussole qui tourne comme une toupie. Un moteur qui fume. Bref : on a tous un navire bancal et un équipage merdique.

Quand on souffre, le système nerveux se referme. Il passe en mode survie. Et en mode survie, il n'y a plus de place pour la nuance, l'empathie ou la perspective. Il n'y a que le danger, le manque, la peur, la confusion, et ce besoin urgent d'être rassurée. C'est biologique. Pas moral. Ce n'est pas un manque d'intelligence émotionnelle. Pas un défaut. Juste un équipage en panique qui essaie par tous les moyens de ne pas couler. On ne peut pas voir le chaos de l'autre quand on est noyée dans le nôtre.

Quand Kyle me faisait du mal, je n'avais pas la capacité de me dire que peut-être, sur son navire à lui, c'était ingérable. Mon propre navire était déjà en train de dériver. Je n'avais plus assez d'espace intérieur pour imaginer ce qui se passait sur le sien.

Et puis, il y avait autre chose : je croyais qu'il était plus stable que moi. Je projetais. J'idéalisais. Je m'imaginais que son navire était solide, droit, propre, bien rangé. Alors qu'en réalité... c'était probablement un radeau en carton tenu par du scotch émotionnel.

Et je veux être claire sur quelque chose. Comprendre que chacun navigue avec son propre chaos ne veut pas dire excuser ce que l'autre fait. Ça ne veut pas dire minimiser la violence. Ça ne veut pas dire que j'aurais dû me mettre à sa place, ou deviner son état intérieur, ou comprendre ses tempêtes.

Il y a des navires qui sont tellement en perdition qu'ils coulent tout ce qu'ils touchent. Il y a des équipages tellement affolés qu'ils deviennent dangereux. Il y a des Capitaines qui ne devraient jamais, jamais s'approcher du nôtre, voire même tenir un gouvernail entre leurs mains.

Certaines femmes ont vécu des violences que rien ne justifie. Rien. Et dans ces cas-là, ce n'est pas une question d'attachement. C'est une question de morale. La sécurité et le respect ont des règles bien au-delà de celles de l'attachement.

La compassion dont je parle ici, ce n'est pas celle qu'on offre à l'agresseur. C'est celle qu'on s'offre à soi. La permission de dire : « Je n'ai pas vu son état intérieur parce que j'étais trop occupée à survivre au mien. » La permission de se regarder en face pour mieux comprendre nos réactions, et guérir. La permission de se pardonner, et de comprendre son propre fonctionnement sans jamais excuser celui de l'autre.

Parce que la vérité, c'est ça : on ne peut pas sauver quelqu'un qui coule. Mais on n'a pas à se noyer avec lui.

Quand on a un attachement qui n'est pas sécurisé, tout se dérègle une fois l'activation enclenchée. L'équipage panique. Les matelots disparaissent dans la cale. Le gouvernail tourne tout seul comme un manège possédé. Et on laisse n'importe qui monter à bord, jusqu'à lui donner les clés de la cabine du Capitaine. À ce stade, ce n'est plus de la navigation, c'est du sabotage émotionnel. On part en dérive complète, commandée par un équipage à qui on ne confierait même pas la gestion d'un pédalo sur un lac municipal.

Prendre conscience de tout ça, c'est reprendre la barre. Dire à l'équipage : « Merci les gars, mais je prends le relais. »

Finalement, il y avait pire que d'être une baroudeuse solo avec un attachement anxieux en ébullition au milieu de l'Outback. Laisse-moi te parler du quatrième type d'attachement, celui dont on ne parle quasiment jamais, mais qui est de loin le plus dévastateur.

Rencontre du 4e genre

C'est en faisant des recherches, des mois après notre rupture finale, que j'ai découvert la vérité. Kyle n'était pas un évitant. Il était quelque chose de bien plus complexe, de bien plus chaotique, de bien plus destructeur. Il était ce qu'on appelle en psychologie de l'attachement un « désorganisé » — ou *fearful-avoidant* en anglais. Un attachement qui combine le pire des deux mondes : anxieux ET évitant en même temps.

Laisse-moi t'expliquer pourquoi cette découverte a tout changé dans ma compréhension de ce qui s'était passé.

Un évitant pur, c'est quelqu'un de cohérent dans sa distance. Il fuit l'intimité et la proximité émotionnelle, oui, mais de manière prévisible. Il a *une* relation distante, pas deux. Il ne revient pas après une rupture parce qu'il se protège par le retrait. Il ne cherche pas de validation verbale constante. Il minimise l'importance des relations. Il dit des trucs comme « je ne suis pas sûr de ce que je ressens » ou « j'ai besoin d'espace ». Et surtout, surtout, il ne multiplie pas les relations simultanées. Ce n'est pas son mode opératoire. Il fuit. Point.

Kyle ne faisait *rien* de tout ça. Il avait deux relations en même temps et revenait sans cesse après nos ruptures. Kyle cherchait la validation constante de la part de ses partenaires intimes. Il avait ce sexe compulsif avec Lucy, même quand il me jurait qu'il voulait un futur avec moi. Kyle me parlait d'engagement intense tout en restant émotionnellement absent. Kyle ne pouvait pas choisir entre elle et moi, car il utilisait l'une pour fuir l'autre et la première pour le rassurer. Rien de tout ça ne ressemble à un évitant pur. C'est incohérent. C'est chaotique. C'est contradictoire.

Le désorganisé, c'est quelqu'un qui a développé deux peurs simultanées : la peur de l'abandon ET la peur de l'intimité. Ces deux terreurs coexistent et se battent constamment dans son système nerveux. Sa partie anxieuse crie « ne me laisse pas seul ! » pendant que sa partie évitante hurle « ne t'approche pas trop ! ». C'est un mouvement perpétuel entre « j'ai besoin de toi » et « va-t'en ». Entre « je t'aime » et « je te mens ». Entre « ne me quitte pas » et « ne me demande rien ». C'est l'incohérence incarnée.

Et cette incohérence, je l'ai vécue dans chaque interaction avec lui. Sa partie anxieuse me faisait des promesses d'engagement intense — Il pensait vraiment ce qu'il disait dans ces moments-là. Sa partie évitante paniquait et fuyait chez Lucy quand l'intimité avec moi devenait trop intense. Il revenait parce qu'il était anxieux. Puis il fuyait à nouveau parce qu'il était évitant, ce qui actionnait mon attachement anxieux une fois de plus. C'était une danse imprévisible, chaotique, impossible à déchiffrer. Je ne savais jamais ce qui allait arriver. Est-ce qu'il allait me dire qu'il m'aimait ou disparaître pendant trois jours ? Les deux ? En même temps ?

Avec un désorganisé, tout est imprévisible.

Je ne savais jamais ce qui allait arriver. Il était proche, puis distant sans logique apparente. Le pattern créait une confusion maximale dans ma tête. Parce que parfois le *il m'aime vraiment* semblait vrai. Et c'était vrai. Dans ces moments-là, sa partie anxieuse le pensait sincèrement. Mais ensuite sa partie évitante prenait le dessus et tout s'effondrait. Je me disais *je suis folle* parce que rien n'avait de sens. Et c'était une forme de *gaslighting* involontaire — lui-même ne savait pas ce qu'il voulait. Comment pouvais-je le savoir, moi ?

Et la sortie était tellement plus difficile qu'avec un évitant pur. Parce qu'il revenait sans cesse. Sa partie anxieuse paniquait à l'idée de me perdre et il revenait frapper à ma porte. Quand il disait « je veux un futur avec toi », sa partie anxieuse le voulait sincèrement. Mais ensuite sa partie évitante sabotait tout. C'était des vérités temporaires d'un homme fracturé. Et ça, c'est bien plus dangereux qu'un menteur pur. Parce que l'authenticité momentanée te piège. Tu te dis *cette fois, c'est vrai* parce que ça l'est. Pendant cinq minutes. Avant que le balancier reparte dans l'autre sens.

Cette incertitude constante créait chez moi une addiction maximale. Les montagnes russes hormonales étaient à leur paroxysme.

Imagine qu'on retourne au casino devant ces machines à sous débiles. Si, chaque fois que tu mets une pièce dans la fente, tu gagnes — au bout de quinze coups, je parie que tu cherches la table de blackjack. Tu vois, c'est trop prévisible, trop chiant, même si c'est positif. Ton tapis hédonique fait que tu t'habitues au gain, et le Moussaillon diminue la dose de confettis de dopamine à chaque victoire. Mais par contre, si tu gagnes une fois sur douze... oulalalala alors là ? C'est la fête du slip ! Champagne millésimé et feux d'artifice pour l'occasion, la décharge de dopamine est dix fois plus grande !

Validation, puis rejet, puis validation, puis rejet. Mon système nerveux ne savait plus où donner de la tête. C'était de la chimie pure.

Kyle avait la formule synthétique parfaite pour rendre accro quelqu'un comme moi.

Et sa double vie ? Elle n'était pas calculée. Ce n'était pas de la manipulation stratégique, pas du narcissisme, pas du sadisme, pas un mec qui « s'en fout ». C'était son incapacité à choisir. Son besoin de ne jamais être seul — sa partie anxieuse. Son besoin de ne pas s'engager complètement — sa partie évitante. Son chaos intérieur créait un chaos extérieur.

Il nous utilisait toutes les deux, Lucy et moi, pour gérer ses contradictions internes. J'étais le futur, la stabilité, l'engagement que sa partie anxieuse réclamait. Elle était la validation physique, le sexe sans intimité que sa partie évitante tolérait. Quand l'intimité avec moi devenait trop intense, il fuyait chez elle. Quand le sexe avec elle devenait trop vide, il revenait vers moi. Nous étions ses bouées alternées.

Comprendre ça, des mois après, ne m'a pas enlevé la douleur. Mais ça a supprimé la folie. Parce que j'ai enfin compris que ce n'était pas moi. Ce n'était pas parce que je n'étais pas assez bien, pas assez active, trop compliquée, trop française. C'était parce que lui était fracturé. Et qu'aucune femme, aussi parfaite soit-elle, ne pouvait combler cette fracture interne. Ni moi. Ni Lucy. Ni aucune autre.

Finalement, on était dans deux prisons différentes. La mienne avait des barreaux visibles, qui demandaient de la disponibilité, de l'attention, de la validation et de la connexion. La sienne était construite à l'intérieur de lui : une prison sans murs, mais avec deux Capitaines qui se disputaient la barre jour et nuit. L'un criait « reste », l'autre hurlait « fuis », et son navire avançait en zigzag permanent, incapable de choisir une direction sans tout détruire autour de lui.

Et je crois que c'est toujours la pire des prisons : celle dont on ne peut jamais sortir, même quand on tourne la clé.

L'embouchure de la rivière

On a dérivé longtemps, toi et moi. La rivière nous a portées à travers des eaux calmes et des rapides violents. On a évité les tourbillons ensemble. On a navigué dans le brouillard. On a appris à lire les courants.

Et maintenant, on approche d'un embranchement. Tu le sens, toi aussi ? La rivière rejoint l'océan. Et bientôt, il va falloir qu'on se sépare.

Pas pour toujours. Pas vraiment. Mais notre voyage côte à côte touche à sa fin.

Mais avant qu'on s'éloigne, il me reste quelque chose à te dire. Des choses que j'aurais aimé qu'on me dise et que j'ai apprises en dérivant. Des choses qui ont changé ma vie.

Parce que comprendre le chaos de Kyle, ce n'était que la première étape. La vraie transformation ? Elle est venue après. Quand j'ai arrêté de regarder son navire et que j'ai commencé à réparer le mien. Quand j'ai arrêté de vouloir sauver quelqu'un qui coulait et que j'ai appris à rester à flot moi-même.

Alors, reste avec moi encore un peu. On a presque fini le voyage. Et quand on arrivera au rivage, tu seras prête. Prête à lâcher ma main. Prête à continuer seule. Prête à naviguer ta propre vie. Avec ta bouée. Ton équipage. Ton gouvernail. Et personne ne pourra plus jamais te le prendre.

La gratitude comme acte de rébellion

Compter ce qu'on a, c'est agrandir son trésor sans rien acheter.

Il y a vraiment ce sentiment de plénitude totale quand tu es alignée avec ce que tu es censée faire. Être là où tu dois être. Tu le ressens au plus profond de toi. Et c'est comme si tu étais là, à flotter tranquille, à te laisser aller dans le courant. On n'est jamais à l'abri d'une bûche flottante qui pourrait nous déstabiliser, mais soyons honnêtes, les gros nuages noirs sont bien derrière nous maintenant.

Tu as l'air bien détendue, là, allongée sur ta bouée avec tes lunettes de soleil. J'espère que ce ne sont pas celles de l'éclipse solaire ratée ?

Elles te vont bien, en revanche, elles ne t'empêchent pas de voir les tourbillons devant lesquels on va passer. L'idée est bien évidemment de les éviter, à moins que tu aies envie de ressentir ce que ressent une chaussette quand elle reste dans une machine à laver bloquée en mode essorage. Ces tourbillons ne veulent qu'une seule chose : te dévier de ton cap. Ce serait dommage, non ? Je t'explique.

Le tourbillon de la société de consommation

Dans un monde où l'on nous répète chaque jour que nous ne sommes pas assez — pas assez belles, pas assez jeunes, pas assez performantes, pas assez équipées — choisir de dire « ça me suffit » est presque un geste révolutionnaire.

La société de consommation fonctionne comme un tourbillon : elle t'hypnotise, t'aspire, même de loin, te fait tourner sur toi-même jusqu'à te désorienter, t'éloigne de ton cap et finit par te faire croire que tu n'es... rien. Ou du moins jamais suffisamment.

Chaque tendance te happe sans prévenir et détourne ton regarde de l'essentiel. Pratiquer la gratitude, c'est plonger ton bras dans l'eau et donner un coup ferme pour briser la spirale.

C'est un acte de résistance : Contre l'idée que ta valeur se mesure à ce que tu possèdes. Contre le réflexe de comparer ta bouée à celle des autres. Contre le vide artificiel qu'on te pousse à combler avec du superflu. Et c'est précisément là que la gratitude devient essentielle : elle te ramène à ce qui est réel, à ce qui existe déjà, à ce qui ne dépend pas des injonctions extérieures.

La gratitude ne t'empêche pas d'avancer ; elle t'aide à reprendre ta direction. Pas celle que les compagnies marketing ont tracée pour toi. Pas les distractions futiles qui ne te remplissent que quelques secondes.

Elle comble ce vide inventé de toutes pièces et, en prime, te remplit d'un bonheur durable dès que tu lâches prise sur la surconsommation et la surcompensation.

La Neuro s'illumine — La gratitude qui reprogramme

Le Capitaine (cortex préfrontal) : Quand tu exprimes de la gratitude, même pour un truc minuscule, il dit : « Oh, tu viens de remarquer quelque chose de beau. Je note. Je stabilise. Je respire mieux. » Il se met en mode focus positif.

Le DJ émotionnel (système limbique) : « Attends, je te mets une petite vibe plaisir. Juste là. Voilà. » Tu ressens un apaisement et tu te sens plus connectée à ce que tu vis.

Le Moussaillon (dopamine) : Forcément, dès que ça fait du bien, il débarque sur le pont et veut répéter l'expérience : « Ohhh, t'as aimé ça ? On recommence. Encore. Encore. »

Lady Sérotonine : « Je m'installe. Je fais durer. On se sent bien, non ? » Humeur constante et stable validée.

La gratitude, contrairement à ce qu'on croit, ne naît pas dans l'abondance. Elle naît dans l'endurance. Elle ne pousse pas dans les jardins parfaits, mais dans les terrains accidentés. Elle vient de ce que tu as traversé, pas de ce que tu as accumulé.

Elle s'enracine dans les choix courageux que personne n'a applaudis, dans les renoncements silencieux, dans les victoires que tu as gagnées seule, sans témoin. Et quand tu regardes ta vie avec ce regard-là — celui de la femme qui n'a pas lâché, qui s'est relevée, qui a construit pierre après pierre — alors ton quotidien cesse d'être banal. Il devient un chef-d'œuvre. Une victoire discrète. Un trésor que personne ne pourra t'arracher.

Alors oui, sois fière. Fière de ce que tu as fait, de ce que tu as traversé, de ce que tu es devenue. Cette chaleur qui monte dans ta poitrine, ce petit sourire qui s'invite sans prévenir ? C'est de la gratitude, mêlée à de la fierté.

La gratitude n'est pas une émotion mignonne, c'est une preuve de force. Un rappel de tes batailles. Une signature intérieure qui dit : « J'ai déjà survécu à pire. Je peux créer du beau, encore. » Et ça, c'est ton superpouvoir !

Et parfois, cette gratitude-là prend une forme inattendue. Elle se tourne vers des personnes qu'on n'aurait jamais pensé remercier. Même celles qui nous ont blessées. Même celles que l'on a dû quitter.

Quand l'élève dépasse le maître

J'enchaînais les kilomètres... comme on ferme une porte qu'on n'ouvrira plus jamais. Et pourtant, alors que je traversais seule ce désert rouge, quelque chose est remonté à la surface. Quelque chose que je n'aurais jamais cru possible. Pas une émotion spectaculaire. Juste une gratitude simple et discrète, celle qui arrive quand on comprend enfin ce que chaque étape nous a appris.

Et la vérité, c'est que sans Kyle, je n'aurais jamais quitté ma petite valise à roulettes pour les pistes rouges.

Avant de le rencontrer, l'Outback me fascinait, mais de loin. Aujourd'hui il me transperce et je sais que c'est là que commence ma guérison. Ces kilomètres m'apprenaient à devenir quelqu'un d'autre, ou révélaient peut-être la personne que j'ai toujours été. Celle qui sent le vent sec et chaud qui frappe au visage quand elle sort de la voiture. Ces nuages de poussière qui explosent derrière chaque virage et qui s'infiltrent dans chaque interstice — de la voiture, de nos vêtements, de nos vies.

Kyle m'a appris comment conduire en tout terrain. Souple et ferme à la fois sur le volant. À anticiper chaque mouvement. À apprendre à apprécier le paysage, même quand on pourrait penser que ce sera exactement le même, dix heures d'affilée.

Il m'a appris la mécanique. À écouter le moteur et les roues qui patinent. Cette capacité à sentir quand quelque chose cloche. À comprendre les vibrations de Lola, la guerrière sur roues qui a précédé Lagertha.

Il m'a montré comment analyser la texture de la route et adapter la pression des pneus en fonction. Comment brancher le frigo de camping sur la banquette arrière. Comment tester la radio et la brancher sur le canal quarante.

Il m'a appris à me foutre du regard des autres, et à savourer l'ultime liberté de faire pipi les fesses à l'air au beau milieu de la route.

Chaque fois que je le regardais — complètement raide dingue de lui, mes yeux incapables de s'éloigner de son visage, de son sourire, et de cet air joyeux qui rendait la vie si simple et excitante — mon inconscient enregistrait. Tout. Sans que je m'en aperçoive.

Chaque geste, chaque idée, chaque leçon, je la ressors aujourd'hui comme si elle était ancrée dans chacune de mes habitudes. La façon dont il rangeait tout ce dont on avait besoin à portée de main : couteau, lampe frontale, produit anti-moustiques. Comment monter un swag. Comment choisir un spot loin des termitières pour être à l'abri du vent, mais assez proche d'un arbre pour profiter de l'ombre au lever du soleil.

Il m'a appris à ne pas avoir peur. Pas même d'un serpent qui vient se blottir sous mes jambes à travers la toile du *swag*, au petit matin, après une nuit un peu trop fraîche d'hiver, pour partager un peu de chaleur corporelle.

Il m'a appris à prendre chaque minute de la vie comme une aventure, avec ce sourire qui défiait tout imprévu qui croisait notre chemin. Un optimisme que vraiment rien n'aurait pu dérouter. On était comme deux gamins, avec deux sourires cons, traversant le Western Australia comme un terrain de jeux géant.

Même quand on se retrouvait bloqués toute une nuit devant une route fermée pour inondations, on arrivait à trouver le meilleur endroit pour rebondir. À transformer chaque galère en souvenir inoubliable. Pas juste un « ouf, on a survécu ! », non, un : « Putain, c'était génial ».

On se faisait des dîners romantiques sur le côté de la route avec le *baby Weber*[28]. On conduisait sur ces plages désertes, on s'arrêtait, on mangeait nos énormes steaks sandwich dégoulinants de sauces et d'oignons caramélisés en regardant l'océan et les baleines jaillir hors de l'eau. Juste nous deux. Le sable. Le vent. Et son sourire qui répétait sans cesse : « Tout est possible. »

Il m'a montré les routes que personne ne connaît. Et probablement que personne n'aurait jamais osé prendre. Sur un coup de tête, il sortait de la route principale pour prendre un chemin complètement impraticable. Et pourtant, avec le 4X4, il y allait tranquille. Il me répétait que la voiture pouvait monter aux arbres. Qu'il fallait que je fasse confiance. « *LOW* 4, et hop, tu la laisses gérer. »

Moi, à côté, j'étais cramponnée à la poignée, fermant les yeux et respirant comme une femme sur le point d'accoucher, de peur qu'on finisse dans le ravin devant nous. Maintenant je sais : la voiture va partout... du moins tant qu'elle reste sur deux roues minimum.

Nous avons découvert tant de spots cachés où nous étions seuls au monde. Les couchers de soleil qui explosent en rouge et or à travers les nuages qui fuient l'horizon et nous donnent envie de nous arracher les vêtements et de courir nus vers l'océan. Puis, finir avec nos corps froids entrelacés sous la tente.

Il m'a donné les clés de ce monde.

Et sans lui, je ne serais jamais devenue cette aventurière solo : celle qui traverse le désert avec confiance, celle qui dort sous les étoiles sans

---

[28] Baby Weber : petit barbecue rond, compact et increvable, devenu l'emblème officieux du camping australien. En Australie, un campeur sans baby Weber, c'est un peu comme un surfeur sans planche. Techniquement possible, mais personne n'y croit vraiment.

trembler, celle qui change une roue crevée au milieu de nulle part, celle qui n'a plus peur de l'inconnu. Ou de se perdre.

Ces moments où il me disait : « Tu vois ? Tu es capable. » Et il avait raison. J'étais capable. Je le suis encore plus aujourd'hui.

Mais c'est dans le feu qu'on forge l'acier.

Et ce qu'il m'a fait m'a brisée. Complètement. Il m'a fallu des mois pour remonter à la surface. Pour arrêter de me demander ce qui n'allait pas chez moi. Pour comprendre que ce n'était pas de ma faute. Ce n'était pas entièrement la sienne non plus.

Mais même dans ce chaos, même dans cette douleur, quelque chose de précieux a survécu : de la gratitude.

Il m'a montré comment naviguer dans l'Outback.

Et l'Outback m'a sauvée.

Reste-toi. Choisis mieux.

J'ai lu tous les bouquins. J'ai écouté tous les podcasts. Et ils disent tous la même chose : « Protège-toi. Ralentis. Ne t'investis pas trop vite. Garde tes distances. Sois stratégique. »

Et je comprends. Vraiment. Je comprends pourquoi on dit ça.

Mais tu sais quoi ? Je refuse. Je refuse de devenir quelqu'un de froid. Je refuse d'éteindre mon feu. Je refuse de calculer chaque geste, chaque message, chaque mot.

Parce que ce n'est pas *moi*.

Moi, je suis la nana qui parle avec tout le monde. Qui rit fort. Qui s'investit à fond. Qui n'a pas peur de dire « viens chez moi ce soir » le premier soir. Qui adore les papillons dans le ventre. Qui veut des connexions que personne ne comprendra jamais.

Mon navire ? Il est bordélique et bruyant. Mais bon sang, c'est tellement fun.

Et pendant longtemps, j'ai cru que le problème, c'était mon équipage intérieur. Que j'étais « trop ». Trop intense. Trop rapide. Trop tout. Mais j'ai compris un truc.

Le problème, ce n'était pas mon navire. Le problème, c'était le port où je jetais l'ancre.

Parce que quand tu arrives avec ton intensité, ton feu, ta connexion profonde, dans un port qui *fuit* l'intimité ? Tu te fracasses. Tu coules. Tu te demandes pourquoi tu es « démesurée ».

Et tu commences à t'adapter. À t'effacer. À abandonner ta bouée.

Mais quand tu arrives dans un port qui *t'accueille* ? Tu n'as plus besoin de modifier tes comportements. Tu n'as personne à impressionner. Ton intensité devient un cadeau. Ton feu devient chaleur. Ta connexion devient magie.

Et ta bouée ? Elle reste exactement là où elle doit être : avec toi.

Comprendre les types d'attachement, ce n'était pas pour me guérir de qui je suis. C'était pour arrêter de me fracasser contre des falaises. C'était pour reconnaître les ports qui me rejettent. C'était pour apprendre à dire non aux gens qui craignent mon intensité. Parce que maintenant, je sais. Je sais qu'un évitant reculera chaque fois que j'avancerai. Je sais qu'un désorganisé me donnera de l'espoir avant de tout détruire. Je sais qu'avec quelqu'un comme ça, je vais m'épuiser et me perdre jusqu'à ne plus me reconnaître.

Donc non, je ne vais pas changer qui je suis. Je ne vais pas devenir une princesse Disney sage qui attend tranquillement son prince. Je ne vais pas ralentir mon rythme, ni rougir d'avoir envie de chaussures sublimes, mais totalement inadaptées pour la vie que je mène aujourd'hui. Je vais juste arrêter de donner mon intensité à des gens qui la craignent. Je vais arrêter de performer pour être aimée. Je vais arrêter d'impressionner pour être gardée.

Et je sais que je mérite mieux. Pas quelqu'un de parfait. Pas quelqu'un sans blessures. Pas quelqu'un qui n'a jamais eu peur. Mais quelqu'un qui reste. Quelqu'un qui répond. Quelqu'un qui dit « encore » quand je me montre vraie. Quelqu'un qui regarde mon navire bordélique et dit : « C'est le plus beau chaos que j'aie jamais vu. »

Tu n'as jamais été faite pour les relations tièdes. Tu n'as jamais été faite pour les hommes qui se cachent. Tu n'as jamais été faite pour les demi-mesures. Tu es faite pour les grandes connexions, les grands élans, les grands frissons, les grands « oui ».

Alors reste telle que tu es.

Et choisis mieux.

La réunion hebdomadaire des Anxieux Anonymes

Bonjour, je m'appelle Stella. Ça fait huit mois que je suis sevrée de mon attachement anxieux actif.

Je pourrais presque le dire comme dans une réunion des anxieux anonymes (AA), debout au milieu d'un cercle de chaises en plastique, les mains moites, la voix un peu timide. Parce que oui, on parle de dépendance. Pas à une substance. À une dynamique. À un shoot neurochimique qui ressemblait à de l'amour. À un retour qui ressemblait à un miracle. À un manque qui appelait l'overdose.

Huit mois. Huit mois que mon système nerveux ne court plus après une récompense aléatoire. Huit mois que je ne confonds plus « soulagement » et « connexion ». Huit mois que je réapprends à respirer sans attendre un message. Huit mois que je découvre que la paix intérieure n'est pas ennuyeuse, qu'elle est juste... apaisante.

Je ne suis pas « guérie ». Je suis en rééducation émotionnelle. Je réapprends à marcher sans béquille, à aimer sans panique, à exister sans me dissoudre. Je réapprends que l'amour n'est pas une montagne russe, mais une rivière calme où l'on peut enfin flotter sans se noyer.

Alors oui. Bonjour, je m'appelle Stella. Et ça fait huit mois que je suis sevrée de mon attachement anxieux actif. Et tu sais quoi ? Je commence enfin à me sentir vivante.

Ce n'était pas de l'amour. C'était de la survie. Et c'est pour ça que chacun doit protéger son propre navire : l'abandonner, c'est se noyer.

J'ai compris pourquoi tant de femmes ne partent pas. Je ne juge plus. J'essaie d'abord de comprendre l'état de leur navire intérieur. Que fait leur équipage ? Leur vigie est-elle hyperactive ? Parce qu'on a toutes un bateau et un équipage un peu taré. Mais on ne se le montre pas.

Alors j'ai décidé d'étudier les bateaux. Et tous leurs composants.

Je vais d'abord commencer par un *diploma of counselling*[29] pour avoir les fondamentaux. Et puis, avec l'aide de ce livre, de ce qu'il m'a

[29] Diploma of Counselling : formation australienne qui donne les fondamentaux de l'accompagnement psychologique : écoute, techniques d'entretien, compréhension des mécanismes émotionnels.

appris, de ce qu'il m'a arraché, de ce qu'il m'a révélé, je commencerai un *bachelor of psychology*[30].

Parce que je veux comprendre chaque courant, chaque rivière, chaque rôle des membres de l'équipage... et surtout, je veux comprendre comment les tempêtes agissent sur nos bateaux. Je veux comprendre pourquoi certains navires tiennent bon et pourquoi d'autres coulent sans bruit. Je veux comprendre ce qui fait chavirer quelqu'un, ce qui retient, ce qui libère.

Je veux traverser des rivières, des rapides, des eaux troubles, et permettre à toutes ces femmes de retrouver leur bouée. Pas pour les sauver. Pas pour les guider.

Mais pour leur rappeler qu'elles ont toujours su nager.

Et quelque part, au loin, je sens déjà un nouveau courant. Un courant que je ne connais pas encore. Un courant qui pourrait bien m'apprendre encore plus de choses sur les attachements. Tu te souviens, quand on recommence à zéro, on peut devenir qui on veut ?

Et parfois, je me demande — juste pour rire — à quoi ressemblerait ma nouvelle rivière si, demain, je devenais évitante. Enfin... si j'essayais de l'être.

Juste pour observer la danse, la chimie, une réorganisation structurelle de l'équipage.

Juste pour essayer d'autres types de chaussures... et vous raconter ça lors d'une prochaine traversée ensemble.

L'instant d'après, tout semblait possible.

---

30 Le Bachelor of Psychology : cursus universitaire australien de trois ans qui approfondit les sciences du comportement, du cerveau et des émotions.

Casting Complet — La Neuro s'amuse

COMMANDEMENT

Le Capitaine

Cortex préfrontal

Costume : Veste blanche impeccable, casquette vissée, carnet de route, compas à la main.

Mission : Prendre des décisions, analyser, planifier, garder son sang-froid.

Phrase signature : « OK, on reste calme, on analyse... quoi encore ?! »

Dans les relations : Essaie d'analyser rationnellement malgré les alarmes émotionnelles.

Problème : Se fait hijacker toutes les 5 minutes par la Vigie.

Le Stratège

Cortex préfrontal dorsolatéral

Costume : Treillis militaire, lunettes de vision nocturne, bottes qui claquent.

Mission : Planifier, organiser, transformer intentions en actions concrètes.

Phrase signature : « OK, on fait quoi concrètement ? »

Dans les relations : Transforme le malaise en stratégie, crée des plans pour « être parfaite ».

Problème : Sur-fonctionne en mode anxieux, ignore les signaux émotionnels pour « optimiser ».

Le Médiateur

Cortex cingulaire antérieur

Costume : Costume sobre, carnet, lunettes glissant sur le nez, air fatigué.

Mission : Arbitrer entre confort et nouveauté, détecter les conflits internes.

Phrase signature : « Analysons : agir = effort. Se taire = économie. Verdict : on attend. »

Dans les relations : Arbitre entre intuition et raison, essaie d'éviter les conflits.

Problème : Arbitre souvent en faveur du statu quo, fait taire les signaux pour préserver une paix apparente.

SÉCURITÉ

La Vigie

Amygdale

Costume : Perchée dans son nid-de-pie, jumelles vissées, foulard claquant au vent.

Mission : Repérer les menaces, sonner l'alarme.

Phrase signature : « Danger !!! Alerte rouge !!! ...Ah non, c'était juste un nuage. »

Dans les relations : Détecte les menaces relationnelles (message « vu » pas répondu), sonne l'alarme avant vérification.

Problème : Voit des menaces partout, ne fait pas la différence entre tigre et texto.

MÉMOIRE

La Bibliothécaire

Hippocampe

Costume : Chignon serré, lunettes sur le bout du nez, carnet gonflé de souvenirs.

Mission : Stocker les souvenirs, relier le passé aux décisions présentes.

Phrase signature : « Attends, j'ai un dossier là-dessus ! Souvenir traumatique de 2017 ! »

Dans les relations : Ressort les souvenirs (surtout les mauvais) pour comparer au passé.

Problème : Classe les mauvais souvenirs en priorité. Quand la Vigie hurle, elle note tout en majuscules.

IDENTITÉ & VALEURS

Les Jumelles Stylistes

Cortex temporal gauche et droit

Costume : Jumelle 1 (gauche) : tailleur structuré, carnet de mots. Jumelle 2 (droite) : robe fluide, palette de couleurs.

Mission : Encoder la perception, donner sens et émotion aux expériences.

Phrase signature : Jumelle 1 : « Ce qu'il dit = sincère/bizarre. » Jumelle 2 : « Ce regard = tendre/fuyant. »

Dans les relations : Interprètent les gestes, construisent la familiarité, habillent l'amour.

Problème : Gossipent trop avec la Vigie, habillent même les signaux contradictoires pour les rendre « cohérents ».

Le Gardien des Lanternes

Cortex préfrontal médian (valeurs)

Costume : Manteau de laine râpé, lanterne à la main, chapeau qui cache la moitié du visage.

Mission : Protéger les valeurs profondes, le sens moral, les convictions.

Phrase signature : « La lumière doit rester allumée, même dans le brouillard. »

Dans les relations : Garde les convictions morales (loyauté, honnêteté, respect), éclaire quand tout vacille.

Problème : Peut être recouvert de poussière en période de crise, ignoré temporairement.

ÉNERGIE & RÉGULATION

Le Moussaillon

Système dopaminergique

Costume : Cheveux en pétard, veste pleine de badges « NOUVEAUTÉ ! », seau rempli de trucs scintillants.

Mission : Motiver, donner envie, créer la récompense.

Phrase signature : « Allez allez allez, on y va, c'est trop cool, fonce fonce fonce !!! »

Dans les relations : S'emballe pour les messages et compliments, crée l'illusion que « c'est le bon » juste parce que c'est excitant.

Problème : S'emballe pour n'importe quoi, peut te faire sauter du bateau sans réfléchir.

Coach Endorphine

Libération d'endorphines

Costume : Sweat à capuche humide, baskets usées, serviette autour du cou, chronomètre.

Mission : Amplifier la sensation de plaisir après l'effort.

Phrase signature : « Dix minutes de marche et je te file un shoot de bonheur gratos ! »

Dans les relations : Donne un shoot de bonne humeur après l'effort, rend plus légère et détendue.

Problème : N'intervient qu'après l'effort, pas disponible pour la motivation initiale.

HORMONES

Lady Sérotonine

Système sérotoninergique

Costume : Manteau de velours bordeaux, longue cigarette façon diva années 40, gants en satin, chat noir.

Mission : Régulation d'humeur, stabilité émotionnelle.

Phrase signature : « On se calme, on respire, on reste ancrés. »

Dans les relations : Stabilise l'attachement, calme les tempêtes internes, empêche les montagnes russes.

Problème : Quand elle est absente, tout tangue.

Miss Oxytocine

Système ocytocinergique

Costume : Robe à fleurs virevoltante, cheveux détachés façon bohème, fleurs dans les cheveux, panier d'attentions.

Mission : Attachement, lien social, intimité.

Phrase signature : « Viens, rapproche-toi... on est bien ensemble. »

Dans les relations : Te fait t'attacher vite, baisser la garde, croire que « c'est spécial », amplifie la tendresse.

Problème : Te fait pardonner trop vite, te fait te sentir « connectée » même quand c'est fragile.

Adrénaline

Système adrénergique

Costume : Cheveux électriques, bottes qui claquent, deux sabres (« fight » et « flight »), yeux écarquillés.

Mission : Activation de stress, excitation, réaction au danger.

Phrase signature : « On a un problème !!! Ou pas !!! Mais je crie quand même !!! »

Dans les relations : Rend tout plus intense, amplifie les sensations, fait confondre excitation et amour.

Problème : Te fait réagir trop vite, paniquer pour un message lu/non répondu.

Cortisol

Système du stress

Costume : Cernes profondes, gilet trop serré, carnet « URGENT » (tout souligné trois fois), voix tendue.

Mission : Gestion du stress prolongé, de la pression.

Phrase signature : « On n'a pas le temps, ça va mal finir, prépare-toi ! »

Dans les relations : Te fait douter, ruminer, imaginer le pire, perdre tes moyens, sur-analyser.

Problème : Te fait croire que tout est urgent, maintient une tension constante.

Noradrénaline

Système noradrénergique

Costume : Long manteau noir façon assassin, oeil de faucon, arbalète, cheveux tirés, bottes silencieuses.

Mission : Attention, intensité, vigilance, passion.

Phrase signature : « Zoom. Analyse. Vise. Rien ne m'échappe. »

Dans les relations : Te fait zoomer sur un message, analyser un mot/emoji/silence, vibrer quand l'autre te regarde.

Problème : Te fait confondre intensité et amour, paniquer quand il n'y a pas de réponse.

DEFAULT MODE NETWORK — LE RÉSEAU DE L'IDENTITÉ ET DE LA NARRATION INTERNE

Le Scénariste-Conteur

Cortex préfrontal médian

Costume : Cape bleu marine à étoiles jaunes, livre de contes, plume coincée derrière l'oreille.

Mission : Identité, narration personnelle, compréhension des intentions d'autrui.

Phrase signature : « Laisse-moi te raconter l'histoire de qui tu es... »

Dans les relations : Construit la cohérence narrative de la relation, interprète les intentions, crée l'histoire « nous ».

Problème : Peut réécrire les signaux pour maintenir une cohérence narrative, fabrique du self-gaslighting.

La Diseuse de Bonne Aventure

Précuneus / Cortex pariétal postérieur

Costume : Cheveux longs blancs, canne en bois, boule de cristal.

Mission : Conscience de soi, perspective sur soi, visualisation.

Phrase signature : « Je vois... je vois ton avenir dans ma boule... »

Dans les relations : Visualise les futurs possibles de la relation, imagine des scénarios (bons et mauvais).

Problème : Peut imaginer trop de futurs catastrophes, crée de l'anxiété anticipatoire.

La Diplomate

Jonction temporo-pariétale

Costume : Veste réversible taillée sur mesure, chaussures dépareillées, drapeau blanc dans la poche.

Mission : Empathie, théorie de l'esprit, compréhension des intentions d'autrui.

Phrase signature : « Mais si on regarde de son point de vue... »

Dans les relations : Permet de comprendre la perspective de l'autre, lire les signaux sociaux, détecter les intentions.

Problème : Peut trop excuser l'autre en trouvant toujours des explications à ses comportements.

L'Archiviste

Cortex temporal médian

Costume : Collier de clés USB, chemise à pois, loupe à la main.

Mission : Mémoire autobiographique, souvenirs relationnels.

Phrase signature : « Ça me rappelle quelque chose... »

Dans les relations : Connecte événements actuels aux souvenirs relationnels, crée des patterns.

Problème : Peut ressortir trop de souvenirs douloureux qui colorent le présent.

Le Philosophe

Cortex cingulaire postérieur

Costume : Barbe emmêlée, chapeau trop grand, toujours l'air ailleurs avec sa tasse de café froid.

Mission : Cohérence narrative, connexion passé / présent / futur.

Phrase signature : « Mais quel est le sens de tout ça... ? »

Dans les relations : Donne un sens profond à la relation, connecte qui tu étais / es / seras.

Problème : Hub majeur de rumination, peut boucler infiniment sur « pourquoi ».

LES FORCES DE L'OMBRE

Le Magicien

Système GABA & stratégies d'anesthésie émotionnelle

Costume : Enchanteur moderne, chapeau pointu, coussin GABA sous le bras.

Mission : Faire taire l'alarme interne, créer une illusion de calme.

Phrase signature : « Chut. Laisse-moi gérer. Regarde ce que j'ai dans mon chapeau magique. »

Dans les relations : Anesthésie les émotions douloureuses, permet de « fonctionner » malgré la douleur.

Problème : Éteint l'alarme... pas le feu.

Bonus — Les animaux du parc zoologique

La Méduse Ultra Collante

Piqûre invisible sous apparence translucide

Camouflage : Enroule ses tentacules au moment où tu transpires un peu trop la joie de vivre. La petite réflexion mal placée en public, déguisée en « préoccupation bienveillante ».

Phrase signature : « Tu n'es toujours pas mariée ? Dépêche-toi, le temps passe vite... c'est pas à 40 ans que tu vas en avoir ! »

Zone d'impact : Estime de soi, capacité à poser des limites, conscience du temps qui passe.

Parade : Réponse mentale : « Ma vie n'est pas un calendrier de l'Avent. » — Visualisation : Je suis une fleur qui s'ouvre à son rythme, pas une horloge suisse avec date d'expiration. — Pirouette verbale : « J'ai préféré investir dans ma paix intérieure plutôt que dans une robe blanche. »

Le Pigeon Sauveur

Sauvetage en vol stationnaire

Camouflage : Arrive avec un regard inquiet et une solution toute faite. Adore les phrases qui commencent par « Tu devrais... » ou « Moi, à ta place... »

Phrase signature : « Je m'inquiète pour toi, tu ne devrais pas rester seule. » / « Tu veux que je t'arrange ça ? »

Zone d'impact : Confiance en soi, clarté intérieure, capacité à expérimenter sans filet.

Parade : Réponse mentale : « Je suis en train d'apprendre à voler. Même si je me casse une plume, ça ne gâchera pas mon envol. » — Visualisation : Je suis un oiseau migrateur. J'ai mon propre cap, même si je traverse des turbulences. — Phrase ferme : « Ta présence me touche, mais j'ai besoin d'espace pour tester mes propres ailes. »

Le Requin Hiérarchique

Management carnivore à haute toxicité

Camouflage : Costume bien taillé, jargon corporate, sourire carnassier. Se présente comme « visionnaire exigeant », fonctionne à la peur et à l'intérêt personnel.

Phrase signature : « Je veux des gens qui se dépassent. » / « Tu devrais être reconnaissant d'être ici. » / « Je ne veux pas de drama, juste des résultats. »

Zone d'impact : Épuisement professionnel, hypervigilance, sentiment d'être constamment en danger, confusion entre loyauté et soumission.

Parade : Réponse mentale : « Je ne suis pas ton petit-déj énergétique. Si tu as faim, mange ton ego. » — Visualisation : Je suis une huître avec perle intégrée. Si tu veux m'ouvrir à coups de pression, tu vas juste te casser les dents. — Pirouette : « Je suis venue bosser, pas auditionner pour le rôle de punching-ball dans ton théâtre intérieur. »

La Tortue Passive

L'amour en mode turbo OFF

Camouflage : Lenteur affective assumée. « Je prends mon temps, je veux être sûr... » Pendant ce temps... tu planifies, tu proposes, tu attends, tu rames. Résultat : un électroencéphalogramme plat.

Phrase signature : « Je ne sais pas ce que je veux. » / « Tu es géniale, c'est moi le problème. » / « Je ne veux pas te brusquer. »

Zone d'impact : Épuisement émotionnel, frustration chronique, sentiment d'être seule à ramer, risque de devenir coach affectif ou maman provisoire.

Parade : Recentrage : Tu n'es pas une borne de recharge pour tortues affectives. — Réponse mentale : « Je ne suis pas là pour attendre que tu sortes de ta carapace. Je suis déjà en mouvement. » — Visualisation : Je suis une navigatrice. Si tu veux rester sur le rivage, libre à toi. Moi, je largue les amarres.

Le Serpent à Double Langue

Venin doux et ambition bien planquée

Camouflage : Se faufile avec des sourires bien huilés, des cafés offerts et des « Trop contente de bosser avec toi » qui sentent la stratégie. Te flatte en surface, prend des notes pour mieux te doubler.

Phrase signature : « On a eu cette idée ensemble, non ? » / « Je t'ai citée... enfin je crois. » / « Tu te fais des idées, je t'adore. »

Zone d'impact : Confiance professionnelle, intuition relationnelle, spontanéité, capacité à partager sans se méfier.

Parade : Posture cobra : Je reste campée, calme, lucide, venin sous contrôle. J'observe, j'attends, et je frappe au moment juste. — Réponse mentale : « Elle joue aux échecs, moi je suis le plateau. Elle pense manipuler les pièces, mais c'est moi qui choisis la partie. » — Pirouette : « J'ai appris à reconnaître les compliments qui ont un arrière-goût de stratégie. Je préfère les silences sincères. »

Les Vautours

L'amitié en mode charognard social

Camouflage : Pseudo-préoccupation de ton bien-être, yeux humides quand tu souffres, jamais là pour célébrer tes victoires. Se nourrit de tes échecs comme d'un brunch dominical.

Phrase signature : « J'avais un pressentiment que ça finirait comme ça. » / « Si tu ne veux plus de ce projet, je peux le récupérer. » / « Tu dramatises un peu, non ? »

Zone d'impact : Perte de confiance en l'amitié, sentiment de trahison, confusion entre soutien et opportunisme.

Parade : Réponse mentale : « Je suis en reconstruction, pas en liquidation. » — Visualisation : Je ferme la déchetterie émotionnelle, pancarte « Fermé pour travaux de luxe ». — Pirouette : « La table est réservée à mes victoires et c'est service cinq étoiles, pas cantine pour opportunistes. »

Remerciements

À toi, lectrice.

Merci d'avoir passé ce moment avec moi. J'espère que ces pages t'ont apporté quelques réponses, un souffle d'apaisement, peut-être même un peu d'évasion. Dans les périodes où l'on se sent comme un corps suspendu sous l'eau, il existe parfois des bras qui nous ramènent à la surface. Ce livre est né grâce à ces bras-là.

À mon papa.

Merci d'avoir été le meilleur thérapeute gratuit de l'histoire, mon pilier dans chaque tempête — heureusement que les appels ne se paient plus à la minute. Tu m'as tenue debout plus souvent que tu ne le crois. Sans toi, je ne sais pas si j'aurais trouvé la force de partir.

À ma maman.

Merci pour ton amour inconditionnel, pour ta douceur, et pour cette force tranquille que tu m'as transmise sans jamais la nommer. Merci d'avoir aiguisé très tôt ma curiosité, celle qui me permet aujourd'hui de comprendre, d'avancer, de me relever. Tu as été un phare dans des nuits où je ne voyais plus rien, même quand tu ne t'en rendais pas compte.

À Céline, The Bestie.

Vingt ans à refaire le monde, à analyser la vie, à rire, à pleurer, à espérer que tout finisse par tourner rond. Merci d'avoir traversé chaque étape avec moi — les belles, les moches, les absurdes — toujours avec ta joie de vivre qui sauve tout. Tu as été la voix accompagnatrice, le regard juste, la présence discrète mais essentielle derrière ce livre.

À Dom, ma super binôme.

Merci d'avoir fait naître en moi la passion de la dialyse, et de m'avoir formée avec une exigence qui m'a construite. Tu as fait de moi une infirmière sûre, indépendante et engagée. Merci pour ton amitié irremplaçable et ton soutien indéfectible, surtout dans les creux des vagues. Tu as été une boussole quand je n'en avais plus.

À Sarah.

Merci d'avoir créé un environnement où j'ai pu grandir, apprendre et trouver ma place. Ce travail a transformé ma vie et donné un sens profond à ces trois dernières années. C'est dans cet univers que j'ai rencontré l'Outback, et il a profondément marqué mon parcours.

À Betti.

Merci d'avoir été là au bout des 3 300 kilomètres, les bras ouverts. Tu as créé autour de moi un espace de bienveillance où j'ai pu enfin déposer mes mots, mes douleurs, mes doutes — et fermer ce chapitre de ma vie. C'est entre deux branchements de patients, à Yuendumu à tes côtés, que ce livre a vu ses premières pages. Tu n'arrêtais pas de me dire que j'en étais capable. Et à force de t'entendre, j'ai fini par le croire.

À ma famille, mes proches, mes amis, mes collègues.

Merci pour votre bienveillance, vos encouragements, vos mots, vos silences, vos présences. Vous êtes les fondations invisibles de ce livre.

À Mathis et Margaux, éditeurs d'Eles Ars Poetica.

Merci de m'avoir donné le virus de l'écriture et d'avoir cru en ce projet dès le début. C'est vous qui m'avez encouragée à tout changer, à laisser sortir mes histoires plutôt que d'écrire un manuel. Cette impulsion a transformé le livre.

À Maguy Dubousquet et Nathalie Deberdt.

Merci pour votre travail d'éditrices d'orfèvre, votre finesse et votre enthousiasme. Vos messages m'ont portée jusqu'au bout. Je ne sais pas si c'était le hasard ou le destin qui vous a mises sur ma route, mais je crois que ce livre devait passer par vos mains.

À Mathias Pineau.

Merci pour tes illustrations qui ont donné vie à mon univers intérieur. Ta sensibilité artistique a transformé mes mots en images.

À Stéphane d'Imprimlivre.

Merci pour ton talent de mise en page et ta réactivité. Tu as transformé un manuscrit en livre en un temps record.

Et enfin, à George et à Lagertha.

Merci pour les kilomètres avalés, les silences partagés, les nuits étoilées et les moments inoubliables. Vous avez été mes compagnons de poussière, de courage et de renaissance. À nous trois, nous avons écrit une histoire que même le désert n'oubliera pas.

Si tu veux continuer l'aventure, découvrir les coulisses, les chapitres bonus, les photos du désert, ou simplement suivre la suite du voyage...

Scanne le QR code ci-dessous :

theoutbackgirlwithafloatie.com

Pour aller plus loin

Si tu te demandes par où j'ai commencé pour comprendre tout ça... Voici les livres qui m'ont sortie de la noyade.

CEUX QUI M'ONT SAUVEE

Amir Levine & Rachel Heller — *Attached: The New Science of Adult Attachment* (2010)

LE livre. Si tu ne lis qu'un seul ouvrage après IMP4CT, c'est celui-là.

Bessel Van der Kolk — *The Body Keeps the Score / Le corps n'oublie rien* (2014)

Pourquoi le trauma vit dans ton corps. Pourquoi « respirer profondément » ne suffit pas.

LES FONDATEURS

John Bowlby — *Attachment and Loss* (trilogie, 1969–1980)

Le pionnier de la théorie de l'attachement. Dense, mais c'est la base de tout.

Mary Ainsworth — *Patterns of Attachment* (1978)

La « Strange Situation » et les premiers profils d'attachement.

D.W. Winnicott — *Playing and Reality / Jeu et réalité* (1971)

Le concept du « faux self ». Comment on apprend à se couper de soi pour être aimable.

LES PREUVES SCIENTIFIQUES

Naomi Eisenberger — *Does Rejection Hurt? An fMRI Study* (2003, Science)

Le rejet social active les mêmes zones cérébrales que la douleur physique.

John Cacioppo — *Loneliness: Human Nature and the Need for Social Connection* (2008)

La solitude chronique = fumer 15 cigarettes par jour. La connexion est un besoin vital.

Matthew Lieberman — *Social: Why Our Brains Are Wired to Connect* (2013)

Notre cerveau est conçu pour se connecter. Ce n'est pas une faiblesse : c'est de la biologie.

POUR CONTINUER LE CHEMIN

David J. Wallin — *Attachment in Psychotherapy* (2007)

Comment réparer ton attachement. Technique, mais précieux.

Sue Johnson — *Hold Me Tight* (2008)

Thérapie de couple basée sur l'attachement. Parfait pour anxieux + évitant.

Polly Seltman & Sue Gerhardt — *Raising Parents* (2013)

Briser le cycle. Donner à tes enfants ce que tu n'as pas eu.

Ces textes sont tous fondés sur des travaux scientifiques qui expliquent pourquoi ton cerveau fait ce qu'il fait. Comprendre la science, c'est une chose. Mais comprendre que toi, tu n'es pas le problème... c'en est une autre.

Tu n'es pas faible.

Tu n'es pas folle.

Tu n'es pas « trop ».

Tu es une femme qui a fait ce qu'elle pouvait.

Tu es biologiquement câblée pour survivre.

Maintenant que tu comprends le câblage, tu peux le recâbler.

C'est ton histoire. Décide. Écris la fin. Tu le mérites.

With all my love xx

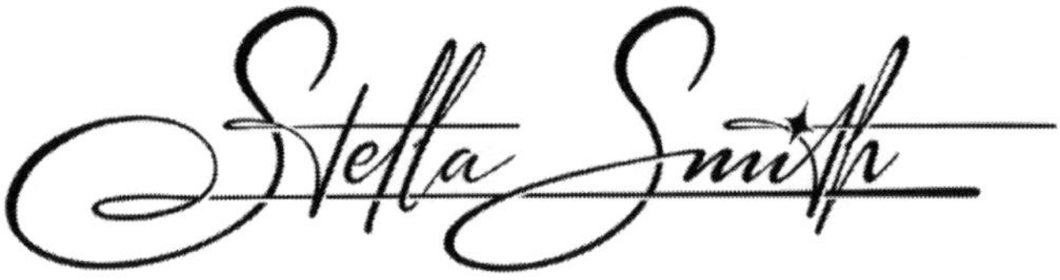

Made in the USA
Monee, IL
05 November 2026

67808949R00233